Tobias Teismann, Thomas Forkmann, Heide Glaesmer (Hg.)

Suizidales Erleben und Verhalten

Ein Handbuch

Psychiatrie Verlag

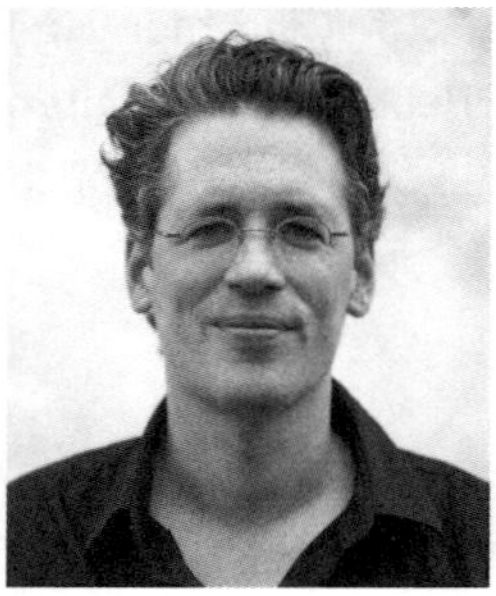

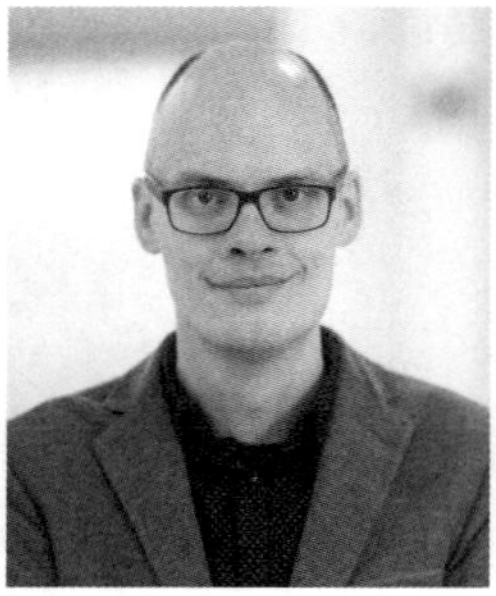

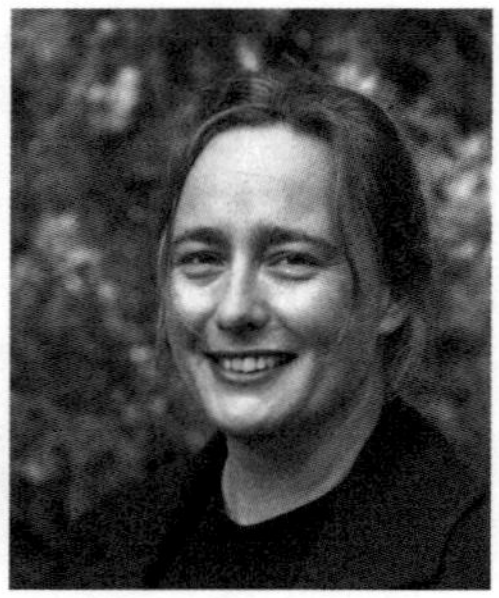

PD Dr. Tobias Teismann, Psychologischer Psychotherapeut, ist Geschäftsführender Leiter des Zentrums für Psychotherapie der Ruhr-Universität Bochum. Arbeitsschwerpunkte: Suizidales Erleben und Verhalten, Depression und depressives Grübeln, Psychotherapieforschung.

Prof. Dr. Thomas Forkmann, Psychologischer Psychotherapeut, lehrt als Universitätsprofessor für Klinische Psychologie an der Universität Duisburg-Essen. Arbeitsschwerpunkte: Diagnostik und Identifikation von Prädiktoren suizidalen Verhaltens und suizidaler Gedanken, angewandte Psychometrie, Depressionsdiagnostik und adaptives Testen, Metakognition und Emotionsregulation bei depressiven Störungen.

Prof. Dr. Heide Glaesmer, Psychologische Psychotherapeutin, ist die stellvertretende Leiterin der Abteilung für Medizinische Psychologie und Soziologie der Universität Leipzig. Arbeitsschwerpunkte: empirische Untersuchung psychologischer Theorien zur Suizidalität, Verbesserung der Vorhersage suizidalen Verhaltens und Entwicklung von Instrumenten zur Erfassung von verschiedenen Aspekten von Suizidalität.

Tobias Teismann, Thomas Forkmann,
Heide Glaesmer (Hg.)

Suizidales Erleben und Verhalten

Ein Handbuch

Psychiatrie
Verlag

Tobias Teismann, Thomas Forkmann, Heide Glaesmer (Hg.)
Suizidales Erleben und Verhalten
Ein Handbuch

1. Auflage 2021
ISBN: 978-3-96605-028-9
ISBN E-Book (PDF): 978-3-96605-125-5

Bibliografische Information der Deutschen Nationalbibliothek
Die Deutsche Nationalbibliothek verzeichnet diese Publikation
in der Deutschen Nationalbibliografie;
detaillierte bibliografische Daten sind im Internet über
http://dnb.d-nb.de abrufbar.

Weitere Bücher zum Umgang mit psychischen Erkrankungen unter:
www.psychiatrie-verlag.de

Lektorat: Martina Ohlrogge, Köln
Umschlagkonzeption: GRAFIKSCHMITZ, Köln,
unter Verwendung eines Fotos von owik2/ photocase.de
Typografiekonzeption: Iga Bielejec, Nierstein
Satz: Psychiatrie Verlag, Köln
Druck und Bindung: Westermann Druck Zwickau

Das Literaturverzeichnis mit Verlinkungen und DOIs finden Sie im Downloadbereich des Buches: www.psychiatrie-verlag.de/product/suizidales-erleben-und-verhalten.
Zugangscode: 5-028-9

Vorwort

Weltweit sterben jährlich rund eine Million Menschen durch einen Suizid (WHO 2014). Im Jahr 2019 suizidierten sich allein in Deutschland 9.041 Menschen (Statistisches Bundesamt 2020). Damit sterben mehr Menschen durch Suizid als durch Unfälle und Drogen zusammen. Suizide werden über die gesamte Lebensspanne hinweg vollzogen und betreffen sowohl Frauen als auch Männer. In den Industrienationen finden die allermeisten Suizide im Kontext psychischer Erkrankungen statt. Entsprechend ist die Auseinandersetzung mit Suizidwünschen, -plänen, -versuchen und Suiziden ein wichtiges Thema klinisch-therapeutischen Handelns, das eine besondere klinische, ethische und juristische Verantwortung mit sich bringt.

Erfreulicherweise sind in den vergangenen Jahren erhebliche Forschungsbemühungen zu beobachten und es wurden neue therapeutische Ansätze entwickelt und evaluiert. Es erscheint daher lohnend, die bisherigen Erkenntnisse für verschiedene Berufsgruppen zusammenzufassen. Das vorliegende Handbuch möchte den aktuellen Wissensstand zu dieser facettenreichen Problematik darstellen und geht dabei einerseits auf allgemeine Aspekte zur Klassifikation, Phänomenologie und Ätiologie suizidalen Erlebens und Verhaltens ein sowie andererseits auf den Bereich der Prävention und der Intervention. Hier geht es um psychotherapeutische Ansätze zur Behandlung von Kindern, Jugendlichen und Erwachsenen mit suizidalen Erlebens- und Verhaltensweisen, Möglichkeiten und Grenzen der medikamentösen Therapie, Hinweise zur stationären Behandlung mit besonderem Blick auf die Rolle des Pflegepersonals, populationsbezogene Ansätze wie die Einschränkung des Zugangs zu letalen Mitteln, verantwortungsvolle Berichterstattung in den Medien, Präventionsmöglichkeiten in Schulen sowie Angebote für Suizidhinterbliebene. Ergänzend werden die Rolle der neuen Technologien wie auch weitergehende Entwicklungen in der Suizidforschung reflektiert.

Das Handbuch richtet sich damit an die verschiedensten Berufsgruppen, die mit Personen mit suizidalen Erlebens- und Verhaltensweisen und deren Angehörigen in Kontakt treten, und fasst den derzeitigen Wissenstand verständlich zusammen. Bei der Lektüre wünschen wir Ihnen viele Erkenntnisse und hoffen, dass Sie Anregungen für Ihre eigene Arbeit finden. Um einen besseren Lesefluss zu gewährleisten, haben wir von einer »gendergerechten« Schreibweise (z. B. Asterisk) abgesehen und verwenden in den verschiedenen Kapiteln die weibliche und männliche Form – gemeint sind natürlich immer alle Geschlechter. Für die sehr angenehme und gute Zusammenarbeit möchten wir uns bei allen Autorinnen und Autoren dieses Buches herzlich bedanken.

Heide Glaesmer, Thomas Forkmann und Tobias Teismann

Literatur

Statistisches Bundesamt (2020): Todesursachenstatistik. Online verfügbar unter www.destatis.de (Abruf 30.03.2021).

WHO – World Health Organization (2014): Preventing suicide. A global imperative. Genf: World Health Organization.

Definition und Klassifikation suizidalen Erlebens und Verhaltens

Heide Glaesmer

Suizidales Erleben und Verhalten gibt es seit Beginn der Menschheitsgeschichte. Auch wenn wir intuitiv eine Vorstellung davon haben, was unter einem Suizid zu verstehen ist, erweist sich Suizidalität bei näherer Betrachtung als überaus komplex und vielschichtig und bis heute existiert keine einheitliche und international akzeptierte Definition und Klassifikation suizidalen Erlebens und Verhaltens (Leo u.a. 2006; WHO 2016 b).

In diesem Kapitel werden verschiedene Ansätze zur Klassifikation suizidalen Erlebens und Verhaltens beschrieben und diskutiert. Abschließend sensibilisiert ein kurzer Einblick in nicht-stigmatisierende Sprache für den Gebrauch von Begrifflichkeiten, die ein Klima der Offenheit schaffen, das den Betroffenen ermöglicht, über Suizidalität zu sprechen und sich Hilfe zu suchen.

Das Fehlen einer einheitlichen Definition von Suizidalität führt dazu, dass es noch immer eine Vielzahl von Begriffen gibt, die das gleiche Phänomen oder zumindest überlappende Phänomene beschreiben, was die Kommunikation über Suizidalität deutlich erschwert (Silverman 2016) und sich negativ auf die Gesundheitsberichterstattung, den nationalen und internationalen Vergleich epidemiologischer Daten, die internationale Vergleichbarkeit und Integration von Forschungsergebnissen sowie die Verständigung im klinischen Alltag auswirkt (Cwik, Teismann 2017).

Das Spektrum suizidalen Erlebens und Verhaltens

»Suizidalität« wird heute üblicherweise als Oberbegriff benutzt, der das gesamte Spektrum suizidalen Erlebens und Verhaltens umfasst und von Suizidgedanken bis hin zu Suiziden reicht (Silverman 2016). Der Begriff Suizidalitätsspektrum (Abbildung 1, S. 10) vermittelt den Eindruck, dass es sich um ein eindimensionales Phänomen mit quantitativen Unterschieden hinsichtlich des Ausmaßes an Suizidalität handelt. Aktuelle Entwicklungen in der Suizidalitätsforschung und insbesondere die Theorieentwicklungen der letzten Jahre machen aber zunehmend deutlich, dass hier nicht nur das Ausmaß an Suizidalität entlang eines Spektrums zunimmt, sondern von qualitativen Unterschieden ausgegangen werden muss. So sind Suizidgedanken kognitiv-affektive Zustände, während suizidales Verhalten Handlungen darstellt. Dieser Unterscheidung wird im sogenannten *Ideation-to-Action-Framework* (Klonsky, May 2015) und den zugehörigen Theorien Rechnung getragen (siehe Kapitel »Psychologische Erklärungsmodelle suizidalen Erlebens und Verhaltens«, S. 69). Auch ist inzwischen hinreichend belegt, dass es spezifische Risikofaktoren für Suizidgedanken bzw. für suizidales Verhalten gibt (Nock, Kessler 2006) (siehe Kapitel »Risikoabschätzung und Diagnostik«, S. 115).

ABBILDUNG 1 Spektrum suizidalen Erlebens und Verhaltens

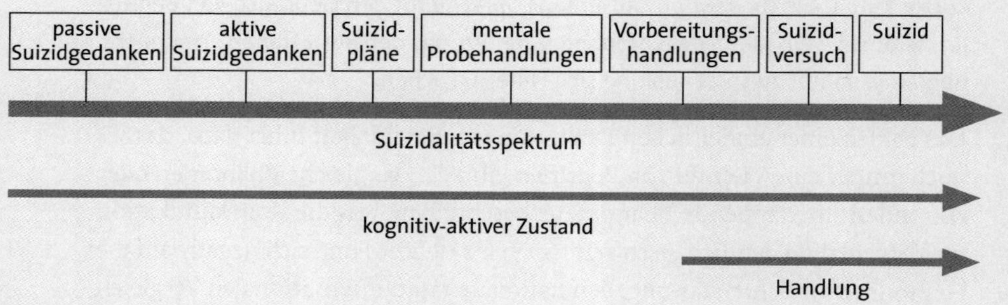

Methoden der Einteilung

Blickt man auf die verfügbaren klassifikatorischen Ansätze von Suizidalität, so wird deutlich, dass diese den Fokus auf suizidales Verhalten legen. Suizidgedanken spielen dort keine zentrale Rolle, wenngleich sie suizidalen Verhaltensweisen vorausgehen bzw. diese begleiten. Sie werden nach diesem Verständnis als integraler Bestandteil suizidalen Verhaltens betrachtet.

Ein großer Teil der Personen, die vorübergehend oder wiederkehrend Suizidgedanken haben, zeigen oder entwickeln jedoch keine suizidalen Verhaltensweisen. Nur bei einem kleinen Teil entstehen Suizidpläne oder es kommt gar zu suizidalem Verhalten. Somit stellen Suizidgedanken einen relevanten und eigenständigen Teil des Suizidalitätsspektrums dar. Auch wenn sie in den meisten Fällen nicht unbedingt zu suizidalen Handlungen führen, ist es in der Arbeit mit Menschen mit psychischen Störungen zwingend geboten, fortlaufend das Vorhandensein von Suizidgedanken zu erfragen. Liegen Suizidgedanken vor, ist es erforderlich, das Suizidrisiko abzuschätzen und die Erkenntnisse in das therapeutische Vorgehen zu integrieren.

Klassifikationsansätze selbstverletzenden und suizidalen Verhaltens

Das Klassifikationssystem des Center for Disease Control and Prevention (CDC)

Selbstverletzendes Verhalten als übergeordneter Begriff beschreibt Verhaltensweisen mit und ohne suizidale Absicht. Im angloamerikanischen Sprachraum werden dafür die Begriffe »self-directed violence« oder »self-injurious behavior« benutzt. In Europa hingegen wird häufiger der Begriff »deliberate self-harm« verwendet (Silverman 2016).

In den letzten Jahren hat sich in den USA das Klassifikationssystem des »Centers for Disease Control and Prevention« (CDC) etabliert, um selbstverletzendes Verhalten zu beschreiben (Crosby u. a. 2011). Es geht auf einen Vorschlag von Posner und Kollegen (2007) zurück und unterscheidet drei Verhaltensklassen selbstverletzenden Verhaltens (Abbildung 2, S. 12):

- nicht-suizidales selbstverletzendes Verhalten,
- unbestimmtes selbstverletzendes Verhalten und
- suizidales Verhalten.

Die Unterscheidung wird anhand der zugrunde liegenden Intention getroffen. Hier wird üblicherweise von der Intention zu sterben ausgegangen. In der CDC-Klassifikation wird dabei zwischen klar geäußerten, zweifelsfrei suizidalen Absichten (engl. »explicit intents«) und impliziten Absichten differenziert. Um selbstverletzendes Verhalten als suizidales Verhalten zu kategorisieren, muss eine suizidale Absicht vorliegen (engl. »non-zero intent«), andernfalls ist es als unbestimmtes oder nicht-suizidales selbstverletzendes Verhalten einzuordnen (Crosby u. a. 2011; Posner u. a. 2007; Silverman u. a. 2007).

Suizidales Verhalten unterteilt sich in der CDC-Klassifikation wie folgt:

Suizid (engl. »suicide«) Tod aufgrund eines intentionalen, selbstschädigenden Verhaltens, das mit der Absicht zu sterben assoziiert ist. Drei Bestimmungsmerkmale gelten als zentral:

ABBILDUNG 2 **Klassifikation selbstverletzenden Verhaltens** (modifiziert nach Crosby u.a. 2011)

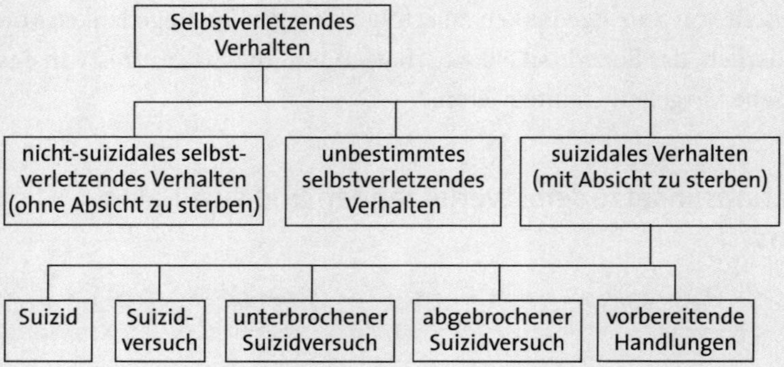

1. Die Person ist tot.
2. Das Verhalten der Person selbst führte zum Tod. (Die Person muss die tödliche Handlung allerdings nicht selbst ausgeführt haben – sie muss sie lediglich selbst initiiert haben.)
3. Die Person hatte (in gewissem Ausmaß) die Absicht, ihren eigenen Tod herbeizuführen.

Suizidversuch (engl. »suicide attempt«): Auf die eigene Person gerichtetes, potenziell selbstverletzendes Verhalten, das nicht zum Tod führte, aber mit einem gewissen Maß an Absicht zu sterben assoziiert war. Wiederum gelten drei Bestimmungsstücke als zentral:

1. Die Person hatte (in gewissem Ausmaß) die Absicht, ihren eigenen Tod herbeizuführen.
2. Es wurde ein Verhalten gezeigt, dass das Potenzial zur Selbstschädigung hatte bzw. von dem die Person dachte, dass es dieses Potenzial hat.
3. Eine Verletzung oder Schädigung muss nicht tatsächlich aufgetreten sein.

Unterbrochener Suizidversuch (engl. »interrupted suicide attempt«): Die Ausführung eines auf die eigene Person gerichteten, potenziell selbstverletzenden Verhaltens, das mit einem gewissen Maß an Absicht zu sterben assoziiert war, wurde durch eine andere Person unterbrochen oder verhindert, bevor es zu einer (potenziellen) Schädigung gekommen ist. Zwei Merkmale sind entscheidend, um von einem unterbrochenen Suizidversuch zu sprechen:

1. Ohne die Unterbrechung wäre es zum Suizidversuch gekommen.
2. Es ist zu keiner Verletzung gekommen.

Abgebrochener Suizidversuch (engl. »aborted suicide attempt«): Die Ausführung eines auf die eigene Person gerichteten, potenziell selbstverletzenden Verhaltens, das mit der Absicht zu sterben assoziiert war, wurde vorbereitet, die Person selbst stoppt ihr Verhalten jedoch unmittelbar, bevor es zu einer Schädigung oder einer potenziellen Schädigung kommt. Wie beim unterbrochenen Suizidversuch gilt auch hier:

1. Ohne die Unterbrechung wäre es zum Suizidversuch gekommen.
2. Es ist zu keiner Verletzung gekommen.

Vorbereitende Handlungen bzw. vorbereitendes Verhalten (engl. »preparatory acts or behavior«): Vorbereitungen zur Durchführung eines Suizidversuchs. Hierzu zählt beispielsweise das Schreiben eines Abschiedsbriefes, das Verfassen eines Testamentes, der Erwerb einer Waffe oder das Sammeln von Medikamenten. Ausschließliche Suizidgedanken oder das In-Worte-Fassen derselben gelten nicht als vorbereitende Handlungen.

Suizidale Absicht als zentrales Kriterium

Der Bestimmung der suizidalen Absicht kommt in der Abgrenzung suizidaler und nicht-suizidaler Verhaltensweisen eine zentrale Rolle zu. Als Indikatoren für eine solche suizidale Absicht gelten u. a. folgende Merkmale (Beck u. a. 1974):

- Das suizidale Verhalten wurde (zeitlich/räumlich) so ausgeführt, dass eine Rettung unwahrscheinlich war.
- Die Person hat Vorkehrungen gegen den Abbruch der suizidalen Handlung getroffen (beispielsweise indem sie sich an Zugschienen oder unter Wasser festgekettet hat).
- Die Person hat nach der Durchführung der suizidalen Handlung kein hilfesuchendes Verhalten gezeigt.
- Vorbereitungshandlungen, wie das Schreiben eines Abschiedsbriefes, wurden getroffen.

Die suizidale Absicht als zentrales Kriterium für die Einordnung ist jedoch auch kritisch zu sehen (Leo u. a. 2006; Posner u. a. 2014). Zum einen steht neben dem Wunsch zu sterben fast immer auch der Wunsch weiterzuleben, wenngleich zum Zeitpunkt der suizidalen Handlungen der Todeswunsch überwiegt. Zum anderen ist aus psychologischer Perspektive anzumerken, dass das wesentliche Motiv suizidaler Handlungen nicht der Wunsch zu sterben oder tot zu sein ist, sondern die Überzeugung der betroffenen Person, ihrer

unaushaltbar scheinenden subjektiven Leidenssituation nur durch einen Suizid entkommen zu können (Mayo 1992). Dennoch wird üblicherweise vom Wunsch zu sterben bzw. von einer suizidalen Absicht gesprochen.
Grundsätzlich muss man sich darüber im Klaren sein, dass die Beurteilung, ob dem selbstverletzenden Verhalten eine suizidale Absicht zugrunde liegt, fehleranfällig ist: Selbstberichtete suizidale Intentionen können durch den Kontext, in dem sie erfragt werden, und durch mögliche Folgen der Offenlegung beeinflusst werden. Außerdem können sowohl Vergiftungs- und Rauschzustände zum Zeitpunkt der suizidalen Handlung als auch impulsives Handeln und ambivalentes Erleben es erschweren oder unmöglich machen, später klar zu benennen, was die eigene Intention zu diesem Zeitpunkt war. Die Umstände eines selbstverletzenden Verhaltens können schließlich so arrangiert werden, dass es wie ein Suizidversuch wirkt, ohne tatsächlich einer zu sein; wie auch der umgekehrte Fall denkbar ist, bei dem ein tatsächlicher Suizidversuch den Anschein eines Unfalls vermittelt (Freedenthal 2017). Selbst die vermutete Letalität der verwendeten Methode bietet keinen sicheren Anhaltspunkt für eine dahinter liegende suizidale Absicht: Viele Betroffene haben eher ungenaue Vorstellungen über das Gefährdungspotenzial unterschiedlicher Substanzen und Methoden. Enge Zusammenhänge zwischen suizidaler Absicht und Methodenwahl finden sich nur bei Personen, die genaues Wissen über das Tötungspotenzial verschiedener Methoden haben (Brown u.a. 2004).
Die Ambivalenz hinsichtlich der suizidalen Intention wurde zum Beispiel in einer amerikanischen Studie gezeigt. 40 Prozent der Personen, die einen Suizidversuch unternommen hatten, gaben an, nur durch Glück überlebt zu haben; 13 Prozent berichteten, dass sie zwar ernsthafte suizidale Absichten hatten, aber eine Methode wählten, von der sie wussten, dass diese nicht zwingend zum Tod führt. 47 Prozent und damit fast die Hälfte der Befragten beschrieben, dass ihr Suizidversuch ein Ruf nach Hilfe war und sie nicht ernsthaft hätten sterben wollen (Nock, Kessler 2006). Die letztgenannte Art von Suizidversuchen wird oft als »appellativer Suizid« oder als »Suizidgeste« bezeichnet. Dennoch findet sich diese Kategorie nicht in der CDC-Klassifikation, was vor allem mit der Unschärfe der Begriffe erklärt wird und mit der Befürchtung, dass die negative Konnotation dieses Begriffs die betreffenden Personen und ihr Verhalten stigmatisiert (Silverman 2016).

Selbstverletzendes Verhalten bei Jugendlichen und jungen Erwachsenen

Die Häufigkeit von suizidalen und nicht-suizidalen Selbstverletzungen bei Jugendlichen und jungen Erwachsenen unterscheidet sich sehr stark von der im Erwachsenenalter. Selbstverletzende Verhaltensweisen treten bei Jugendlichen vergleichsweise oft auf. Über verschiedene Studien hinweg berichten etwa 10 Prozent aller Jugendlichen, sich selbst schon einmal absichtlich verletzt zu haben. Mädchen fügen sich dabei häufiger absichtlich Verletzungen zu als Jungen. Neben der bereits dargestellten CDC-Klassifikation, in der zwischen verschiedenen Verhaltensklassen hinsichtlich der suizidalen Absicht unterschieden wird, wird deshalb gerade bei Selbstverletzungen im Jugendalter das sogenannte *Iceberg Model* (Hawton u.a. 2012) herangezogen, das die Besonderheiten bei Jugendlichen und jungen Erwachsenen berücksichtigt.
Dieses Modell geht auch von selbstverletzendem Verhalten (engl. »self-harming behavior«) aus, anders als in der CDC-Klassifikation liegt ihm jedoch ein dimensionales Verständnis der Absicht zu sterben zugrunde. So gaben Jugendliche, die aufgrund von Selbstverletzungen ins Krankenhaus kamen, verschiedene Gründe für ihr selbstverletzendes Verhalten an. Neben suizidalen Absichten wurde auch der Wunsch benannt, belastenden Situationen zu entkommen oder anderen zu zeigen, wie schlecht es ihnen ging. Selbstverletzendes Verhalten im Jugendalter wird als Ergebnis eines komplexen Zusammenspiels genetischer, biologischer, psychologischer, sozialer und kultureller Faktoren verstanden (Hawton u.a. 2012). Es erhöht auch ohne suizidale Absicht das Risiko, später suizidale Selbstverletzungen zu vollziehen, vor allem wenn es wiederholt stattfindet und bis ins Erwachsenenalter andauert.
Das Modell veranschaulicht dies anhand des Bildes eines Eisbergs: Lediglich ein kleiner Teil des Eisbergs, nämlich etwa 20 Prozent, ist sichtbar. Der weitaus größere Teil des Eisberges befindet sich dagegen unsichtbar unter der Wasseroberfläche. So ist ein großer Teil des Phänomens der Selbstverletzung vor allem aus Sicht der klinischen Versorgung unsichtbar. Hierbei handelt es sich um solche Fälle, die keinen Anlass geben, eine Notfallambulanz aufzusuchen (engl. »self-harm in the community, not presenting to clinical services«). Der sichtbare Teil des Eisberges steht für Selbstverletzungen, bei der die Verletzungen ärztlich versorgt werden müssen (engl. »self-harm, presenting to clinical services«). Allein die Spitze des Eisberges und damit ein sehr kleiner Anteil repräsentiert Suizide (Abbildung 3, S. 16).

ABBILDUNG 3 **Häufigkeiten von Selbstverletzung und Suizid junger Menschen** (nach HAWTON u.a. 2012)

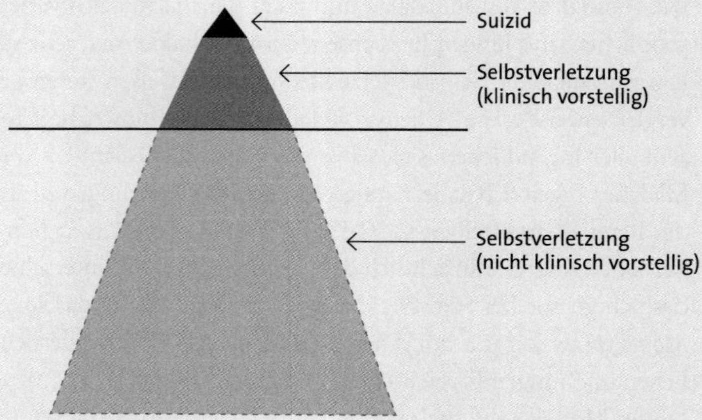

Die ganzheitliche Betrachtung von selbstverletzenden Verhaltensweisen, sowohl mit als auch ohne suizidale Absicht, ist durchaus sinnvoll, da nicht-suizidales selbstverletzendes Verhalten ein wichtiger Risikofaktor für späteres suizidales Verhalten ist und es sich nicht immer bestimmen lässt, ob eine suizidale Absicht hinter dem Verhalten steht (SILVERMAN 2016). Unabhängig davon wird angenommen, dass nicht-suizidales selbstverletzendes Verhalten mehr zur Regulation negativer emotionaler Zustände, zur Überwindung emotionaler Taubheitsgefühle, zur Wiedererlangung von Kontrolle oder zur Selbstbestrafung dient, während bei suizidalen Verhaltensweisen der Wunsch zu sterben bzw. das Entkommen aus einer unaushaltbaren subjektiven Leidenssituation durch einen Suizid im Vordergrund steht.

In Ergänzung zu den hier dargestellten definitorischen Ansätzen für selbstverletzendes Verhalten und Suizidalität hat die Internationale Gesellschaft zur Erforschung von Selbstverletzungen (engl. »International Society for the Study of Self-Injury« ISSS) eine umfassende Definition nicht-suizidaler selbstverletzender Verhaltensweisen in Abgrenzung zu suizidalen Verhaltensweisen erarbeitet. Nicht-suizidale selbstverletzende Verhaltensweisen werden als absichtsvolle, sich selbst zugefügte Verletzungen von Körpergewebe verstanden, die ohne suizidale Absicht und aus Gründen, die nicht sozial oder kulturell geduldet sind, vorgenommen werden (ISSS 2018). Eine sozial akzeptierte Form selbstverletzenden Verhaltens wäre z. B. Körperschmuck wie Piercings oder Tattoos. Im DSM-5 wurde dazu eine spezifische Störungskategorie (»non-suicidal self-injury disorder«) in die Forschungskriterien eingeführt (vgl. Tabelle 1, S. 18).

Suizidalität als eigenständige Störungskategorie

Suizidgedanken und suizidales Verhalten wurden bislang in den etablierten Klassifikationssystemen psychischer Störungen wie dem DSM-IV im Wesentlichen als Symptome der Majoren Depression und der Borderline-Persönlichkeitsstörung aufgeführt (Sass u. a. 2003). Auch wenn die meisten Menschen, die durch einen Suizid sterben, die Kriterien mindestens einer psychischen Störung erfüllen, gibt es Hinweise darauf, dass andere nicht an einer psychischen Erkrankung litten. So ist in einer US-amerikanischen und einer chinesischen Studie zu finden, dass bei 10 Prozent bzw. 37 Prozent der untersuchten Suizide keine diagnostizierte psychische Störung vorlag (Phillips u. a. 2002). Darüber hinaus zeigt auch bei den Störungsbildern, die mit einem hohen Risiko suizidalen Erlebens und Verhaltens einhergehen, meist nur ein relativ kleiner Teil der Betroffenen suizidales Verhalten. Es lässt sich also kritisch diskutieren, ob suizidales Verhalten als wesentliches und spezifisches diagnostisches Kriterium dieser Störungen betrachtet werden kann.

Zudem gibt es weitere psychische Störungen, z. B. Schizophrenien, bipolare Störungen, Posttraumatische Belastungsstörungen oder Suchterkrankungen, die mit einem erhöhten Suizidrisiko einhergehen, bei denen aber suizidales Erleben und Verhalten nicht unter den diagnostischen Kriterien zu finden ist (Oquendo, Baca-Garcia 2014). Im DSM-5 (Falkai, Wittchen 2018) wurde suizidales Verhalten deshalb erstmals auf Störungsebene definiert. In den Forschungskriterien wurde die suizidale Verhaltensstörung (engl. »suicidal behavior disorder«) in den Kanon der zu erforschenden Störungsbilder aufgenommen (siehe Tabelle 1). Kern der suizidalen Verhaltensstörung ist die Durchführung eines Suizidversuchs. Im Sinne der CDC-Klassifikation wird im DSM-5 weiter unterschieden zwischen der suizidalen Verhaltensstörung und dem nicht-suizidalem selbstverletzenden Verhalten (engl. »non-suicidal self-injury disorder«, NSSID).

Auch in der ICD-10 gab es unter den psychischen Störungen bislang keine eigenständige Störungskategorie, die suizidales Erleben und Verhalten beschreibt. Suizidalität ist aber analog zum DSM-IV in den diagnostischen Kriterien der schweren depressiven Episoden (F32.2 und F32.3) und in den Kriterien für eine emotional instabile Persönlichkeitsstörung vom Borderline-Typus (F60.3) aufgeführt. Im Kapitel »Äußere Ursachen von Morbidität und Mortalität« der

TABELLE 1 Suizidale Verhaltensstörung – Vorgeschlagene Kriterien
(aus: FALKAI, WITTCHEN 2018, S. 1096); Abdruck erfolgt mit Genehmigung vom Hogrefe Verlag Göttingen aus dem Diagnostic and Statistical Manual of Mental Disorders, Fifth Edition, © 2013 American Psychiatric Association, dt. Version © 2018 Hogrefe Verlag

A.	Die Person hat innerhalb der letzten 24 Monate einen Suizidversuch unternommen. **Beachte:** Ein Suizidversuch ist ein selbstinitiierter Verhaltensablauf einer Person, die zum Zeitpunkt der Initiierung annimmt, dass der Ablauf der Handlung zu ihrem eigenen Tod führt. Der »Zeitpunkt der Initiierung« ist der Zeitpunkt, an dem das Verhalten eingetreten ist, das die Anwendung der Methode beinhaltet.
B.	Die Tat erfüllt nicht die Kriterien für Nichtsuizidale Selbstverletzungen – d. h. sie beinhaltet keine Selbstverletzungen, die der Körperoberfläche zum Zweck der Entlastung von negativen Gefühlen, von einem kognitiven Zustand oder zur Herbeiführung eines positiven Gefühls zugefügt werden.
C.	Die Diagnose bezieht sich nicht auf Suizidgedanken oder Suizidvorbereitungen.
D.	Die Tat wurde nicht während eines Delirs oder eines Zustandes der Verwirrtheit initiiert.
E.	Die Tat wurde nicht ausschließlich aufgrund eines politischen oder religiösen Ziels ausgeführt.

Bestimme, ob:

Aktuell: Nicht mehr als 12 Monate seit dem letzten Versuch.
Frühremittiert: 12 bis 24 Monate seit dem letzten Versuch

ICD-10 findet sich unter den Schlüsseln X60 bis X84 (Vorsätzliche Selbstbeschädigung) eine Reihe von Codierungsschlüsseln, die es erlauben, vorsätzliche Selbstbeschädigungen und die verwendete Methode detailliert anzugeben (z. B. X70: Vorsätzliche Selbstbeschädigung durch Erhängen, Strangulieren oder Ersticken). Diese Codiermöglichkeiten in der ICD-10 schließen jedoch sowohl suizidales als auch nicht-suizidales selbstverletzendes Verhalten ein und spezifizieren die Absicht nicht näher (WHO 2016 a). Ein ähnliches Vorgehen wird in der ICD-11 gewählt, auch hier wird es – anders als im DSM-5 – weiterhin keine spezifische Störungskategorie geben. Trotzdem wird auch in der ICD-11 wie in der ICD-10 die Möglichkeit bestehen, Selbstverletzungen zu codieren.
Verschiedene Forschergruppen haben Ansätze entwickelt, akute Suizidalität auf Syndromebene zu definieren. Mit der Einführung der Suizidalen Verhaltensstörung im DSM-5 wurde eine suizidspezifische Störung ausgewiesen, die sich auf zurückliegendes Verhalten bezieht. Für die Risikoabschätzung und das klinische Management von akuten Symptomen und Warnzeichen wurde

in einer Arbeitsgruppe von Joiner in Anlehnung an die *Interpersonale Theorie suizidalen Verhaltens* (siehe S. 70) die akut suizidale-affektive Störung (engl. »acute suicidal affective disturbance«, ASAD) definiert (Tucker u.a. 2016). Die Kernmerkmale der ASAD sind:

- eine drastische Zunahme der Absicht, sich zu suizidieren, in einem engen Zeitfenster von Stunden oder Tagen (nicht Wochen oder Monaten),
- soziale Entfremdung (sozialer Rückzug, Gefühl, eine Last für andere zu sein) und/oder Selbstentfremdung (z.B. Gefühle von Selbsthass oder das Gefühl, sich selbst als unerträgliche Last zu erleben),
- Gefühl von Hoffnungslosigkeit und Ausweglosigkeit und
- zwei oder mehr Übererregungssymptome (z.B. Agitiertheit, Reizbarkeit, Schlafstörungen, Albträume).

Die Symptomatik aus diesen vier Merkmalen darf nicht durch eine andere psychische Störung besser erklärbar sein. Treten alle vier Symptome innerhalb von Stunden oder Tagen auf, liegt eine akut suizidale-affektive Störung vor. Erste Untersuchungen lieferten Belege zur Konstruktvalidität des Syndroms (Rogers u.a. 2019).

Ein weiterer aktueller Vorschlag zur syndromalen Beschreibung von Suizidalität stammt von Galynker (2017): Das Suicide Crisis Syndrome (SCS) beschreibt einen spezifischen akuten Zustand affektiver und kognitiver Dysregulation, die sogenannte suizidale Krise, die zu suizidalen Handlungen führt. Vor allem das unmittelbare Suizidrisiko ist dabei von der Intensität des Suicide Crisis Syndrome abhängig, das entsprechend von hoher klinischer Bedeutung ist. Anfänglich wurden drei Faktoren des SCS differenziert:

- ein affektiver Zustand des Sich-gefangen-, -verzweifelt-, -hoffnungslos-Fühlens (engl. »frantic hopelessness«),
- ein kognitiver Zustand, der mit Kontrollverlust über Gedanken und unablässigem Grübeln einhergeht (engl. »ruminative flooding«) und
- psychotische Somatisierung (somatische Erlebnisse wie panikartige, dissoziative Erfahrungen).

Diese wurden in fünf Dimensionen unterteilt und als Grundlage für eine klinische Diagnose des SCS vorgeschlagen (Calati u.a. 2020):

- Frantic Hopelessness (in neueren Arbeiten auch als »entrapment« bezeichnet),
- affektive Dysregulation,
- kognitiver Kontrollverlust,
- Übererregung (engl. »hyperarousal«) und
- sozialer Rückzug.

Auch wenn die beiden beschriebenen Syndrome Überschneidungen aufweisen, gibt es dennoch konzeptionelle Unterschiede. Während die suizidale Absicht ein Kernelement der akut suizidal-affektiven Störung ist, werden Suizidgedanken im Suicide Crisis Syndrome nicht explizit als Bestimmungsstück benannt. Es wäre denkbar, dass beide das gleiche Störungsbild, jedoch im zeitlichen Verlauf verschiedene Entwicklungsabschnitte einer suizidalen Krise beschreiben. Die akut suizidal-affektive Störung stellt in diesem Sinne eher den akuten Endzustand vor einem Suizidversuch dar. Weitere Forschung ist hier notwendig, um die Überlappungen von ASAD, SCS und der suizidalen Verhaltensstörung genauer zu untersuchen sowie deren klinischen Nutzen bei der Identifikation von Hochrisikopersonen und der Prävention von Suizidversuchen zu prüfen (Joiner u.a. 2018; Rogers u.a. 2019).

Eindeutige und nicht-stigmatisierende Sprache

Suizidalität wurde und wird in verschiedenen historischen Epochen und Kulturen unterschiedlich beurteilt. Die vielfältigen und divergierenden Ansichten reichen vom Märtyrertod über religiöse Verbote suizidaler Handlungen bis hin zur Verklärung des »Freitodes« in der Romantik. Heute wird Suizidalität in erster Linie als eine psychische Ausnahmesituation verstanden, in der die Betroffenen Hilfe aufsuchen und bekommen sollen, um Suizidversuche und Suizide unbedingt zu vermeiden. Diese Haltung wird sowohl auf internationaler Ebene durch die Weltgesundheitsorganisation (WHO) als auch auf nationaler Ebene z.B. durch das Nationale Suizidpräventionsprogramm (www.suizidpraevention-deutschland.de) vertreten, die Maßnahmen zur Suizidprävention entwickeln und umsetzen. Die unterschiedlichen Betrachtungsweisen von Suizidalität bergen aber auch Herausforderungen für den sprachlichen Umgang mit dem Thema.

Neben der bislang uneinheitlichen Definition und Klassifikation sowie der Vielzahl an Begrifflichkeiten, die zum Teil identische oder überlappende Phänomene beschreiben, und den daraus resultierenden Schwierigkeiten in der wissenschaftlichen Kommunikation, gibt es in den letzten Jahren einen Diskurs über nicht-stigmatisierende Sprache bzw. präzise Sprache zum Thema Suizidalität. Ziel ist es, Begrifflichkeiten zu etablieren, die suizidales Erleben und Verhalten sowie die betroffenen Personen nicht stigmatisieren und es den Betroffenen möglich machen, darüber zu sprechen und Hilfe zu suchen. Dies gilt für die Medien, wissenschaftliche Beiträge, Vorträge, aber auch für Alltagsgespräche und das klinische Umfeld. Im Folgenden werden sowohl englische als auch deutsche Begriffe kritisch hinterfragt und Empfehlungen für eine nicht-stigmatisierende Sprache gegeben.

Menschen, die durch einen Suizid gestorben sind, werden häufig als Personen bezeichnet, die einen Suizid begangen (engl. »commited suicide«) oder vollendet (engl. »completed suicide«) haben. Benutzt man den Begriff »begangen«, verbindet dies den Suizid mit verbotenen oder unmoralischen Handlungen oder auch mit einer Sünde, denn in diesem Kontext wird der Begriff »begangen« normalerweise benutzt. Um eine moralische Bewertung zu umgehen und Suizidalität zu entstigmatisieren, wird empfohlen, von Menschen, die durch einen Suizid gestorben sind (engl. »died by suicide«), zu sprechen. Auch die Formulierung eines vollendeten Suizids folgt nicht dem heutigen Verständnis von Suizidalität, weil bei dem Begriff »vollendet« immer auch ein Anklang von Erfolg mitschwingt. Da dem aktuellen Verständnis von Suizidalität die Verhinderung von Suiziden zugrunde liegt und Betroffene Hilfe und Unterstützung bekommen sollen, gilt es diese Konnotation zu vermeiden.

Ein Suizidversuch sollte nicht als gescheiterter Suizid (engl. »failed suicide«) oder erfolgloser Suizid (engl. »unsucessful suicide«) bezeichnet werden. Das Überleben des Betroffenen mag nicht seiner ursprünglichen Intention entsprechen, führte jedoch dazu, ein Leben zu retten und Hilfe und Behandlung anbieten zu können. Menschen, die einen Suizidversuch unternehmen, befinden sich zu diesem Zeitpunkt in einer subjektiv ausweglosen Lage. Ihren Versuch als gescheitert zu bezeichnen, dürfte ihrer Selbstwahrnehmung nicht zuträglich sein.

Personen, die einen Angehörigen durch einen Suizid verloren haben, sollten im englischsprachigen Raum als »suicide loss survivors« bezeichnet werden, damit klar ausgedrückt wird, dass sie einen Angehörigen verloren und nicht selbst einen Suizidversuch unternommen haben. Manchmal wird in diesem Zusammenhang fälschlicherweise der missverständliche Begriff »suicide survivor« benutzt. Im Deutschen wird der Begriff »Suizidhinterbliebene« verwendet.

Der Begriff »Suizid« sollte nur für dieses Phänomen und nicht im übertragenden Sinne benutzt werden, weil dies zur Bagatellisierung von Suizidalität beitragen kann. Beispiele hierfür sind »political suicide«, also eine Entscheidung treffen, die die politische Karriere stark gefährdet oder beendet, oder »fashion suicide«, das heißt ein Outfit wählen, das einen überhaupt nicht kleidet.

Leider finden sich im Deutschen, vor allem im allgemeinsprachlichen Gebrauch, immer noch Begriffe wie »Selbstmord« oder »Freitod«, die nicht benutzt werden sollten. Von einem Selbstmord zu sprechen, impliziert eine Wertung und rückt den Suizid in den Kontext von Gewaltverbrechen. Dies und die juristische Definition von Mord ist nicht erfüllt. Es wird in diesem Zusammenhang auch diskutiert, dass die Verwendung des Begriffes »Selbstmord« den Trauerprozess der Hinterbliebenen behindert. Der Begriff »Freitod« impliziert, dass sich eine Person bewusst und selbstbestimmt für den Tod entschieden hat. Wir wissen heute, dass sich Menschen vor einem Suizid normalerweise in einer subjektiv ausweglosen Situation befinden. Folgt man diesem Verständnis, kann man nicht von einer freiwilligen Entscheidung ausgehen, sondern von einer psychischen Ausnahmesituation, in der Menschen Hilfe benötigen und erhalten sollen. Deshalb wird in diesem Zusammenhang der Begriff Suizid empfohlen.

Fazit und Ausblick

Auch wenn es bislang keine einheitliche Klassifikation und Definition von suizidalem Erleben und Verhalten gibt, existieren verschiedene Ansätze, insbesondere für die Beschreibung von selbstverletzendem Verhalten mit und ohne suizidale Absicht, die der Erforschung, Kommunikation sowie der klinischen Arbeit eine Grundlage zur Verständigung liefern. Glücklicherweise wurden im DSM-5 zwei neue diagnostische Kategorien auf Störungsebene in die Forschungskriterien integriert. Dies dürfte die Forschung rund um diese Störungsbilder anregen, und es wird sicher eine wachsende Zahl an Studien geben, die sich mit dem Nutzen und der Validität dieser Störungskategorien auseinandersetzen.

Für die klinische Arbeit und die Identifikation von Hochrisikopatienten wurden in den letzten Jahren zwei neue Ansätze auf Syndromebene entwickelt, die in diesem Kapitel kurz vorgestellt wurden. Insgesamt zeichnet sich ein interessantes und dynamisches Bild, das auf weitere Fortschritte im Bereich Klassifikation und Definition von Suizidalität hoffen lässt. Momentan stehen noch viele verschiedene Ansätze nebeneinander. Hier gilt es je nach Anwendungsbereich und Ziel das passende Vorgehen auszuwählen.

Weiterführende Literatur

Posner, K.; Oquendo, M.A.; Gould, M.; Stanley, B.; Davies, M. (2007): Columbia classification algorithm of suicide assessment (C-CASA). Classification of suicidal events in the FDA's pediatric suicidal risk analysis of antidepressants. In: American Journal of Psychiatry, 164 (7), S. 1035–1043. doi:10.1176/appi.ajp.164.7.1035.

Crosby, A.; Ortega, L.; Melanson, C. (2011): Self-directed violence surveillance. Uniform definitions and recommended data elements. Online verfügbar unter https://stacks.cdc.gov/view/cdc/11997 (Abruf 20.10.2020).

Silverman, M.M. (2016): Challenges to defining and classifying suicide and suicidal behaviors. In: O'Connor, R.C.; Pirkins, J. (Hg.): The international handbook of suicide prevention, S. 11–35. Hoboken: John Wiley & Sons, Ltd.

Literatur

Beck, A.T.; Schuyler, D.; Herman, I. (1974): Development of suicidal intent scales. In: Beck, A.T.; Resnik, H.L.; Lettieri, D.J. (Hg.): The prediction of suicide, S. 45–56. Philadelphia, Pennsylvania: Charles Press Publishers.

Brown, G.K.; Henriques, G.R.; Sosdjan, D.; Beck, A.T. (2004): Suicide intent and accurate expectations of lethality. Predictors of medical lethality of suicide attempts. In: Journal of Consulting and Clinical Psychology, 72 (6), S. 1170–1174. doi:10.1037/0022-006X.72.6.1170.

Calati, R.; Cohen, L.J.; Schuck, A.; Levy, D.; Bloch-Elkouby, S. u.a. (2020): The modular assessment of risk for imminent suicide (MARIS). A validation study of a novel tool for suicide risk assessment. In: Journal of Affective Disorders, 263, S. 121–128. doi:10.1016/j.jad.2019.12.001.

Cwik, J.C.; Teismann, T. (2017): Misclassification of self-directed violence. In: Clinical Psychology & Psychotherapy, 24 (3), S. 677–686. doi:10.1002/cpp.2036.

Falkai, P.; Wittchen, H.U. (2018): Diagnostisches und Statistisches Manual (DSM-5). Göttingen: Hogrefe.

Freedenthal, S. (2017): Language matters. Commited suicide vs. completed suicide vs. died by suicide. Online verfügbar unter www.speakingofsuicide.com/2017/09/21/suicide-language/ (Abruf 20.10.2020).

Hawton, K.; Saunders, K.E.A.; O'Connor, R.C. (2012): Self-harm and suicide in adolescents. In: The Lancet, 379 (9834), S. 2373–2382. doi:10.1016/S0140-6736(12)60322-5.
ISSS – International Society for the Study of Self-Injury (2018): What is self-injury? Online verfügbar unter https://itriples.org/category/about-self-injury (Abruf 20.10.2020).
Joiner, T.E.; Simpson, S.; Rogers, M.L.; Stanley, I.H.; Galynker, I.I. (2018): Whether called acute suicidal affective disturbance or suicide crisis syndrome, a suicide-specific diagnosis would enhance clinical care, increase patient safety, and mitigate clinician liability. In: Journal of Psychiatric Practice, 24 (4), S. 274–278. doi:10.1097/PRA.0000000000000315.
Klonsky, E.D.; May, A.M. (2015): The Three-Step Theory (3ST). A new theory of suicide rooted in the »ideation-to-action« framework. In: International Journal of Cognitive Therapy, 8 (2), S. 114–129. doi:10.1521/ijct.2015.8.2.114.
Leo, D. de; Burgis, S.; Bertolote, J.M.; Kerkhof, A.J.F.M.; Bille-Brahe, U. (2006): Definitions of suicidal behavior. Lessons learned from the WHO/EURO multicentre study. In: Crisis, 27 (1), S. 4–15. doi:10.1027/0227-5910.27.1.4.
Mayo, D.J. (1992): What is being predicted? The definition of »suicide«. In: Maris, R.W.; Berman, A.L.; Maltsberger, J.T.; Yufit, R.I. (Hg.): Assessment and prediction of suicide, S. 88–101. New York: Guilford Press.
Nock, M.K.; Kessler, R.C. (2006): Prevalence of and risk factors for suicide attempts versus suicide gestures. Analysis of the national comorbidity survey. In: Journal of Abnormal Psychology, 115 (3), S. 616–623. doi:10.1037/0021-843X.115.3.616.
Oquendo, M.A.; Baca-Garcia, E. (2014): Suicidal behavior disorder as a diagnostic entity in the DSM-5 classification system. Advantages outweigh limitations. In: World Psychiatry: Official Journal of the World Psychiatric Association (WPA), 13 (2), S. 128–130. doi:10.1002/wps.20116.
Phillips, M.R.; Yang, G.; Zhang, Y.; Wang, L.; Ji, H. u.a. (2002): Risk factors for suicide in China. A national case-control psychological autopsy study. In: The Lancet, 360 (9347), S. 1728–1736. doi:10.1016/S0140-6736(02)11681-3.
Posner, K.; Brodsky, B.; Yershova, K.; Buchanan, J.; Mann, J. (2014): The classification of suicidal behavior. In: Nock, M.K. (Hg.): The oxford handbook of suicide and self-injury, S. 7–22. Oxford: Oxford University Press.

Rogers, M.L.; Chu, C.; Joiner, T.E. (2019): The necessity, validity, and clinical utility of a new diagnostic entity. Acute suicidal affective disturbance. In: Journal of Clinical Psychology, 75 (6), S. 999–1010. doi:10.1002/jclp.22743.

Sass, H.; Wittchen, H.U.; Zaudig, M.; Houben, I. (2003): Diagnostische Kriterien des Diagnostischen und Statistischen Manuals psychischer Störungen DSM-IV-TR. Göttingen: Hogrefe. Online verfügbar unter http://d-nb.info/965473074/04 (Abruf 20.10.2020).

Silverman, M.M.; Berman, A.L.; Sanddal, N.D.; O'Carroll, P.W.; Joiner, T.E. (2007): Rebuilding the tower of babel. A revised nomenclature for the study of suicide and suicidal behaviors. Part 2: Suicide-related ideations, communications, and behaviors. In: Suicide & Life-Threatening Behavior, 37 (3), S. 264–277. doi:10.1521/suli.2007.37.3.264.

Tucker, R.P.; Michaels, M.S.; Rogers, M.L.; Wingate, L.R.; Joiner, T.E. (2016): Construct validity of a proposed new diagnostic entity. Acute suicidal affective disturbance (ASAD). In: Journal of Affective Disorders, 189, S. 365–378. doi:10.1016/j.jad.2015.07.049.

WHO – World Health Organization (2016a): ICD-10: International statistical classification of diseases and related health problems. Genf: World Health Organization.

WHO – World Health Organization (2016b): Practice manual for establishing and maintaining surveillance systems for suicide attempts and self-harm. Genf: World Health Organization.

Epidemiologie, Risiko- und Protektivfaktoren suizidalen Erlebens und Verhaltens

Nina Hallensleben und Dajana Rath

Suizidales Verhalten gilt weltweit als einer der führenden Gründe für (tödliche) Verletzungen. Epidemiologische Erkenntnisse sind für das Verständnis von Suizidalität und für die Entwicklung präventiver Maßnahmen unverzichtbar.
In diesem Kapitel werden in einem ersten Abschnitt die neuesten epidemiologischen Daten zu Suiziden, Suizidversuchen und -gedanken aus Deutschland, Europa und weltweit vorgestellt. Im zweiten Abschnitt werden bisher identifizierte Risikofaktoren für Suizidalität zusammengefasst. Da es eine Vielzahl an Faktoren gibt, die mit erhöhter Suizidalität assoziiert sind, werden diese nach demografischen, krankheitsbezogenen, psychologischen und biologischen Aspekten sowie nach Faktoren der suizidbezogenen Vorgeschichte unterteilt. Darüber hinaus werden protektive Faktoren vorgestellt.
Abschließend wird ein Ausblick auf neue Methoden zur Untersuchung von Suizidalität gegeben, welche die Identifikation individueller Risikofaktoren ermöglichen und damit unter anderem für die psychotherapeutische Behandlung von Suizidalität nützlich sein können.

Suizide sind tragisch und haben verheerende Auswirkungen auf eine Vielzahl von Systemen – zuallererst natürlich auf die Familien und Angehörigen der durch einen Suizid Verstorbenen, aber auch auf das Gesundheitssystem und die Gesellschaft als Ganzes. Suizide gehören zu den zehn häufigsten Todesursachen in Mitteleuropa, wurden aber lange nicht als signifikantes Problem der öffentlichen Gesundheit betrachtet. Im Jahr 2013 hat die Weltgesundheitsorganisation das Thema Suizidprävention schließlich als »globale Herausforderung« eingestuft und zu seiner gesundheitspolitischen Priorisierung in allen Mitgliedsstaaten aufgerufen (WHO 2014). Ein erster wichtiger Schritt dafür ist ein umfassendes Wissen über die Thematik, das sich von epidemiologischen Gesichtspunkten bis hin zu Risikofaktoren erstreckt. Dem Wissen über Risiko- und Protektivfaktoren kommt in diesem Zusammenhang eine zentrale Bedeutung zu, da Suizide als prinzipiell vermeidbar gelten. Deren Erforschung findet schon seit mehreren Jahrzehnten statt, jedoch wird sie u.a. durch die Vielschichtigkeit des Phänomens Suizid erheblich erschwert.

Epidemiologie

In Deutschland starben im Jahr 2019 9.041 Personen (0,01 Prozent der Bevölkerung) durch einen Suizid (Statistisches Bundesamt 2019). Weltweit waren es im Jahr 2016 laut Weltgesundheitsorganisation 789.064. Damit machen Suizide weltweit 1,4 Prozent aller Todesfälle aus (WHO 2020). Bezieht man die Anzahl der durch einen Suizid Gestorbenen auf 100.000 Personen der Bevölkerung, liegt Deutschland im weltweiten Vergleich mit einer Suizidrate von 13,6 im mittleren Bereich (WHO 2020). Die niedrigsten Suizidraten werden für karibische Länder wie Antigua und Barbuda (0,3) oder Barbados (0,8) berichtet. Die höchsten Suizidraten finden sich in Litauen (31,9) und Russland (31,0). In Deutschland ist die Suizidrate seit 1980 um 50 Prozent gesunken (Statistisches Bundesamt 2019). Laut der Weltgesundheitsorganisation sowie einer Studie von Naghavi (2019), die Daten von 1990 bis 2016 analysierte, sank die alterskorrigierte Mortalitätsrate durch Suizide weltweit um 33 Prozent. Im Jahr 2016 gingen damit weltweit 34,6 Millionen verlorene Lebensjahre auf einen Suizid zurück. Suizid ist damit die vierthäufigste Ursache für einen Verlust an Lebensjahren in Mitteleuropa (Naghavi 2019).

Männer sterben in Deutschland dreimal häufiger durch einen Suizid als Frauen. Im Jahr 2019 waren es 6.842 Männer und 2.199 Frauen in Deutschland (Statistisches Bundesamt 2019). Dieser Unterschied ist auf die Wahl letalerer Methoden durch Männer zurückzuführen (z.B. Erhängen), bei denen die Wahrscheinlichkeit einer Rettung geringer ist. Eine Ausnahme im Geschlechterverhältnis stellen die 15- bis 19-Jährigen dar (Statistisches Bundesamt 2019; Naghavi 2019). In dieser Altersgruppe ähneln sich die Suizidraten: 8,5 (pro 100.000) bei den Mädchen und 8,2 bei den Jungen (Naghavi 2019).

Als häufigste Suizidmethode wurde 2019 in Deutschland geschlechterübergreifend das Erhängen, Strangulieren oder Ersticken gewählt (n = 4.047, davon 3.358 Männer; Gesundheitsberichterstattung des Bundes 2019). Die zweithäufigste Methode war die vorsätzliche Selbstvergiftung (n = 1.550, davon 936 Männer), gefolgt vom Sturz in die Tiefe (n = 917, davon 594 Männer).

Demografische Verteilung

In Deutschland nimmt die Suizidrate mit dem Alter zu. Das durchschnittliche Suizidalter lag 2019 bei Männern bei 58 Jahren und bei Frauen bei 60 Jahren (Statistisches Bundesamt 2019). Die höchsten Suizidraten in Deutschland sowie Mitteleuropa finden sich in der Altersgruppe der 85- bis 94-Jährigen sowie in der Bevölkerungsgruppe der 50- bis 59-jährigen Männer (Naghavi 2019). Lag die Suizidrate 2017 bei 20- bis 25-jährigen Männern bei 9,7 (pro 100.000 Einwohnern) und bei Frauen bei 3,2, so lag sie bei 90-jährigen und älteren Männern bei 89,9 und bei Frauen bei 11,5 (Statistisches Bundesamt 2019). Während in der Altersgruppe der 85- bis 94-Jährigen Suizide jedoch nicht zu einer der häufigsten Todesursachen gehören, gelten sie in der Altersgruppe der 10- bis 24-Jährigen weltweit als die fünfthäufigste und in Mitteleuropa als zweithäufigste Todesursache nach Verkehrsunfällen (Naghavi 2019). Bis zur Pubertät finden sich jedoch in absoluten Zahlen vergleichsweise wenige Suizide: 28 Kinder und Jugendliche unter 15 Jahren nahmen sich im Jahr 2017 in Deutschland das Leben (Statistisches Bundesamt 2019).

Prävalenzen von Suizidversuchen und Suiziden

Mit jährlich bis zu 16 Millionen Suizidversuchen weltweit werden deutlich häufiger Suizidversuche als Suizide unternommen (WHO 2014). Da Suizidversuche aber nicht statistisch erfasst werden, lassen sich Suizidversuchsraten nur schätzen. Demnach werden ungefähr zwanzigmal mehr Suizidversuche als Suizide unternommen (WHO 2014) – je nach Altersgruppe sind es sogar bis zu vierzigmal mehr (Teismann u. a. 2016). Die meisten Suizidversuche werden von unter 50-Jährigen unternommen. Außerdem lassen sich für Suizidversuche andere Geschlechterverhältnisse finden als für Suizide, da Frauen häufiger einen Suizidversuch unternehmen als Männer (Olfson u. a. 2017). Im Rahmen einer weltweiten Untersuchung durch die Weltgesundheitsorganisation wurden die Häufigkeiten für Suizide, Suizidversuche und Suizidgedanken systematisch erhoben (Nock u. a. 2012). Dabei wurde die Lebenszeitprävalenz für einen Suizidversuch in Deutschland auf 1,7 Prozent geschätzt. Für Jugendliche werden jedoch deutlich höhere Lebenszeitprävalenzen für einen Suizidversuch angenommen. In einer deutschen Stichprobe von Neuntklässlern wurden Prävalenzen in Höhe von 8 Prozent gefunden (Brunner u. a. 2007). Personen, die einen Suizidversuch unternehmen, haben ein erhöhtes Risiko, innerhalb der nächsten fünf Jahre durch einen Suizid zu sterben (Olfson u. a. 2017).

Noch höhere Prävalenzen als für Suizidversuche lassen sich in Studien zu Suizidgedanken finden. Laut Weltgesundheitsorganisation berichten weltweit ungefähr 160 Millionen Personen jährlich von Suizidgedanken (WHO 2014). Eine erst kürzlich veröffentlichte Metaanalyse zu passiven Suizidgedanken (»Ich wünschte, ich wäre tot« versus aktive Suizidgedanken: »Ich möchte mir das Leben nehmen«) fand eine 12-Monatsprävalenz von 5,8 Prozent und eine Lebenszeitprävalenz von 10,6 Prozent (Liu u.a. 2020). Nock und Kollegen (2012), die aus einer multinationalen Befragung der Weltgesundheitsorganisation u.a. deutsche Daten berichteten, fanden eine Lebenszeitprävalenz von 9,7 Prozent für Suizidgedanken. Allerdings variiert die Häufigkeit von Suizidgedanken gravierender als die Häufigkeit von Suiziden und Suizidversuchen zwischen verschiedenen Nationen (Weissman u.a. 1999). Die Häufigkeit von Suizidgedanken scheint davon abzuhängen, ob jemand nach Gedanken an den Tod oder danach gefragt wird, ob Suizid ernsthaft erwogen wird (Nock u.a. 2012). In einer deutschen Repräsentativstichprobe gaben 8 Prozent der Befragten an, in den letzten 14 Tagen Suizidgedanken gehabt zu haben (Forkmann u.a. 2012). Bei Jugendlichen zeigen sich wiederum höhere Prävalenzangaben: 30,8 Prozent der 15- und 16-Jährigen gaben an, bereits einmal in ihrem Leben Suizidgedanken gehabt zu haben (Kokkevi u.a. 2012). Die höheren Lebenszeitprävalenzen für Suizidversuche und -gedanken bei Jugendlichen im Vergleich zu Erwachsenen scheinen etwas überraschend in Anbetracht ihres noch jungen Lebens. Allerdings scheinen Jüngere offener mit dem Thema Suizidalität umzugehen und ehrlichere Angaben zu machen als Ältere (Nock u.a. 2012). Darüber hinaus wäre es denkbar, dass suizidales Erleben und Verhalten in krisenhaften Zeiten, wie beispielsweise der Pubertät, präsenter ist und daher von Jugendlichen häufiger angegeben wird.

Risikofaktoren

Seit mehr als fünfzig Jahren werden Risikofaktoren für suizidale Gedanken und suizidales Verhalten systematisch erforscht. Entsprechend wurden viele Faktoren, die Suizidalität begünstigen, beeinflussen und auslösen sollen, bereits identifiziert. Trotzdem führt das Vorhandensein eines Risikofaktors nicht zwangsläufig zu einer suizidalen Handlung, sodass suizidales Verhalten nach wie vor nicht eindeutig und individuell vorhergesagt werden kann. Es besteht allerdings Einigkeit darüber, dass der Entstehung von Suizidalität ein komplexes Zusammenspiel verschiedener Faktoren zugrunde liegt (O'Connor, Nock 2014). Es kann grob zwischen demografischen, krankheitsbezogenen, psychologischen, biologischen Risikofaktoren, und solchen, die die suizidbezogene Vorgeschichte einer Person betreffen, unterschieden werden.

Demografische Risikofaktoren

Wie bereits erwähnt, existieren innerhalb der verschiedenen Bereiche des Suizidalitätsspektrums deutliche Alters- und Geschlechtsunterschiede hinsichtlich der Epidemiologie. Während Frauen häufiger Suizidgedanken haben sowie mehr Suizidversuche unternehmen, sterben deutlich mehr Männer durch einen Suizid. Männliches Geschlecht stellt somit einen signifikanten Risikofaktor dar für Suizide. Ein weiterer Risikofaktor für Suizide ist, wie oben bereits ausgeführt, höheres Alter. Suizidgedanken und nicht-tödliches suizidales Verhalten treten wiederum am häufigsten bei Jugendlichen und jungen Erwachsenen auf (Fazel, Runeson 2020).
Geschlechter- und altersunabhängig stellen geringe Bildung, Arbeitslosigkeit und niedriger sozioökonomischer Status Risikofaktoren für Suizidalität dar (Platt 2016). Ein weiterer Einflussfaktor ist der Familienstand: bei alleinstehenden, geschiedenen und verwitweten Personen ist das Suizidrisiko höher (Stack, Kposowa 2016). Auch die Zugehörigkeit zu einer Minderheit in der Bevölkerung scheint das Suizidrisiko zu erhöhen; das gilt sowohl für nicht-heterosexuelle Personen als auch für Migrantinnen und Migranten sowie ethnische Minderheiten (Forte u. a. 2018; Turecki, Brent 2016).

Krankheitsbezogene Risikofaktoren

Einer der größten und am meisten erforschten Risikofaktoren für Suizidalität ist das Vorhandensein psychischer Erkrankungen (siehe Kapitel »Suizidales Erleben und Verhalten im Kontext psychischer Erkrankungen«, S. 46). Es besteht weitgehend Einigkeit darüber, dass etwa 90 Prozent der Suizide im Zusammenhang mit einer psychischen Erkrankung vollzogen werden (Cavanagh u. a. 2003). Betroffene Personen leiden am häufigsten unter affektiven Erkrankungen (insbesondere depressive Störungen), substanzbezogenen Störungen (insbesondere Alkoholabhängigkeit), Schizophrenie und Persönlichkeitsstörungen (insbesondere Borderline- und narzisstische Persönlichkeitsstörung) (Bachmann 2018; Bertolote u. a. 2004; Teismann u. a. 2016). Aber auch bei Essstörungen (insbesondere Anorexia Nervosa) und Angststörungen (insbesondere Panikstörung und Posttraumatische Belastungsstörung) ist das Suizidrisiko erhöht (Nepon u.a. 2010; Suokas u.a. 2014). Komorbide psychische Erkrankungen erhöhen das Suizidrisiko enorm (Cavanagh u.a. 2003). In einer Untersuchung von Kim und Kollegen (2003) wiesen mehr als ein Drittel der Suizidenten drei oder mehr psychiatrische Diagnosen auf. Die häufigsten Kombinationen waren depressive Störungen mit Cluster B-Persönlichkeitsstörungen (siehe S. 58) und depressive Störungen mit substanzbezogenen Störungen.

Neben psychischen Erkrankungen scheinen auch einige körperliche Erkrankungen das Suizidrisiko zu erhöhen. Insbesondere schwere chronische Erkrankungen wie Krebs, HIV/AIDS, die Lungenerkrankung COPD und Diabetes werden mit einem erhöhten Suizidrisiko in Verbindung gebracht, auch unabhängig von zusätzlich vorhandenen psychischen Komorbiditäten (Ahmedani u.a. 2017; Bolton u.a. 2015). Dabei scheint sich das Suizidrisiko während des Krankheitsverlaufes zu verändern. In einer Studie von Bolton und Kollegen (2015) konnte gezeigt werden, dass das Suizidrisiko bei Krebspatientinnen und -patienten in den ersten drei Monaten nach der Diagnose besonders hoch ist und im Laufe des ersten Jahres nach Diagnosestellung in einen unauffälligen Bereich absinkt, während es sich bei Diabetes erst ein Jahr nach der Diagnose erhöht. Als Faktoren, die den Zusammenhang zwischen körperlichen Erkrankungen und Suizidalität zumindest teilweise mediieren könnten, werden u.a. Hilf- und Hoffnungslosigkeit (Tang, Crane 2006), interpersonelle Konflikte (Black u.a. 2019) und sozioökonomische Einbußen (Tang u.a. 2019) diskutiert. Karasouli und Kollegen (2014) haben in einer qualitativen Untersuchung von Personen mit chronischen körperlichen Erkrankungen insbesondere Hoffnungslosigkeit angesichts der Chronizität und Unheilbarkeit der Krankheit sowie Selbstwertverlust und Schuldgefühle durch zunehmende Abhängigkeit von anderen als Einflussfaktoren identifiziert. Ebenso wie bei psychischen Erkrankungen erhöht die Anzahl komorbider körperlicher Erkrankungen das Suizidrisiko stark (Goodwin u.a. 2003).

Psychologische Risikofaktoren

Da Suizide in der Regel eine mehr oder weniger bewusste Entscheidung eines Menschen darüber sind, das eigene Leben zu beenden, wird psychologischen Faktoren für deren Entstehung eine besondere Bedeutung zugemessen. Dementsprechend wird eine Vielzahl an psychologischen Merkmalen mit einem erhöhten Suizidrisiko in Verbindung gebracht. Zu den prominentesten gehören

Hoffnungslosigkeit, Impulsivität, Aggressivität, Ängstlichkeit und Perfektionismus. Die Studienlage zu diesen Faktoren ist uneindeutig, was zum Teil auf methodische Schwierigkeiten wie beispielsweise Probleme mit der Operationalisierung der meist sehr breit gefächerten Merkmale zurückzuführen ist. Bei der Entstehung von Suizidalität scheinen weitere Faktoren eine Rolle zu spielen (Brezo u. a. 2006). Unter den klassischen Persönlichkeitsfaktoren der Big Five (Costa, McCrae 1989) sind Neurotizismus und Extraversion als Risikofaktoren für Suizidalität relevant. Insbesondere die Kombination aus hoch ausgeprägtem Neurotizismus und schwach ausgeprägter Extraversion scheint das Suizidrisiko zu erhöhen (Fang u. a. 2012).

In dem Bemühen zu verstehen, welche Denkprozesse Menschen dazu führen, ihr Leben beenden zu wollen, wurden außerdem verschiedene kognitive Faktoren identifiziert, die zur Entstehung von Suizidalität beitragen könnten. Dazu gehören kognitive Rigidität, Grübeln, Problemlöseschwierigkeiten und die Tendenz, aversive Gedanken zu unterdrücken (O'Connor, Nock 2014).

Nicht zuletzt haben auch individuelle biografische Faktoren bzw. Traumata eine prädiktive Bedeutung für suizidales Verhalten. Dazu zählen ganz besonders Erfahrungen von körperlichem und sexuellem Missbrauch in der Kindheit (Bruffaerts u. a. 2010). Aber auch der Verlust eines Familienmitgliedes durch Suizid erhöht das eigene Suizidrisiko (Qin u. a. 2002).

In den letzten Jahrzehnten wurden einige Bemühungen zur Erarbeitung integrativer psychologischer Theorien zur Entstehung von Suizidalität angestellt. Es steht deshalb eine Auswahl von modernen und mehr oder weniger komplexen Erklärungsmodellen, wie beispielsweise der *Interpersonalen Theorie suizidalen Verhaltens* (Joiner 2005) oder das *Integrative Motivational-Volitionale Modell suizidalen Verhaltens* (O'Connor 2011), zur Verfügung. Auf diese wird im Kapitel »Psychologische Erklärungsmodelle suizidalen Erlebens und Verhaltens« (S. 69) genauer eingegangen.

Biologische Risikofaktoren

Verschiedene biologische Systeme sind an der Entstehung von Suizidalität beteiligt. Hinsichtlich genetischer Prozesse sei auf das Kapitel »Genetische und neurobiologische Determinanten suizidalen Erlebens und Verhaltens« (S. 90) verwiesen.

Zum einen legen Zwillings- und Adoptionsstudien eine nicht unerhebliche genetische Komponente nahe: Schätzungsweise 43 Prozent der Variabilität von Suizidalität zwischen Personen können auf genetische Faktoren zurückgeführt

werden (McGuffin u.a. 2001). Die Suche nach Genen oder Genvarianten (sogenannte Polymorphismen), die mit Suizidalität in Verbindung stehen, konzentrierte sich bislang besonders auf solche, die mit dem serotonergen System assoziiert sind (Bondy u.a. 2006). Aktuell werden in sogenannten genomweiten Assoziationsstudien, die die Untersuchung der gesamten DNS auf pathologische Marker ermöglichen, weitere infrage kommenden Gene identifiziert. Die Befundlage dazu ist bislang jedoch uneindeutig und es wird mehrheitlich davon ausgegangen, dass bei der Entstehung eines so komplexen Denk-, Verhaltens- und Erlebensmusters wie der Suizidalität nicht nur einige wenige Gene beteiligt sind, sondern viele verschiedene Gene zusammenspielen (siehe Kapitel »Genetische und neurobiologische Determinanten suizidalen Erlebens und Verhaltens«, S. 90). Interessanterweise scheinen Suizidgedanken und suizidales Verhalten unterschiedliche genetische Grundlagen zu haben (Galfalvy u.a. 2015; Kimbrel u.a. 2018).
In der neurobiologischen Forschung werden insbesondere verschiedene Neurotransmitter mit Suizidalität in Verbindung gebracht. Speziell Funktionsstörungen im serotonergen und noradrenergen System haben sich konsistent als prädiktiv erwiesen. Dysfunktionen der Hypothalamus-Hypophysen-Nebennierenrindenachse scheinen außerdem sowohl mit affektiven Störungen als auch mit Suizidalität assoziiert zu sein (Furczyk u.a. 2013).
Eine Verbindung zwischen einigen der bisher aufgeführten Risikofaktoren bilden epigenetische Prozesse, die vermutlich an der Entstehung von Suizidalität beteiligt sind. So wäre beispielsweise vorstellbar, dass erst Umweltfaktoren, wie traumatische Kindheitserlebnisse, bestimmte Gene aktivieren, die wiederum durch Veränderungen neurobiologischer Funktionen die Disposition für Suizidalität erhöhen (Musci u.a. 2019).

Suizidbezogene Vorgeschichte

Der stärkste bekannte Risikofaktor für Suizid ist ein vorangegangener Suizidversuch. 10 bis 15 Prozent der Personen, die einen Suizidversuch unternehmen und überleben, suizidieren sich im weiteren Verlauf (Suominen u.a. 2004b). In einer Studie von Bostwick und Kollegen (2016), die mithilfe eines medizinischen Registers 1.490 Personen nach dem ersten Suizidversuch über einen Zeitraum von drei bis 25 Jahre untersuchte, konnte gezeigt werden, dass 60 Prozent der Suizide beim ersten Versuch erfolgten. 80 Prozent der Suizide, die danach begangen wurden, fanden innerhalb eines Jahres nach dem ersten Versuch statt. Das erste Jahr nach einem Suizidversuch scheint demzufolge ein besonders kritisches Zeitfenster zu sein, wobei das Suizidrisiko bei Personen mit Suizidversuch in der Vorgeschichte über die gesamte Lebensspanne erhöht bleibt (Suominen u.a. 2004b; Wang u.a. 2019). Ein spezifischer Risikofaktor ist hier die Stärke der suizidalen Absicht beim vorangegangenen Versuch (Suominen u.a. 2004a), die sich vermutlich auch durch die Wahl der Methode zeigt. Personen, die versuchten, sich durch Erhängen zu suizidieren (im Vergleich zu weniger letalen Methoden wie beispielsweise Vergiften oder Schneiden), sind laut Runeson und Kollegen (2010) für einen späteren Suizid besonders gefährdet. Darüber hinaus sind die bereits aufgeführten Risikofaktoren (männliches Geschlecht, höheres Alter, psychische und körperliche Erkrankungen, etc.) prädiktiv für einen erneuten Suizidversuch bzw. Suizid. Die Art des Suizidversuches ändert sich in der Regel nicht bei nachfolgenden Versuchen. Es konnte gezeigt werden, dass eine Vorgeschichte mit ungeplanten, impulsiven Suizidversuchen nur das Risiko für erneute impulsive Versuche erhöht, wohingegen Personen mit vorherigen geplanten Suizidversuchen ein erhöhtes Risiko allein für geplante Versuche aufweisen. Darüber hinaus ändert sich bei aufeinanderfolgenden Suizidversuchen die Methode selten (Borges u.a. 2010; Runeson u.a. 2010).

Zu beachten ist, dass auch bei Personen mit selbstverletzendem Verhalten ohne eindeutige suizidale Absicht in der Vorgeschichte das Suizidrisiko erhöht ist (Wang u.a. 2019). Eine Übersichtsarbeit von Carroll und Kollegen (2014) zeigt, dass etwa eine von 25 Personen, die aufgrund selbstverletzenden Verhaltens mit oder ohne eindeutige suizidale Absicht medizinisch versorgt werden, innerhalb von fünf Jahren durch einen Suizid verstirbt.

Neben suizidalen Verhaltensweisen gilt auch eine Vorgeschichte von Suizidgedanken als prädiktiv für Suizide (Brown u.a. 2000; Goldstein u.a. 1991). Dies ist insofern verständlich, als dass das Vorhandensein suizidaler Gedanken eine notwendige Voraussetzung für Suizidversuche und Suizide darstellt. Allerdings legt eine Studie von Borges und Kollegen (2010) nahe, dass bei Personen, die für eine längere Zeit Suizidgedanken erlebten, aber noch nie Suizidpläne hatten, ein geringeres Risiko für einen Suizidversuch besteht als für Personen, die erst seit Kurzem Suizidgedanken haben. Demnach kann weder die bloße Präsenz noch die Dauer von Suizidgedanken als ausschlaggebend angesehen werden. Vielmehr gilt es herauszufinden, welche Personen mit Suizidgedanken diese in Handlungen umsetzen werden und welche nicht.

Protektive Faktoren

Neben Risikofaktoren gibt es auch protektive Faktoren, die den Einfluss belastender Umweltbedingungen oder anderer risikoerhöhender Faktoren auf das psychische Befinden eines Menschen reduzieren. Jedwede Form der sozialen Eingebundenheit scheint eine vor Suizidalität schützende Funktion zu haben: Ein gutes soziales Netzwerk, eine stabile Partnerschaft und das Vorhandensein von Kindern gelten als protektive Faktoren (Furczyk u.a. 2013; Qin u.a. 2003). Aber auch losere Formen der sozialen Einbettung können sich positiv auswirken: Allein die Festlegung eines Nachuntersuchungstermins nach Entlassung aus der Klinik reduzierte in einer Studie von Bostwick und Kollegen (2016) das Suizidrisiko erheblich und das unabhängig davon, ob der Termin tatsächlich wahrgenommen wurde. Mit einigen Einschränkungen kommt der Zugehörigkeit zu einer Religionsgemeinschaft eine schützende Wirkung zu (Gearing, Alonzo 2018). Sie reduziert nicht die Häufigkeit suizidaler Gedanken, wohl aber die von Suizidversuchen und Suiziden (Lawrence u.a. 2016).

Neue diagnostische Ansätze

Experience-Sampling-Methoden (ESM; auch unter dem Begriff »Ambulatory Assessment« bekannt) eignen sich besonders gut, um Daten wiederholt, in Echtzeit sowie im alltäglichen Umfeld von Patientinnen und Patienten zu erheben. Erst neuere Technologien wie Smartphone-Apps ermöglichen es, Daten bequem per Handy zu erheben und so den Verlauf von Suizidgedanken und -verhalten sowie potenzieller Risikofaktoren über Tage oder Wochen hinweg zu untersuchen. Dazu werden die betroffenen Menschen mehrmals am Tag von ihrem Handy benachrichtigt und nach der Ausprägung ihrer derzeitigen Suizidgedanken und weiterer interessierender Variablen befragt. In der Regel werden bei solchen Untersuchungen deutlich weniger Fragen verwendet als in herkömmlichen Fragebogen-Studien. Oft enthalten sie nur ein bis zwei Items pro Konstrukt, sodass eine Befragung nur wenige Minuten dauert. Diese Methode ermöglicht es nicht nur, zeitliche Schwankungen über kürzere Zeiträume von Minuten oder Stunden festzuhalten, sondern auch Schwankungen in den Suizidgedanken oder im Suizidverhalten zeitlich vorherzusagen. Es scheint jedoch einen großen Unterschied zu machen, welche Faktoren mit Suizidgedanken zum selben Messzeitpunkt assoziiert sind und welche einen Anstieg (oder eine Abnahme) in den Suizidgedanken zum nächsten Zeitpunkt vorhersagen können. Während beispielsweise Depressivität mit Suizidgedanken zum selben Messzeitpunkt assoziiert ist, scheint erhöhte Depressivität jedoch keine stärkeren Suizidgedanken zum nächsten Zeitpunkt (z. B. 60 Minuten später) vorhersagen zu können. Obgleich suizidbezogene Phänome erst seit wenigen Jahren mittels ESM erforscht werden, wird schon jetzt deutlich, dass diese Methode sich hervorragend zur Abbildung komplexer und zeitlich fluktuierender Variablen wie Suizidgedanken eignet (Hallensleben u. a. 2018) und das Potenzial hat, die Risikoforschung weiter voranzutreiben. Bei größerem Interesse für diese Methode empfehlen wir den Artikel zur oben skizzierten Studie von Hallensleben und Kollegen (2019) bzw. den Überblicksartikel »Ambulatory Assessment« von Trull und Ebner-Priemer (2013) und einen aktuellen Überblick über Leitlinien und Hinweise zur praktischen Umsetzung zur Planung von ESM-Studien (Trull, Ebner-Priemer 2020).

Mittels ESM erfasste Echtzeitdaten bieten darüber hinaus auch die Möglichkeit, komplexere Vorhersagen von Suizidalität über die Zeit – von Messzeitpunkt zu Messzeitpunkt – mit Hilfe von Netzwerkanalyse zu untersuchen (Rath u. a. 2019). Mit dieser Analyse können weitaus dynamischere Interaktionen zwischen Suizidgedanken, -handlungen und diversen Risikofaktoren untersucht werden als bisher. Da der Einfluss aller anderen Variablen im Netzwerk statistisch kontrolliert werden kann, ist es mit dieser Methode möglich, den alleinigen Einfluss einer Variablen auf das Zielkonstrukt (hier Suizidalität) zu betrachten. Darüber hinaus bieten diese neuen Methoden auch einen praktischen Bezug, da die Echtzeitdaten im Verlauf einer Therapie erhoben und gemeinsam mit Patientinnen und Patienten analysiert werden können (CASPAR-Studie: Nuij u. a. 2018). Daraus ergibt sich die Möglichkeit, in Zukunft individuellere Risikofaktoren von Patientinnen und Patienten zu identifizieren und Suizidalität präziser als bisher vorhersagen zu können.

Dazu werden die Zusammenhänge verschiedener Risikofaktoren zum vorherigen Zeitpunkt mit der Ausprägung der Suizidgedanken zum nächsten Zeitpunkt (z. B. 90 Minuten später) untersucht. Das Ausmaß dieser Zusammenhänge lässt sich gut in grafischen Netzwerken veranschaulichen (siehe Abbildung 1). Die untersuchten Konstrukte werden in Form von runden Knotenpunkten im Netzwerk dargestellt. Die Zusammenhänge zwischen den Variablen von einem zum nächsten Zeitpunkt werden durch Pfeile symbolisiert. Durchgezogene Pfeile stehen für negative (je größer …, desto kleiner …) und gestrichelte Pfeile für positive Zusammenhänge (je größer …, desto größer …). Je dicker ein Pfeil, desto stärker der Zusammenhang.

ABBILDUNG 1 Beispiel Netzwerkkarte zweier Patienten

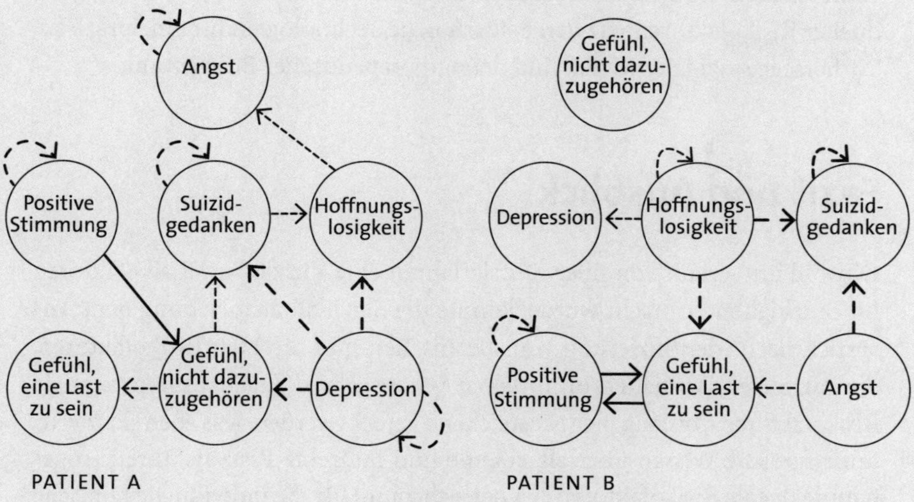

Abbildung 1 zeigt zwei völlig verschiedene Netzwerke zweier Patienten, die an einer ESM-Studie zur Vorhersage von Suizidgedanken teilgenommen haben (Hallensleben u. a. 2019; Forkmann u. a. 2018). Beide erhielten zehnmal am Tag über einen Zeitraum von sechs aufeinanderfolgenden Tagen ein Signal von ihrem Handy mit der Bitte, Angaben zur aktuellen Ausprägung von Suizidgedanken, depressiver Verstimmung, Hoffnungslosigkeit und Angst zu machen. Außerdem wurden sie zu ihren Gefühlen, eine Last für andere zu sein (engl. »perceived burdensomeness«) sowie nicht dazuzugehören (engl. »thwarted belongingness«) befragt. Diese Konstrukte sind Teil der *Interpersonalen Theorie suizidalen Verhaltens* von Thomas Joiner, die im Kapitel »Psychologische Erklärungsmodelle suizidalen Erlebens und Verhaltens«, S. 69) ausführlich beschrieben wird. Der Vergleich der beiden unterschiedlichen Netzwerke legt nahe, dass jede Patientin und jeder Patient ganz individuelle Risikofaktoren für Suizidalität haben könnte. So führt bei Patient A ein stärkeres Gefühl, nicht dazuzugehören sowie stärkere depressive Verstimmung im weiteren zeitlichen Verlauf zu stärkeren Suizidgedanken, die später das Gefühl von Hoffnungslosigkeit verstärken. Für Patient B hingegen scheinen der Anstieg von Hoffnungslosigkeit und Angst im zeitlichen Verlauf stärkere Suizidgedanken zu begünstigen (bei größerem Interesse für die Netzwerkperspektive empfehlen wir den Artikel von Rath und Kollegen 2019). Dessen Ergebnisse verdeutlichen das Potenzial der Identifikation und Nutzbarmachung individueller Risikofaktorennetzwerke durch neue Technologien für eine präzisere Vorhersage suizidaler Krisen und deren therapeutischer Bearbeitung.

Fazit und Ausblick

Obwohl im Verlauf von über fünfzig Jahren eine Vielzahl an Risikofaktoren für Suizidalität erforscht wurde, konnte die Suizidalitätsforschung dem Anspruch nach Identifizierung von spezifischen und direkten Risikofaktoren, die suizidalem Verhalten unmittelbar vorausgehen (sogenannte proximale Risikofaktoren), bislang nicht ausreichend gerecht werden. Das eben skizzierte, umfangreiche Wissen über allgemeine und indirekte Risikofaktoren (sogenannte distale Risikofaktoren) eignet sich kaum für die individuelle klinische Risikoabschätzung. Sie hilft den Praktizierenden, die regelmäßig mit der Frage konfrontiert sind, welche Patientin oder welcher Patient in den kommenden Stunden, Tagen, Wochen oder Monaten suizidale Handlungen unternehmen wird, selten weiter. Eine aktuelle Metaanalyse, die Daten von 365 prospektiven Studien ausgewertet hat, kommt zu dem Schluss, dass sich die Vorhersage von Suizidalität in den vergangenen fünfzig Jahren nicht substanziell verbessert hat und diese ohnehin nicht viel besser als eine Vorhersage auf Zufallsniveau ist (Franklin u.a. 2017).

So ist es nicht verwunderlich, dass in den letzten Jahren der Ruf nach neuen Methoden zur Erforschung von Suizidalität, wie beispielsweise dem Einsatz von zeitlich hoch aufgelösten Echtzeiterfassung mit Hilfe der Mobiltechnologie (z.B. Experience Sampling-Methode) zur Abbildung kurzzeitiger Dynamiken zwischen Risikovariablen und suizidalen Verhaltensweisen laut wird, die ihren Fokus weg von einzelnen Risikofaktoren hin zu Risikoalgorithmen legen (Franklin u.a. 2017).

Weiterführende Literatur

Franklin, J. C.; Ribeiro, J. D.; Fox, K. R.; Bentley, K. H.; Kleiman, E. M. u. a. (2017): Risk factors for suicidal thoughts and behaviors. A meta-analysis of 50 years of research. In: Psychological Bulletin, 143 (2), S. 187–232. doi:10.1037/bul0000084.

Hallensleben, N.; Glaesmer, H.; Forkmann, T.; Rath, D.; Strauss, M. u. a. (2019): Predicting suicidal ideation by interpersonal variables, hopelessness and depression in real-time. An ecological momentary assessment study in psychiatric inpatients with depression. In: European Psychiatry, 56, S. 43–50. doi:10.1016/j.eurpsy.2018.11.003.

Nuij, C.; van Ballegooijen, W.; Ruwaard, J.; de Beurs, D.; Mokkenstorm, J.; van Duijn, E. u. a. (2018): Smartphone-based safety planning and self-monitoring for suicidal patients. Rationale and study protocol of the CASPAR (continuous assessment for suicide prevention and research) study. In: Internet Interventions, 13, S. 16–23. doi:10.1016/j.invent.2018.04.005.

Rath, D.; de Beurs, D.; Hallensleben, N.; Spangenberg, L.; Glaesmer, H. u. a. (2019): Modelling suidice ideation from beep to beep. Application of network analysis to ecological momentary assessment data. In: Internet Interventions, 18, 100292. doi:10.1016/j.invent.2019.100292.

Trull, T. J.; Ebner-Priemer, U. W. (2013): Ambulatory assessment. In: Annual Review of Clinical Psychology, 9, S. 151–176. doi:10.1146/annurev-clinpsy-050212-185510.

Trull, T. J.; Ebner-Priemer, U. W. (2020): Ambulatory assessment in psychopathology research. A review of recommended reporting guidelines and current practices. In: Journal of Abnormal Psychology, 129 (1), S. 56–63. doi:10.1037/abn0000473.

Literatur

Ahmedani, B. K.; Peterson, E. L.; Hu, Y.; Rossom, R. C.; Lynch, F. u. a. (2017): Major physical health conditions and risk of suicide. In: American Journal of Preventive Medicine, 53 (3), S. 308–315. doi:10.1016/j.amepre.2017.04.001.

Bachmann, S. (2018): Epidemiology of suicide and the psychiatric perspective. In: International Journal of Environmental Research and Public Health, 15 (7), 1425. doi:10.3390/ijerph15071425.

Bertolote, J. M.; Fleischmann, A.; Leo, D. de; Wasserman, D. (2004): Psychiatric diagnoses and suicide. Revisiting the evidence. In: Crisis, 25 (4), S. 147–155. doi:10.1027/0227-5910.25.4.147.

Black, J.; Bond, M. A.; Hawkins, R.; Black, E. (2019): Test of a clinical model of poor physical health and suicide. The role of depression, psychosocial stress, interpersonal conflict, and panic. In: Journal of Affective Disorders, 257, S. 404–411. doi:10.1016/j.jad.2019.05.079.

Bolton, J. M.; Walld, R.; Chateau, D.; Finlayson, G.; Sareen, J. (2015): Risk of suicide and suicide attempts associated with physical disorders. A population-based, balancing score-matched analysis. In: Psychological Medicine, 45 (3), S. 495–504. doi:10.1017/S0033291714001639.

Bondy, B.; Buettner, A.; Zill, P. (2006): Genetics of suicide. In: Molecular Psychiatry, 11 (4), S. 336–351. doi:10.1038/sj.mp.4001803.

Borges, G.; Nock, M. K.; Haro Abad, J. M.; Hwang, I.; Sampson, N. A. u. a. (2010): Twelve-month prevalence of and risk factors for suicide attempts in the world health organization world mental health surveys. In: Journal of Clinical Psychiatry, 71 (12), S. 1617–1628. doi:10.4088/JCP.08m04967blu.

Bostwick, J. M.; Pabbati, C.; Geske, J. R.; McKean, A. J. (2016): Suicide attempt as a risk factor for completed suicide. Even more lethal than we knew. In: The American Journal of Psychiatry, 173 (11), S. 1094–1100. doi:10.1176/appi.ajp.2016.15070854.

Brezo, J.; Paris, J.; Turecki, G. (2006): Personality traits as correlates of suicidal ideation, suicide attempts, and suicide completions. A systematic review. In: Acta Psychiatrica Scandinavica, 113 (3), S. 180–206. doi:10.1111/j.1600-0447.2005.00702.x.

Brown, G. K.; Beck, A. T.; Steer, R. A.; Grisham, J. R. (2000): Risk factors for suicide in psychiatric outpatients. A 20-year prospective study. In: Journal of Consulting and Clinical Psychology, 68 (3), S. 371–377. doi:10.1037/0022-006X.68.3.371.

Bruffaerts, R.; Demyttenaere, K.; Borges, G.; Haro, J. M.; Chiu, W. T. u. a. (2010): Childhood adversities as risk factors for onset and persistence of suicidal behaviour. In: British Journal of Psychiatry, 197 (1), S. 20–27. doi:10.1192/bjp.bp.109.074716.

Brunner, R.; Parzer, P.; Haffner, J.; Steen, R.; Roos, J. u. a. (2007): Prevalence and psychological correlates of occasional and repetitive deliberate self-harm in adolescents. In: Archives of Pediatrics & Adolescent Medicine, 161 (7), S. 641–649. doi:10.1001/archpedi.161.7.641.

Carroll, R.; Metcalfe, C.; Gunnell, D. (2014): Hospital management of self-harm patients and risk of repetition. Systematic review and meta-analysis. In: Journal of Affective Disorders, 168, S. 476–483. doi:10.1016/j.jad.2014.06.027.

Cavanagh, J. T. O.; Carson, A. J.; Sharpe, M.; Lawrie, S. M. (2003): Psychological autopsy studies of suicide. A systematic review. In: Psychological Medicine, 33 (3), S. 395–405. doi:10.1017/S0033291702006943.

Costa, P. T.; McCrae, R. R. (1989): The NEO PI/FFI manual supplement. Odessa, Florida: Psychological Assessment Resources.

Fang, L.; Heisel, M. J.; Duberstein, P. R.; Zhang, J. (2012): Combined effects of neuroticism and extraversion. Findings from a matched case control study of suicide in rural China. In: The Journal of Nervous and Mental Disease, 200 (7), S. 598–602. doi:10.1097/NMD.0b013e31825bfb53.

Fazel, S.; Runeson, B. (2020): Suicide. In: The New England Journal of Medicine, 382 (3), S. 266–274. doi:10.1056/NEJMra1902944.

Forkmann, T.; Brähler, E.; Gauggel, S.; Glaesmer, H. (2012): Prevalence of suicidal ideation and related risk factors in the German general population. In: Journal of Nervous and Mental Disease, 200 (5), S. 401–405. doi:10.1097/NMD.0b013e31825322cf.

Forkmann, T.; Spangenberg, L.; Rath, D.; Hallensleben, N.; Hegerl, U. u. a. (2018): Assessing suicidality in real time. A psychometric evaluation of self-report items for the assessment of suicidal ideation and its proximal risk factors using ecological momentary assessments. In: Journal of Abnormal Psychology, 127 (8), S. 758–769. doi:10.1037/abn0000381.

Forte, A.; Trobia, F.; Gualtieri, F.; Lamis, D. A.; Cardamone, G. u. a. (2018): Suicide risk among immigrants and ethnic minorities. A literature overview. In: International Journal of Environmental Research and Public Health, 15 (7), 1438. doi:10.3390/ijerph15071438.

Furczyk, K.; Schutová, B.; Michel, T. M.; Thome, J.; Büttner, A. (2013): The neurobiology of suicide. A review of post-mortem studies. In: Journal of Molecular Psychiatry, 1 (1), S. 2. doi:10.1186/2049-9256-1-2.

Galfalvy, H.; Haghighi, F.; Hodgkinson, C.; Goldman, D.; Oquendo, M. A. u. a. (2015): A genome-wide association study of suicidal behavior. In: American Journal of Medical Genetics. Part B, Neuropsychiatric Genetics: The Official Publication of the International Society of Psychiatric Genetics, 168 (7), S. 557–563. doi:10.1002/ajmg.b.32330.

Gearing, R. E.; Alonzo, D. (2018): Religion and suicide. New findings. In: Journal of Religion and Health, 57 (6), S. 2478–2499. doi:10.1007/s10943-018-0629-8.

Gesundheitsberichterstattung des Bundes (2017): Mortalität und Todesursachen. Online verfügbar unter www.gbe-bund.de/oowa921-install/servlet/oowa/aw92/dboowasys921.xwdevkit/xwd_init?gbe.isgbetol/xs_start_neu/&p_aid=3&p_aid=64272290&nummer=6&p_sprache=D&p_indsp=7062&p_aid=10249981 (Abruf 22.03.2021).

Goldstein, R. B.; Black, D. W.; Nasrallah, A.; Winokur, G. (1991): The prediction of suicide. Sensitivity, specificity, and predictive value of a multivariate model applied to suicide among 1906 patients with affective disorders. In: Archives of General Psychiatry, 48 (5), S. 418–422. doi:10.1001/archpsyc.1991.01810290030004.

Goodwin, R. D.; Marusic, A.; Hoven, C. W. (2003): Suicide attempts in the United States. The role of physical illness. In: Social Science & Medicine, 56 (8), S. 1783–1788. doi:10.1016/s0277-9536(02)00174-0.

Hallensleben, N.; Spangenberg, L.; Forkmann, T.; Rath, D.; Hegerl, U. u. a. (2018): Investigating the dynamics of suicidal ideation. In: Crisis, 39 (1), S. 65–69. doi:10.1027/0227-5910/a000464.

Joiner, T. E. (2005): Why people die by suicide. Cambridge, Massachusetts: Harvard University Press.

Karasouli, E.; Latchford, G.; Owens, D. (2014): The impact of chronic illness in suicidality. A qualitative exploration. In: Health Psychology and Behavioral Medicine, 2 (1), S. 899–908. doi:10.1080/21642850.2014.940954.

Kim, C.; Lesage, A.; Seguin, M.; Chawky, N.; Vanier, C. u. a. (2003): Patterns of co-morbidity in male suicide completers. In: Psychological Medicine, 33 (7), S. 1299–1309. doi:10.1017/s0033291703008146.

Kimbrel, N. A.; Garrett, M. E.; Dennis, M. F.; Hauser, M. A.; Ashley-Koch, A. E. u. a. (2018): A genome-wide association study of suicide attempts and suicidal ideation in U.S. military veterans. In: Psychiatry Research, 269, S. 64–69. doi:10.1016/j.psychres.2018.07.017.

Kokkevi, A.; Rotsika, V.; Arapaki, A.; Richardson, C. (2012): Adolescents' self-reported suicide attempts, self-harm thoughts and their correlates across 17 European countries. In: Journal of Child Psychology and Psychiatry, and Allied Disciplines, 53 (4), S. 381–389. doi:10.1111/j.1469-7610.2011.02457.x.

Lawrence, R. E.; Oquendo, M. A.; Stanley, B. (2016): Religion and suicide risk. A systematic review. In: Archives of Suicide Research, 20 (1), S. 1–21. doi:10.1080/13811118.2015.1004494.

Liu, R. T.; Bettis, A. H.; Burke, T. A. (2020): Characterizing the phenomenology of passive suicidal ideation. A systematic review and meta-analysis of its prevalence, psychiatric comorbidity, correlates, and comparisons with active suicidal ideation. In: Psychological Medicine, 50 (3), S. 367–383. doi:10.1017/S003329171900391X.

McGuffin, P., Marusic, A.; Farmer, A. (2001): What can psychiatric genetics offer suicidology? In: Crisis, 22 (2), S. 61–65. doi:10.1027//0227-5910.22.2.61.

Musci, R. J.; Augustinavicius, J. L.; Volk, H. (2019): Gene-environment interactions in psychiatry. Recent evidence and clinical implications. In: Current Psychiatry Reports, 21 (9), S. 81. doi:10.1007/s11920-019-1065-5.

Naghavi, M. (2019): Global, regional, and national burden of suicide mortality 1990 to 2016. Systematic analysis for the global burden of disease study 2016. In: British Medical Journal (Clinical Research Ed.), 364, l94. doi:10.1136/bmj.l94.

Nepon, J.; Belik, S.-L.; Bolton, J.; Sareen, J. (2010): The relationship between anxiety disorders and suicide attempts. Findings from the national epidemiologic survey on alcohol and related conditions. In: Depression and Anxiety, 27 (9), S. 791–798. doi:10.1002/da.20674.

Nock, M. K.; Borges, G.; Õno, Y. (Hg.) (2012): Suicide. Global perspectives from the WHO world mental health surveys (Cambridge Medicine). Cambridge: Cambridge University Press.

O'Connor, R. C. (2011): The integrated motivational-volitional model of suicidal behavior. In: Crisis, 32 (6), S. 295–298. doi:10.1027/0227-5910/a000120.

O'Connor, R. C.; Nock, M. K. (2014): The psychology of suicidal behaviour. In: The Lancet Psychiatry, 1 (1), S. 73–85. doi:10.1016/S2215-0366(14)70222-6.

Olfson, M.; Blanco, C.; Wall, M.; Liu, S.-M.; Saha, T. D. u. a. (2017): National trends in suicide attempts among adults in the United States. In: JAMA Psychiatry, 74 (11), S. 1095–1103. doi:10.1001/jamapsychiatry.2017.2582.

Platt, S. (2016): Inequalities and suicidal behavior. In: O'Connor, R. C.; Pirkis, J. (Hg.): The international handbook of suicide prevention, S. 258–283. Oxford: John Wiley & Sons, Ltd.

Qin, P.; Agerbo, E.; Mortensen, P. B. (2002): Suicide risk in relation to family history of completed suicide and psychiatric disorders. A nested case-control study based on longitudinal registers. In: The Lancet, 360 (9340), S. 1126–1130. doi:10.1016/S0140-6736(02)11197-4.

Qin, P.; Agerbo, E.; Mortensen, P. B. (2003): Suicide risk in relation to socioeconomic, demographic, psychiatric, and familial factors. A national register-based study of all suicides in Denmark, 1981–1997. In: American Journal of Psychiatry, 160 (4), S. 765–772. doi:10.1176/appi.ajp.160.4.765.

Runeson, B.; Tidemalm, D.; Dahlin, M.; Lichtenstein, P.; Långström, N. (2010): Method of attempted suicide as predictor of subsequent successful suicide. National long term cohort study. In: British Medical Journal (Clinical Research Ed.), 341, c3222. doi:10.1136/bmj.c3222.

Stack, S.; Kposowa, A. J. (2016): Sociological perspectives on suicide. A review and analysis of marital and religious integration. In: O'Connor, R. C.; Pirkis, J.; O'Connor, R. (Hg.): The international handbook of suicide prevention, S. 241–257. Hoboken, New Jersey: Wiley, Blackwell.

Statistisches Bundesamt (2019): Selbstmordrate in Deutschland nach Altersgruppe in den Jahren 2013 bis 2017 (Suizide je 100.000 Einwohner). Online verfügbar unter www.destatis.de/DE/Themen/Gesellschaft-Umwelt/Gesundheit/Todesursachen/Tabellen/suizide.html (Abruf 22.03.2021).

Suokas, J. T.; Suvisaari, J. M.; Grainger, M.; Raevuori, A.; Gissler, M. u. a. (2014): Suicide attempts and mortality in eating disorders. A follow-up study of eating disorder patients. In: General Hospital Psychiatry, 36 (3), S. 355–357. doi:10.1016/j.genhosppsych.2014.01.002.

Suominen, K.; Isometsä, E.; Ostamo, A.; Lönnqvist, J. (2004a): Level of suicidal intent predicts overall mortality and suicide after attempted suicide. A 12-year follow-up study. In: BMC Psychiatry, 4, S. 11. doi:10.1186/1471-244X-4-11.

Suominen, K.; Isometsä, E.; Suokas, J.; Haukka, J.; Achte, K. u. a. (2004b): Completed suicide after a suicide attempt. A 37-year follow-up study. In: American Journal of Psychiatry, 161 (3), S. 562–563. doi:10.1176/appi.ajp.161.3.562.

Tang, F.; Mehlum, L.; Mehlum, I. S.; Qin, P. (2019): Physical illness leading to absence from work and the risk of subsequent suicide. A national register-based study. In: European Journal of Public Health, 29 (6), S. 1073–1078. doi:10.1093/eurpub/ckz101.

Tang, N. K.; Crane, C. (2006): Suicidality in chronic pain. A review of the prevalence, risk factors and psychological links. In: Psychological Medicine, 36 (5), S. 575–586. doi:10.1017/S0033291705006859.

Teismann, T.; Koban, C.; Illes, F.; Oermann, A. (2016): Psychotherapie suizidaler Patienten. Therapeutischer Umgang mit Suizidgedanken und Suizidversuchen. Göttingen: Hogrefe.

Turecki, G.; Brent, D. A. (2016): Suicide and suicidal behaviour. In: The Lancet, 387 (10024), S. 1227–1239. doi:10.1016/S0140-6736(15)00234-2.

Wang, M.; Swaraj, S.; Chung, D.; Stanton, C.; Kapur, N. u. a. (2019): Meta-analysis of suicide rates among people discharged from non-psychiatric settings after presentation with suicidal thoughts or behaviours. In: Acta Psychiatrica Scandinavica, 139 (5), S. 472–483. doi:10.1111/acps.13023.

Weissman, M. M.; Bland, R. C.; Canino, G. J.; Greenwald, S.; Hwu, H. G. u. a. (1999): Prevalence of suicide ideation and suicide attempts in nine countries. In: Psychological Medicine, 29 (1), S. 9–17. doi:10.1017/S0033291798007867.

WHO – World Health Organization (2014): Preventing suicide. A global imperative. Online verfügbar unter www.who.int/mental_health/suicide-prevention/world_report_2014/en/ (Abruf 22.04.2021).

WHO – World Health Organization (2020): Suicide Data. Online verfügbar unter www.who.int/mental_health/prevention/suicide/suicideprevent/en/ (Abruf 22.03.2021).

Suizidales Erleben und Verhalten im Kontext psychischer Erkrankungen

Hanne Scheerer, Michael Colla und Birgit Kleim

Suizidgedanken und suizidale Handlungen werden in der medizinischen Diskussion häufig zu Unrecht kausal auf das Vorhandensein einer psychischen Erkrankung reduziert. Richtig ist, dass psychische Erkrankungen signifikante Risikofaktoren dafür sind. In diesem Kapitel werden Zusammenhänge zwischen Suizidalität und verschiedenen psychischen Erkrankungen zusammengefasst und quantifiziert. Weiterhin wird auf mögliche zugrunde liegende Wirkmechanismen und -faktoren hingewiesen, deren Verständnis die Behandlung der hier vorgestellten psychischen Erkrankungen transdiagnostisch wie störungsspezifisch voranbringt.

Die ursächliche Bedeutung psychischer Erkrankungen für Suizide und suizidales Verhalten wird seit vielen Jahren kontrovers diskutiert. Dabei wird suizidales Verhalten in verschiedenen wissenschaftlichen Professionen unterschiedlich konzeptualisiert und es macht einen Unterschied, ob suizidales Verhalten aus medizinisch-psychologischer, sozialpädagogischer oder philosophischer Sicht problematisiert und diskutiert wird. Der Fokus dieses Beitrages liegt auf einer psychologisch-psychiatrischen Diskussion des Phänomens.

Psychische Erkrankungen sind ein wichtiger Risikofaktor für Suizidgedanken, Suizidversuche und Suizide. Eine neuere Arbeit des amerikanischen »Centers for Disease Control and Prevention« zeigte jedoch, dass in ca. 50 Prozent der Fälle eines Suizides eine vorbeschriebene oder vorbekannte psychiatrische Anamnese nicht eruiert werden konnte (Stone u.a. 2018). Diese Erhebung steht damit der vielfach geäußerten Einschätzung entgegen, dass bei ca. 80 bis 100 Prozent aller suizidalen Handlungen eine psychiatrische Erkrankung als möglicher Kausalitätsfaktor vorliegt. Die Kontroverse, inwieweit eine suizidale Handlung als Ausdruck einer psychischen Erkrankung gedeutet werden kann, hat eine lange Tradition. Als gesichert kann gelten, dass das Risiko, durch Suizid zu versterben, bei Menschen mit psychischen Erkrankungen stark erhöht ist und dass Tod durch Suizid eine der gefürchtetsten Komplikationen psychischer Erkrankungen ist. Im Vergleich zur Allgemeinbevölkerung ist die Wahrscheinlichkeit einer suizidalen Handlung in einer psychiatrischen Population dabei ca. zehnfach erhöht (Bachmann 2018).

Bei Menschen mit psychiatrischen Erkrankungen sind Suizidgedanken unterschiedlichster Ausprägung häufig anzutreffen. Dies zeigte sich bei 60 Prozent der Hilfesuchenden in einer Untersuchung ambulant-psychiatrischer Patientinnen und Patienten (Mekonnen, Kebede 2011). Die Daten einer jüngst erschienenen Metaanalyse zum Vorhersagewert von Suizidgedanken weisen auf einen statistischen Zusammenhang zwischen Suizidgedanken und späterem Suizid mit mäßiger Stärke hin (McHugh u.a. 2019). Dieser Zusammenhang muss jedoch aufgrund der unterschiedlichen methodischen Zugänge der betrachteten Studien vorsichtig interpretiert werden. Für die klinische Risikoeinschätzung bezüglich suizidaler Handlungen eignen sich Suizidgedanken allenfalls sehr eingeschränkt, es sei denn diese werden häufig wiederholt, z.B. durch ein elektronisches Tagebuch und möglichst über einen längeren Zeitraum, erhoben (Wang u.a. 2021). Im Folgenden sollen Zusammenhänge zwischen Suizidalität und psychischen Erkrankungen sowie Hinweise auf mögliche zugrunde liegende Mechanismen gegeben und, wo vorhanden, vorgestellt werden.

Suizidalität bei spezifischen psychiatrischen Diagnosen

Abhängigkeitserkrankungen

In Deutschland findet sich bei 3,4 Prozent der Männer und 1,4 Prozent der Frauen eine Alkoholabhängigkeit. Ein schädlicher Gebrauch von Alkohol besteht bei ca. 17 Prozent der bundesdeutschen Bevölkerung (Batra u.a. 2015). Die 12-Monats-Prävalenz bei Störungen durch illegalen Substanzmittelmissbrauch liegt in den USA bei mindestens 4 Prozent (Grant u.a. 2016) und ca. 20 Prozent der Weltbevölkerung ab dem 15. Lebensjahr konsumieren Nikotin (Commar u.a. 2018). Personen mit Störungen durch Substanzmittelkonsum haben die gleichen Risikofaktoren für suizidbezogene Ereignisse wie Personen ohne Substanzmittelkonsum. Allerdings leiden Menschen mit Abhängigkeitserkrankungen häufig an komorbid vorliegenden psychiatrischen Erkrankungen (z.B. substanzmittelassoziierte delirante Syndrome, depressive Störungen, Schlafstörungen, etc.), die das Risiko für suizidale Verhaltensweisen zum Teil erheblich steigern. Insgesamt sind Substanzmittelstörungen ein maßgeblicher Risikofaktor für Suizidgedanken, Suizidversuche und Suizide. Eine Geburtskohortenstudie identifizierte dementsprechend ebenfalls Substanzkonsum gemeinsam mit

Persönlichkeitstraits als stärkste Korrelate von Suizidversuchen in Personen mit und ohne vorhergehenden Suizidversuchen (Mars u. a. 2019).

Psychische Störungen durch Alkohol und Suizidalität Sowohl chronischer Gebrauch von Alkohol als auch akute alkoholassoziierte Intoxikation steht in einem Zusammenhang zu suizidalen Verhaltensweisen (Yuodelis-Flores, Ries 2015; Borges, Loera 2010). Insgesamt betrachtet haben Personen mit Störungen des Alkoholkonsums ein Risiko von ungefähr 7 Prozent, an einem Suizid zu versterben. Frauen haben hierbei ein höheres Risiko als Männer und der Risikoindex steigt, wenn nur Personen mit Alkoholabhängigkeit berücksichtigt werden (Schneider 2009).

Akute Alkoholintoxikation Bei knapp 40 Prozent der Menschen, die durch Suizid verstorben sind, findet sich im Mittel ein positiver Blutalkoholspiegel, wobei diese Rate bei Suizidversuchen noch höher liegen dürfte (Cherpitel u. a. 2004). Insbesondere bei Jüngeren gibt es Hinweise darauf, dass eine vorliegende Alkoholintoxikation mit suizidalen Verhaltensweisen und vermehrt letalen Verläufen einhergeht (Kaplan u. a. 2012). Hier finden sich in der Literatur konzeptuelle Überlegungen, die einen Zusammenhang zwischen intoxikationsbedingten Verhaltensauffälligkeiten, alkoholinduzierter Disinhibition und suizidalen Verhaltensweisen nahelegen (Choi u. a. 2018). Die aktuelle Datenlage lässt jedoch noch keine bestätigten Rückschlüsse auf die möglichen Kausalbeziehungen zwischen Intoxikation und suizidalen Verhaltensweisen zu. Dennoch machen diese Daten deutlich, dass die akute Intoxikation durch Förderung der suizidalen Ideation und mittels Enthemmung einen Risikomechanismus für suizidales Verhalten darstellt (Bryan 2015). Daten neuerer Metaanalysen zeigen zudem, dass das Suizidrisiko mit steigender Blutalkoholkonzentration weitgehend proportional steigt (Borges u. a. 2017). Die Motive, die zu einer Intoxikation vor Auftreten des suizidalen Verhaltens führen, sind heterogen: Etwa ein Viertel bis ein Drittel der Personen, die vor einem Suizidversuch akut Alkohol konsumiert haben, geben an, dadurch den Suizidakt erleichtern zu wollen, Mut aufzubauen sowie Ängste oder den Schmerz des Sterbens zu betäuben (Bagge 2015).

Chronische Alkoholabhängigkeit Innerhalb des *Vulnerabilitäts-Stress-Modells* stellt die chronische Alkoholabhängigkeit einen Vulnerabilitätsfaktor dar (Diathese), der als prädisponierende Bedingung die Entwicklung psychischer und körperlicher Erkrankungen, niedrigen Selbstwerts, Einsamkeit und Hoffnungslosigkeit begünstigt und dadurch das Risiko für suizidale Handlungen steigert. Innerhalb dieses Modells ist chronische Alkoholabhängigkeit ein zusätzlicher Auslöser für Belastungen (Stress), z. B. durch Partnerschaftskonflikte, sozioökonomische Probleme oder substanzinduzierte depressive Syndrome. In einer neuen Studie wurden in einer schwedischen populationsbasierten Kohortenstudie erhöhte Suizidraten bei Personen mit Alkoholkonsumstörung gefunden. Gegenüber Suizidraten von 0,29–0,76 Prozent bei Personen ohne Alkoholkonsumstörung stellte sich diese als wichtiger Risikofaktor für spätere Suizide heraus (Edwards u.a. 2020). In einer weiteren populationsbasierten Studie in den USA zeigten sich signifikante Zusammenhänge zwischen Alkoholabhängigkeit und Suizidgedanken (Adjusted Odds Ratio = 1,64) sowie Suizidversuchen (Adjusted Odds Ratio = 2,02). Alkoholmissbrauch war außer in einem multivariaten Modell, das die Konsummenge einschloss, in dieser Studie nicht signifikant mit Suizidversuchen oder -gedanken korreliert (Sung u.a. 2016).

Medikamentenabhängigkeit Der schädliche Gebrauch und eine Abhängigkeit von Medikamenten (insbesondere von Benzodiazepinen und Opiaten) stellen ein relevantes Gesundheitsrisiko dar. Für die US-Bevölkerung wird eine Prävalenz von 2,2 Prozent für den Missbrauch von Benzodiazepinen angenommen (Votaw u.a. 2019). Opiat-Missbrauch fand sich bei 11,4 Millionen US-Amerikanerinnen und -Amerikanern, eine Opiat-Abhängigkeit bei 2,1 Millionen (Compton, Jones 2019). In Deutschland kann eine Abhängigkeit von Opioid-Analgetika bei ca. 1 Prozent der Bevölkerung angenommen werden eine Abhängigkeit von Sedativa oder Hypnotika bei unter 1 Prozent (Atzendorf u.a. 2019). Missbrauch und Abhängigkeit von Medikamenten erhöhen das Risiko für suizidale Verhaltensweisen. So stellte sich der Missbrauch von Beruhigungsmitteln als deutlich assoziiert sowohl mit Suizidgedanken als auch mit Suizidversuchen heraus (Toprak u.a. 2011). Rodriguez-Cintas und Kollegen (2018) fanden zudem einen Zusammenhang zwischen Substanzkonsumstörungen aller Substanzen und Suizidgedanken sowie mit vorherigen Suizidversuchen bei Opiatabhängigkeit und Polytoxikomanie. Während Schepis und Kollegen (2019) auf die Bedeutung des Missbrauchs gegenüber dem verordnungsgemäßen Gebrauch der Medikamente für suizidale Handlungen hinweisen, finden andere Autoren einen Zusammenhang zwischen Benzodiazepineinnahme und suizidalen Verhaltensweisen unabhängig von diesem Faktor (Dodds 2017; Schepis u.a. 2019).

Sedativa und Stimulanzien Der Zusammenhang zwischen Cannabiskonsum (Gruppe der Sedativa) und suizidalen Verhaltensweisen ist kaum untersucht. Bei 9,5 Prozent der Menschen, die durch Suizid verstorben sind, fanden sich im Mittel positive Testergebnisse für erfolgten Cannabiskonsum (Borges u.a. 2016). Klare Belege, dass akuter Konsum sich auf suizidales Verhalten auswirkt, gibt es gegenwärtig nicht (siehe Crocker u. a. 2021 für eine aktuelle Diskussion der vorliegenden Befunde). Inwieweit die erhöhten Raten für Suizidgedanken, Suizidversuche und Suizide bei Cannabis-Konsumentinnen und -Konsumenten dem (chronischen) Substanzkonsum zuzuschreiben, oder eher auf häufige komorbide Störungen mit erhöhtem Risiko für suizidale Verhaltensweisen zurückzuführen sind, ist unklar (Vijayakumar u. a. 2011). Untersuchungen zu Suizidalität bei Stimulanzien-Konsumenten sind rar. Das Suizidrisiko ist besonders in abstinenten Phasen erhöht (Roy 2001), dabei scheinen Frauen stärker gefährdet zu sein. Wilcox und Kollegen (2004) fanden bei Heroinkonsumierenden eine 13,5-fach erhöhte Mortalitätsrate für Suizid. Eine Studie in einer australischen Kohorte von Heroinkonsumierenden berichtet eine Lebenszeitprävalenz von 43 Prozent für Suizidversuche und benennt vor allem den Polysubstanzkonsum und die Diagnose einer depressiven Störung, die bei 21,9 Prozent der Stichprobe vorlag, als Risikofaktoren für Suizidversuche innerhalb dieser Gruppe (Darke u. a. 2015).

Schizophrenien

Schizophrene Störungen sind schwere psychische Erkrankungen, die häufig früh beginnen, einen eher chronischen Verlauf nehmen und zu einer starken funktionalen Beeinträchtigung führen. Das Risiko für Suizidversuche und Suizide ist deutlich erhöht: Mehrere Studien schätzten das Lebenszeitrisiko für Suizide von Patientinnen und Patienten mit Schizophrenien auf über 5 Prozent (Inskip u. a. 1998; Palmer u. a. 2005). Diese Schätzungen werden jedoch in neueren Studien aus methodologischen Gründen vorsichtig bewertet (Dutta u. a. 2010). Suizidversuche sind bei diesen Erkrankungen sehr häufig zu finden und lassen sich bei 14 bis 45 Prozent aller Menschen mit Schizophrenien nachweisen (Lu u. a. 2020; Dong u. a. 2019). Auch Suizidgedanken treten bei Patientinnen und Patienten mit Psychosen häufiger auf. Eine kürzlich durchgeführte Metaanalyse berichtete ein 1,7-fach erhöhtes Risiko für Suizidgedanken und ein 1,4-fach erhöhtes Risiko für Suizidversuche bei Menschen mit Psychosen im Vergleich zur Allgemeinbevölkerung (Huang u. a. 2018). Circa 15 Prozent aller Suizide von Menschen mit Schizophrenien erfolgen in dem Jahr nach dem Erstkontakt mit dem Gesundheitssystem. Damit birgt dieser Zeitraum das höchste Risiko für suizidale Handlungen (Dutta u. a. 2010).

Eine mangelnde Behandlungsadhärenz geht mit einem erhöhten Risiko für Suizide einher (Cassidy u. a. 2018). Dabei beschreibt Non-Adhärenz ein Spektrum von Verhaltensweisen von der vollständigen Ablehnung der Behandlung bis zur partiellen bzw. unregelmäßigen Medikamenteneinnahme oder der eigenständigen Änderung der Dosis. Non-Adhärenz ist bei dem vorliegenden Krankheitsbild ein häufiges Phänomen. Die Adhärenz bei schizophrenen Erkrankungen wird beeinflusst von der Krankheitseinsicht, der Einstellung zur pharmakologischen Behandlung, der subjektiv wahrgenommenen Verbesserung durch die Medikation, der therapeutischen Beziehung und dem Vorliegen bzw. Nicht-Vorliegen einer Substanzstörung (Higashi u.a. 2013). Einige Autoren verweisen in diesem Zusammenhang auf Frühinterventionsprogramme, die geeignet sind, die Adhärenz zu verbessern, und eine Reduktion der Suizidraten zu erreichen (Chan u.a. 2018). Höhere intellektuelle Leistungsfähigkeit, Hoffnungslosigkeit und niedrigeres Alter erhöhen das Risiko für suizidale Verhaltensweisen bei Menschen mit Schizophrenie (Cassidy u.a. 2018). Nach Huang und Kollegen (2018) stellten Positivsymptome ein Risiko für Suizidgedanken, -versuche sowie Suizide dar, während Negativsymptome sich als protektiver Faktor vor Tod durch Suizid herausstellten und mit Suizidgedanken und -versuchen nicht assoziiert waren.

Affektive Störungen (unipolarer Verlauf)

Depressive Störungen zählen zu den häufigsten Erkrankungen und sind mit hohen Belastungen für die Betroffenen, aber auch für die Gesamtgesellschaft behaftet (James u.a. 2018). Die Lebenszeitprävalenz liegt bei 16–20 Prozent (DGPPN 2015). Hauptsymptome sind gedrückte Stimmung, Interessensverlust und Antriebsmangel.

Für depressive Erkrankungen werden Punktprävalenzen suizidaler Handlungen von 4,7 Prozent im globalen Maßstab angenommen, die jedoch zum Teil deutliche regionale Unterschiede aufweisen (Dong, Zeng u.a. 2019). Das Suizidrisiko ist gegenüber der Allgemeinbevölkerung deutlich erhöht (Ribeiro u.a. 2018). Die in den 1970er-Jahren publizierte und lange kolportierte Zahl von 15 Prozent Lebenszeitprävalenz für Suizide bei Patientinnen und Patienten mit schweren depressiven Erkrankungen erscheint jedoch aus heutiger Sicht überhöht und am ehesten auf methodische Mängel durch eine verzerrte Stichprobe zurückzuführen (Blair-West u.a. 1999). Mehrere um das Jahr 2000 publizierte Studien zur Suizidmortalität bei Patientinnen und Patienten mit depressiven Störungen berichten Suizidraten zwischen 2 und 6 Prozent (Etzersdorfer, Wolfersdorf 2011). Das Suizidrisiko gegenüber der Allgemeinbevölkerung ist für Frauen um das 15-fache und für Männer um das 32-fache erhöht (Crump u.a. 2014). So legen Autopsiestudien bei

38,7 Prozent der untersuchten Fälle eine depressive Erkrankung nahe. Somit zählt die Diagnose einer schweren depressiven Episode zu einem relevanten Risikofaktor für Suizide (Cho u. a. 2016).

Interaktion von depressiven Störungen mit Suizidversuchen und nicht-suizidaler Selbstschädigung Patientinnen und Patienten mit depressiven Erkrankungen weisen eine hohe Prävalenz für Suizidversuche auf und tragen ein erhöhtes Risiko für weitere suizidale Handlungen. Tidemalm und Kollegen (2008) veröffentlichten eine registerbasierte Langzeitbeobachtungsstudie, in der nachgewiesen wurde, dass depressive Erkrankungen das Risiko, nach einem Suizidversuch zu versterben, erheblich erhöhen. Ein ähnliches Bild zeigt sich in Bezug auf nicht-suizidale Selbstschädigung: Wenn sie gemeinsam mit einer depressiven Erkrankung vorliegt, ist das letale Risiko für Suizidversuche höher, als wenn nur einer der beiden Faktoren vorliegt. Dieser Effekt ist unabhängig vom Vorliegen einer emotional instabilen Persönlichkeitsstörung (Knorr u. a. 2016).

Therapieresistente depressive Episode Inwieweit sich eine schwere Ausprägung der affektiven Störung, wie beispielsweise ein therapieresistenter Verlauf, auf das Suizidrisiko auswirkt, ist nur wenig untersucht. Die vorliegenden Studien weisen auf ein nahezu doppelt so hohes Risiko für Suizidversuche bei Patientinnen und Patienten mit therapieresistenten depressiven Erkrankungen hin. Allerdings fehlt es hier an systematischen Metaanalysen und an Untersuchungen zum Einfluss verschiedener Therapieoptionen auf Suizidraten sowie zur Häufigkeit von Suizidversuchen bei therapieresistenter Depression (Bergfeld u. a. 2018).

Psychotische Symptome Schwere depressive Erkrankungen können mit psychotischen Symptomen einhergehen. Häufig anzutreffen sind hierbei Wahninhalte wie Schuld, Krankheit oder aufkommende Katastrophen. In der akuten Erkrankung berichten die betroffenen Menschen mehr Suizidgedanken und -versuche und haben ein höheres Risiko, an den Folgen des Suizidversuches zu versterben (Zalpuri, Rothschild 2016).

Belastende Kindheitserfahrungen sind ein Prädiktor für Suizidalität im mittleren Lebensalter (Stansfeld u. a. 2017). Ob und wann suizidale Gedanken im Verlauf zu suizidalen Handlungen führen, ist ungewiss und sicherlich Ausdruck einer komplexen impulsgesteuerten Handlungsabwägung. Das komorbide Vorliegen eines depressiven Syndroms spielt dabei jedoch eine entscheidende Rolle (Salokangas u. a. 2019). Depressive Patientinnen und Patienten mit belastenden Kindheitserfahrungen zeigen ungünstigere Verläufe mit einer höheren Neigung zur Chronifizierung und einem erhöhten Risiko für Suizidalität (Kim u. a. 2013). Dabei spielt der Zeitpunkt der belastenden Lebenserfahrungen eine Rolle: Belastende Erfahrungen im Vorschulalter schlagen sich besonders stark auf depressive Symptome und Suizidalität nieder (Dunn u. a. 2013).

Affektive Störungen (bipolarer Verlauf)

Treten neben den depressiven Episoden auch manische Episoden auf, spricht man von einer bipolaren affektiven Störung. Manische Episoden sind gekennzeichnet durch eine gehobene oder gereizt-dysphorische Stimmungslage, einen gesteigerten Antrieb, reduziertes Schlafbedürfnis und ein gesteigertes Selbstwertgefühl bis hin zu Größenideen. Die Lebenszeitprävalenz für eine bipolare affektive Störung liegt bei über 1 Prozent (Grande u. a. 2016). Patientinnen und Patienten mit einem bipolaren Verlauf erkranken im Vergleich zu denen mit einem unipolaren Verlauf früher, mit einem durchschnittlichen Erkrankungsalter zu Beginn der dritten Lebensdekade (Rowland, Marwaha 2018). Man unterscheidet zwischen bipolaren Störungen Typ 1 (mit mindestens einer manischen Episode oder einer Episode mit affektivem Mischzustand) und einer bipolaren Störung Typ 2 mit mindestens einer schweren depressiven Episode und einer hypomanischen Episode.

Bipolare affektive Störungen gehen mit einer hohen Lebenszeitprävalenz für suizidale Verhaltensweisen und mit einem deutlich erhöhten Risiko für Suizid einher. In einer Langzeitbeobachtungsstudie fanden Nordentoft und Kollegen eine Suizidmortalitätsrate von 8 Prozent bei Männern und 5 Prozent bei Frauen mit bipolaren Erkrankungen innerhalb dreier Behandlungsdekaden, wobei Suizidversuche bei über 30 Prozent der bipolaren Patientinnen und Patienten vorkamen (Novick u. a. 2010). Die Inzidenz für Suizide war in dieser Studie vergleichbar mit der von Menschen mit unipolaren Depressionen (Nordentoft u. a. 2011).

Ähnlich wie bei den unipolaren Depressionen gibt es eine Reihe von Risikofaktoren, die bei Patientinnen und Patienten mit bipolaren Erkrankungen mit Suizidalität, Suizidversuchen und Suiziden in Zusammenhang steht. Suizidversuche finden sich häufiger bei Frauen, bei bipolar-affektiven Störungen des Typs I und bei Verläufen mit hoher affektiver Fluktuation (z. B. Rapid-Cycling) (Dong u. a. 2019). Vorherige Suizidversuche, früher Beginn der Erkrankung, komorbide Substanzstörungen, somatische Begleiterkrankungen und belastende Kindheitserfahrungen zählen zu den Risikofaktoren für Suizide. Suizide finden hauptsächlich in depressiven Episoden statt, seltener in gemischten Episoden und sehr selten in manischen Episoden oder im symptomfreien Intervall (Plans u. a. 2019).

Angsterkrankungen

Angst ist eine für das Überleben äußerst wichtige emotionale Reaktion, die Reaktionsmöglichkeiten in Gefahrensituationen sichert und optimiert. Angstreaktionen können jedoch auch ohne objektivierbare Gefahren auftreten oder angesichts von weniger relevanten Gefahren überschießen. Unter Angststörungen wird eine Gruppe von Erkrankungen zusammengefasst, die durch solche unangemessenen Angstreaktionen gekennzeichnet ist. Mit einer Lebenszeitprävalenz von 15 Prozent sind Angsterkrankungen die in der Allgemeinbevölkerung am weitesten verbreiteten psychischen Erkrankungen (Angenendt u.a. 2015). Sie erhöhen das Risiko für Suizidgedanken und Suizidversuche, wenn auch weniger stark als die anderen hier dargestellten psychischen Erkrankungen. Zwar finden Too und Kollegen (2019) eine erhöhte Prävalenz für Suizide bei Patientinnen und Patienten mit Angsterkrankungen, eine Metaanalyse kommt jedoch zu dem Ergebnis, dass Angsterkrankungen ein eher schwacher Prädiktor für suizidale Verhaltensweisen sind (Bentley u.a. 2016).

Anpassungsstörung

Anpassungsstörungen beschreiben eine maladaptive Reaktion auf einen Stressor auf emotionaler und/oder auf Verhaltensebene. Die 12-Monats-Prävalenz in der Allgemeinbevölkerung wird nach neueren Untersuchungen auf 2 Prozent geschätzt, in Risikopopulationen wie beispielsweise bei Arbeitslosen oder Trauernden finden sich deutlich höhere Raten (O'Donnell u.a. 2019). Eine registerbasierte Studie aus dem Jahr 2010 zeigt ein deutlich erhöhtes Suizidrisiko für Menschen mit Anpassungsstörungen im Vergleich zu gesunden Kontrollgruppen (8 Prozent vs. 0,5 Prozent) (Gradus u.a. 2010). Insbesondere jüngere Patientinnen und Patienten, solche mit stärkeren depressiven Symptomen und jene mit Persönlichkeitsstörungen zeigen im Zusammenhang mit Anpassungsstörungen ein erhöhtes suizidales Verhalten (Casey u.a. 2015).

Posttraumatische Belastungsstörungen

Posttraumatische Belastungsstörungen (PTBS) können in der Folge von Erfahrungen außergewöhnlicher Bedrohungen und/oder Ereignissen katastrophenartigen Ausmaßes auftreten. Die Prävalenz von PTBS ist in den unterschiedlichen Regionen der Welt sehr ungleich verteilt. In den USA wird eine 12-Monats-Prävalenz von 3,5 Prozent angenommen (Goldstein u.a. 2016), in Europa liegen die Zahlen etwas niedriger (Koenen u.a. 2017). PTBS liegen in vielen Fällen komorbid mit anderen psychischen Störungen vor, besonders mit den emotional-instabilen Persönlichkeitsstörungen, Depressionen und Suchterkrankungen.

Das Vorliegen einer PTBS erhöht das Risiko für Suizidgedanken und Suizidversuche. Eine Studie aus dem Jahr 2010 weist ein zehnfach erhöhtes Suizidrisiko für Menschen mit akuten Belastungsstörungen aus (Gradus u.a. 2010). Patientinnen und Patienten mit PTBS in stationären Settings zeigten in fast der Hälfte aller Fälle suizidale Verhaltensweisen und ein höheres Suizidrisiko im Vergleich zu stationären Patientinnen und Patienten ohne PTBS (Eskander u.a. 2020). Bei Patientinnen und Patienten mit PTBS treten häufig depressive Erkrankungen, traumatische Erfahrungen und Abhängigkeitserkrankungen auf, die ihrerseits das Risiko für Suizidgedanken und Suizidversuche erhöhen. Bei gleichzeitiger Kontrolle dieser Faktoren konnten einige Studien zeigen, dass der Zusammenhang zwischen einer PTBS-Diagnose und dem Risiko von Suizidgedanken und Suizidversuche nicht allein durch diese Faktoren erklärbar ist (Stevens u.a. 2013). Dennoch sind depressive Symptome, Angstsymptome und dissoziative Symptome bei Patientinnen und Patienten mit PTBS Prädiktoren für das Auftreten von Suizidgedanken und Suizidversuchen (Krysinska, Lester 2010). In Bezug auf das Suizidrisiko ist die Datenlage weniger eindeutig. Gradus und Kollegen (2010) zeigten in einer registerbasierten Fallkontrollstudie einen klaren Zusammenhang zwischen PTBS-Diagnose und Tod durch Suizid, der nicht ausschließlich durch psychische Komorbiditäten oder soziodemografische Faktoren erklärbar war. Auch in einer aktuellen psychologischen Autopsiestudie unterschied die PTBS-Diagnose Menschen, die durch Suizid verstarben, von Kontrollen ohne Suizidgedanken, jedoch nicht von Kontrollen mit Suizidgedanken (Nock u.a. 2017). Auch bei Suiziden ist das Vorliegen komorbider depressiver Erkrankungen ein wichtiger Risikofaktor.

Essstörungen

Essstörungen kommen in der Allgemeinbevölkerung im Vergleich zu den meisten bisher in diesem Kapitel behandelten psychischen Störungen selten vor. Die drei häufigeren in DSM und ICD klassifizierten Essstörungen sind Anorexia Nervosa, Bulimia Nervosa und Binge-Eating-Störung. Anorexien sind gekennzeichnet durch selbst herbeigeführtes Untergewicht, eine Körperschemastörung und ausgeprägte Angst vor Gewichtszunahme. Sie treten in Europa mit einer Prävalenz von 1 bis 4 Prozent bei Frauen auf.

Bulimien sind gekennzeichnet durch Essattacken und Kontrollverlust bezüglich der Menge der aufgenommenen Kalorien und anschließendem »purging-Verhalten« (Erbrechen, Laxanzien- und Diuretikagebrauch). Sie kommen in Europa mit einer Prävalenz von 1 bis 2 Prozent bei Frauen vor. Bei der Binge-Eating-Störung kommt es ebenfalls zu Essattacken und Kontrollverlust bezüglich der Menge der zugeführten Kalorien, jedoch ohne purging-Verhalten. Sie tritt mit 1 bis 4 Prozent bei Frauen auf. Männer erkranken mit einer Prävalenz von 0,3 bis 0,7 Prozent an Essstörungen (Hoek 2016). Das Risiko des Auftretens von Anorexien und Bulimien ist bei jungen Frauen zwischen 15 und 19 Jahren am größten. Weitere komorbide psychische Störungen sind insbesondere bei der Anorexia Nervosa häufig (Himmerich u.a. 2019; Keski-Rahkonen, Mustelin 2016).

Anorexia Nervosa Suizidraten sind insbesondere bei Anorexia Nervosa hoch und Suizidalität wird als eine der häufigsten Todesursachen bei Patienten mit Anorexie geführt (Papadopoulos u.a. 2009). Allerdings basieren diese Angaben auf wenigen Studien mit geringen Fallzahlen. Suizidversuche treten geschätzt bei 17 bis 28 Prozent aller Patientinnen und Patienten mit Anorexia Nervosa auf (Bulik u.a. 2008).

Bulimia Nervosa In Bezug auf Suizidalität bei Menschen mit Bulimia Nervosa liegen noch weniger Untersuchungen vor. Diese weisen darauf hin, dass Suizide bei Patientinnen und Patienten mit Bulimia Nervosa im Vergleich zu denen mit Anorexia Nervosa seltener sind, dass aber Suizidgedanken und Suizidversuche bei Patientinnen und Patienten mit Bulimia Nervosa häufiger vorkommen als bei jenen mit Anorexia Nervosa. In Bezug auf beide Diagnosen könnten die Schwere der Erkrankung sowie eine komorbide Persönlichkeitsstörung oder Suchterkrankung als Risikofaktoren eine Rolle spielen (Kostro u.a. 2014; Smith u.a. 2019).

Schlafstörungen

Schlafstörungen sind ein nicht zu unterschätzender und gut untersuchter Risikofaktor für suizidale Verhaltensweisen (McCall u.a. 2010; Chaib u.a. 2020). Neben den durch die Schlafstörung verursachten kognitiven Defiziten werden psychologische Faktoren wie dysfunktionale Bewertungen, ineffektive Emotionsregulationsstrategien und subjektiv wahrgenommene soziale Isolation als Bindeglied zwischen den Schlafstörungen und suizidalen Verhaltensweisen diskutiert (Littlewood u.a. 2017). Nadorff und Kollegen (2011, 2013) fanden zudem Zusammenhänge zwischen der Dauer von Albträumen, Insomnie und dem Risiko für suizidale Handlungen, auch unabhängig von spezifischen Psychopathologien wie posttraumatischen oder depressiven Symptomen. Sie weisen darauf hin, dass Albträume durch ihr unvorhersehbares und unkontrolliertes Auftreten zu Gefühlen von Hoffnungslosigkeit führen und dadurch Suizidgedanken begünstigen könnten (Nadorff u.a. 2011). Im Gegensatz hierzu wurde der Zusammenhang zwischen Insomnie und Suizidgedanken gänzlich durch Symptome von Depression, Angststörungen und PTBS vermittelt (Nadorff u.a. 2011). Zusammengefasst zeigen die Daten, dass Albträume auch unabhängig von weiteren Psychopathologien das Suizidrisiko erhöhen und besonderer Aufmerksamkeit im klinischen Alltag bedürfen.

Persönlichkeitsstörungen

Persönlichkeitsstörungen sind definiert als ein Muster an unflexiblen Erlebens- und Verhaltensmustern, die zu einem reduzierten Funktionsniveau führen und Leiden bei der betroffenen Person oder ihrem Umfeld erzeugen. Die spezifischen Persönlichkeitsstörungen verteilen sich nach DSM-5 auf drei Cluster:

- die »exzentrischen« Persönlichkeitsstörungen (Cluster A), unter denen die paranoide, die schizoide und die schizotype Persönlichkeitsstörung zusammengefasst werden;
- die »emotionalen« oder »dramatischen« Persönlichkeitsstörungen (Cluster B), unter die die antisoziale, die emotional instabile, die narzisstische und die histrionische Persönlichkeitsstörung fallen und schließlich
- die »ängstlichen Persönlichkeitsstörungen« (Cluster C), unter denen sich die selbstunsichere Persönlichkeitsstörung, die abhängige Persönlichkeitsstörung und die zwanghafte Persönlichkeitsstörung subsumieren.

Prävalenzen von Persönlichkeitsstörungen in nicht-klinischen Stichproben liegen zwischen 4,4 Prozent und 14,8 Prozent, wobei die zwanghafte Persönlichkeitsstörung am häufigsten vorkommt. Es gibt nur wenige systematische Untersuchungen zu den Prävalenzen in klinischen Stichproben. Eine Studie von Chioqueta und Stiles (2014) fand interessanterweise, dass Cluster A- und Cluster B-, nicht jedoch Cluster C-Persönlichkeitsstörungen auch nach Kontrolle komorbider Depression mit Suizidversuchen signifikant assoziiert waren. Autopsiestudien weisen darauf hin, dass bei über der Hälfte aller Menschen, die durch Suizid verstorben sind, eine Persönlichkeitsstörung vorliegen könnte (Isometsä 2001). Suizidversuche treten bei bis zu 90 Prozent aller

Patientinnen und Patienten mit Persönlichkeitsstörungen auf, wobei die Häufigkeit vor allem bei Menschen mit Borderlinestörungen besonders ausgeprägt ist (Zanarini u.a. 2008).

»Exzentrische« Persönlichkeitsstörungen (Cluster A) Menschen mit einer Persönlichkeitsstörung aus dem Cluster A haben ein erhöhtes Risiko für Suizidversuche und für Suizide (Lentz u.a. 2010; Schneider u.a. 2006). Chioqueta und Stiles (2005) gehen von einer über fünffach erhöhten Assoziation mit Suizidversuchen aus. Obwohl insbesondere die paranoide Persönlichkeitsstörung häufig vorkommt (Grant u.a. 2004), liegen wenige systematische Untersuchungen zu suizidalen Verhaltensweisen und Suiziden bei Menschen dieses Störungstyps vor. Die paranoide Persönlichkeitsstörung geht häufig mit belastenden Kindheitserfahrungen einher, die ihrerseits ein Risikofaktor für suizidale Verhaltensweisen darstellen. Zudem bestehen komorbid häufig weitere Persönlichkeitsstörungen, wobei das Vorliegen einer paranoiden Persönlichkeitsstörung das Therapieergebnis auch in Bezug auf andere Persönlichkeitsstörungen negativ beeinflusst (Lee 2018).

»Dramatisch-emotionale« Persönlichkeitsstörungen (Cluster B), Borderline-Persönlichkeitsstörung Wiederkehrende Suizidgedanken, suizidale Handlungen oder Suizidversuche gehören zu den Diagnosekriterien bei Menschen mit Borderline-Persönlichkeitsstörung mit einem Lebenszeitrisiko für Tod durch Suizid bei 3 bis 10 Prozent (Pompili u.a. 2005). In einer Beobachtungsstudie über 24 Jahre fand sich eine Suizidrate von 5,9 Prozent für Patientinnen und Patienten mit einer Borderline-Störung gegenüber 1,4 Prozent in der Gruppe derer mit anderen Persönlichkeitsstörungen (Temes u.a. 2019). Auch in der Gruppe der psychiatrisch im Kontext akuter Krisen aufgenommenen Patientinnen und Patienten ist die Prävalenz von Borderline-Persönlichkeitsstörungen signifikant erhöht (Gregory u.a. 2021). Patientinnen und Patienten mit Cluster B-Persönlichkeitsstörungen unternehmen im Vergleich zu anderen Betroffenen weiterhin nach einem Index-Suizidversuch besonders oft weitere Suizidversuche (Irigoyen u.a. 2019). In der Gruppe der Borderline-Persönlichkeitsstörungen kommen häufig belastende Kindheitserfahrungen vor. Diese sind ein transdiagnostischer Risikofaktor für suizidale Verhaltensweisen (Porter u.a. 2020).

»Ängstlich-vermeidende« Persönlichkeitsstörungen (Cluster C) Auch für Menschen mit Persönlichkeitsstörungen aus dem Cluster C finden sich Hinweise auf ein erhöhtes Risiko für suizidale Verhaltensweisen (Diaconu, Turecki 2009), aber es fehlen neuere systematische Untersuchungen. Chioqueta und Stiles fanden in ihrer Untersuchung ein erhöhtes Risiko für Suizidversuche bei Patientinnen und Patienten mit einer abhängigen Persönlichkeitsstörung.

Dies schien jedoch vor allem mit der erhöhten Prävalenz von depressiven Episoden und mit der höheren Symptombelastung durch depressive Symptome im Zusammenhang zu stehen.

Fazit und Ausblick

Suizidgedanken und suizidale Handlungen sind multidimensional und nicht einfach auf eine vorbestehende psychische Erkrankung zurückführbar. Während die genauen Zusammenhänge nicht final geklärt sind, sind einige der hier behandelten psychischen Erkrankungen signifikante Risikofaktoren für Suizidgedanken und -handlungen. Die Berücksichtigung weiterer Faktoren neben einer psychiatrischen Diagnose, wie der Eigen- und Familienanamnese und den psychiatrischen und somatischen Komorbiditäten ist relevant für die Einschätzung des Suizidrisikos. Auch soziodemografische Faktoren, soziale Isolation, Desintegration, Post-Migrations-Situation, Geschlecht sowie kürzlich erfolgte Entlassungen aus einer stationär-psychiatrischer Behandlung (Baldessarini u.a. 2019) stellen Risikofaktoren dar, die es in ihrem Zusammenspiel weiter zu untersuchen gilt. Ein genaues Verständnis dieser Faktoren wird die Behandlung transdiagnostisch wie störungsspezifisch voranbringen. Letztlich ist auch eine präzisere Vorhersage suizidaler Gedanken und Suiziden im Kontext psychischer Erkrankungen mittels innovativer Methoden von hoher Relevanz (z.B. Gradus u.a. 2020) (siehe Kapitel »Neue Technologien bei der Behandlung von Patientinnen und Patienten mit suizidalem Erleben und Verhalten«, S. 292)

Weiterführende Literatur

Borges, G.; Bagge, C.L.; Cherpitel, C.J.; Conner, K.R.; Orozco, R. u.a. (2017): A meta-analysis of acute use of alcohol and the risk of suicide attempt. In: Psychological Medicine, 47 (5), S. 949–957. doi:10.1017/S0033291716002841.

Gradus, J.L.; Rosellini, A.J.; Horváth-Puhó, E. u.a. (2020): Prediction of sex-specific suicide risk using machine learning and single payer health care registry data from Denmark. In: JAMA Psychiatry, 77 (1), S. 25–34. doi:10.1001/jamapsychiatry.2019.2905.

Huang, X.; Fox, K.R.; Ribeiro, J.D.; Franklin, J.C. (2018): Psychosis as a risk factor for suicidal thoughts and behaviors. A meta-analysis of longitudinal studies. In: Psychological Medicine, 48 (5), S. 765–776. doi:10.1017/S0033291717002136.

Too, L.S.; Spittal, M.J.; Bugeja, L.; Reifels, L.; Butterworth, P. u.a. (2019): The association between mental disorders and suicide. A systematic review and meta-analysis of record linkage studies. In: Journal of Affective Disorders, 259, S. 302–313. doi:1016/j.jad.2019.08.054.

Literatur

Angenendt, J.; Frommberger, U.; Berger, M. (2015): Angststörungen. In: Berger, M. (Hg.): Psychische Erkrankungen. Klinik und Therapie, S. 439–476. München: Elsevier.

Bachmann, S. (2018): Epidemiology of suicide and the psychiatric perspective. In: International Journal of Environmental Research and Public Health, 15 (7), S. 1–23. doi:10.3390/ijerph15071425.

Bagge, C.L.; Conner, K.R.; Reed, L.; Dawkins, M.; Murray, K. (2015): Alcohol use to facilitate a suicide attempt. An event-based examination. In: Journal of Studies on Alcohol and Drugs, 76 (3), S. 474–481. doi:10.15288/jsad.2015.76.474.

Baldessarini, R.J.; Tondo, L.; Pinna, M.; Nuñez, N.; Vázquez, G.H. (2019): Suicidal risk factors in major affective disorders. In: British Journal of Psychiatry, 215 (4), S. 621–626. doi:10.1192/bjp.2019.167.

Batra, A.; Mann, K.F.; Berner, M.M. (2015): Suchterkrankungen. In: Berger, M. (Hg.): Psychische Erkrankungen. Klinik und Therapie, S. 249–300. München: Elsevier.

Bentley, K.H.; Franklin, J.C.; Ribeiro, J.D.; Kleiman, E.M.; Fox, K.R. u.a. (2016): Anxiety and its disorders as risk factors for suicidal thoughts and behaviors. A meta-analytic review. In: Clinical Psychology Review, 43, S. 30–46. doi:10.1016/j.cpr.2015.11.008.

Bergfeld, I.O.; Mantione, M.; Figee, M.; Schuurman, P.R.; Lok, A. u.a. (2018): Treatment-resistant depression and suicidality. In: Journal of Affective Disorders, 235, S. 362–367. doi:10.1016/j.jad.2018.04.016.

Blair-West, G.W.; Cantor, C.H.; Mellsop, G.W.; Eyeson-Annan, M.L. (1999): Lifetime suicide risk in major depression. Sex and age determinants. In: Journal of Affective Disorders, 55 (2–3), S. 171–178. doi:10.1016/s0165-0327(99)00004-x.

Borges, G.; Loera, C. R. (2010): Alcohol and drug use in suicidal behaviour. In: Current Opinion in Psychiatry, 23 (3), S. 195–204. doi:10.1097/YCO.0b013e3283386322.

Borges, G.; Bagge, C. L.; Orozco, R. (2016): A literature review and meta-analyses of cannabis use and suicidality. In: Journal of Affective Disorders, 195, S. 63–74. doi:10.1016/j.jad.2016.02.007.

Bryan, C. J.; Garland, E. L.; Rudd, M. D. (2016): From impulse to action among military personnel hospitalized for suicide risk. Alcohol consumption and the reported transition from suicidal thought to behavior. In: General Hospital Psychiatry, 41, S. 13–19. doi:10.1016/j.genhosppsych.2016. 05.001.

Casey, P.; Jabbar, F.; O'Leary, E.; Doherty, A. M. (2015): Suicidal behaviours in adjustment disorder and depressive episode. In: Journal of Affective Disorders, 174, S. 441–446. doi:10.1016/j.jad.2014.12.003.

Cassidy, R. M.; Yang, F.; Kapczinski, F.; Passos, I. C. (2018): Risk factors for suicidality in patients with schizophrenia. A systematic review, meta-analysis, and meta-regression of 96 studies. In: Schizophrenia Bulletin, 44 (4), S. 787–797. doi:10.1093/schbul/sbx131.

Chan, S. K.; Chan, S. W. Y.; Pang, H. H.; Yan, K. K.; Hui, C. L. M. u. a. (2018): Association of an early intervention service for psychosis with suicide rate among patients with first-episode schizophrenia-spectrum disorders. In: JAMA Psychiatry, 75 (5), S. 458–464. doi:10.1001/jamapsychiatry.2018.0185.

Cherpitel, C. J.; Borges, G. L. G.; Wilcox, H. C. (2004): Acute alcohol use and suicidal behavior. A review of the literature. In: Alcoholism: Clinical and Experimental Research, 28 (5), S. 18–28. doi:10.1097/01.alc.0000127411.61634.14.

Chioqueta, A. P.; Stiles, T. C. (2004): Assessing suicide risk in cluster C personality disorders. In: Crisis, 25 (3), S. 128–133. doi:10.1027/0227-5910.25.3.128.

Cho, S. E.; Na, K. S.; Cho, S. J.; Im, J. S.; Kang, S. G. (2016): Geographical and temporal variations in the prevalence of mental disorders in suicide. Systematic review and meta-analysis. In: Journal of Affective Disorders, 190, S. 704–713. doi:10.1016/j.jad.2015.11.008.

Choi, K. W.; Na, E. J.; Hong, J. P. u. a. (2018): Alcohol-induced disinhibition is associated with impulsivity, depression, and suicide attempt. A nationwide community sample of Korean adults. In: Journal of Affective Disorders, 227, S. 323–329. doi:10.1016/j.jad.2017.11.001.

Crocker, C. E.; Carter, A.; Emsley, J. G.; Magee, K.; Atkinson, P. u. a. (2021): When cannabis use goes wrong. Mental health side effects of cannabis use that present to emergency services. In: Frontiers in Psychiatry, 12, 640222. doi:10.3389/fpsyt.2021.640222.

Compton, W. M.; Jones, C. M. (2019): Epidemiology of the U. S. opioid crisis. The importance of the vector. In: Annals of the New York Academy of Sciences, 1451 (1), S. 130–143. doi:10.1111/nyas.14209.

Crump, C.; Sundquist, K.; Sundquist, J.; Winkleby, M. A. (2014): Sociodemographic, psychiatric and somatic risk factors for suicide. A swedish national cohort study. In: Psychological Medicine, 44 (2), S. 279–289. doi:10.1017/S0033291713000810.

Darke, S.; Ross, J.; Marel, C.; Mills, K. L.; Slade, T. u. a. (2015): Patterns and correlates of attempted suicide amongst heroin users. 11-year follow-up of the australian treatment outcome study cohort. In: Psychiatry Research, 227 (2–3), S. 166–170. doi:10.1016/j.psychres.2015.04.010

Diaconu, G.; Turecki, G. (2009): Obsessive-compulsive personality disorder and suicidal behavior. Evidence for a positive association in a sample of depressed patients. In: The Journal of Clinical Psychiatry, 70 (11), S. 1551–1556. doi:10.4088/JCP.08m04636.

Dodds, T. J. (2017): Prescribed benzodiazepines and suicide risk. In: The Primary Care Companion For CNS Disorders, 19 (2), e1–e6. doi:10.4088/pcc.16r02037.

Dong, M.; Lu, L.; Zhang, L.; Zhang, Q.; Ungvari, G. S. u. a. (2019 a): Prevalence of suicide attempts in bipolar disorder. A systematic review and meta-analysis of observational studies. In: Epidemiology and Psychiatric Sciences, 29, e63. doi:10.1017/S2045796019000593.

Dong, M.; Zeng, L. N.; Lu, L.; Li, X. H.; Ungvari, G. S. u. a. (2019 b): Prevalence of suicide attempt in individuals with major depressive disorder. A meta-analysis of observational surveys. In: Psychological Medicine, 49 (10), S. 1691–1704. doi:10.1017/S0033291718002301.

Dunn, E. C.; McLaughlin, K. A.; Slopen, N.; Rosand, J.; Smoller, J. W. (2013): Developmental timing of child maltreatment and symptoms of depression and suicidal ideation in young adulthood. In: Depression and Anxiety, 30 (10), S. 955–964. doi:10.1002/da.22102.

Dutta, R.; Murray, R. M.; Hotopf, M.; Allardyce, J.; Jones, P. B. u. a. (2010): Reassessing the long-term risk of suicide after a first episode of psychosis. In: Archives of General Psychiatry, 67 (12), S. 1230–1237. doi:10.1001/archgenpsychiatry.2010.157.

Edwards, A. C.; Ohlsson, H.; Sundquist, J.; Sundquist, K.; Kendler, K. S. (2020): Alcohol use disorder and risk of suicide in a Swedish population-based cohort. In: American Journal of Psychiatry, 177 (7), S. 627–634. doi:10.1176/appi.ajp.2019.19070673.

Eskander, N.; Vadukapuram, R.; Zahid, S.; Ashraf, S.; Patel, R. S. (2020): Post-traumatic stress disorder and suicidal behaviors in american adolescents. Analysis of 159,500 Psychiatric Hospitalizations. In: Cureus, 12 (5), e8017. doi:10.7759/cureus.8017.

Etzersdorfer, E.; Wolfersdorf, M. (2011): Suizidalität und Suizidprävention. Stuttgart: Kohlhammer.

Goldstein, R. B.; Smith, S. M.; Chou, S. P.; Saha, T. D.; Jung, J. u. a. (2016): The epidemiology of DSM-5 posttraumatic stress disorder in the United States, results from the national epidemiologic survey on alcohol and related conditions-III. In: Social Psychiatry and Psychiatric Epidemiology, 51 (8), S. 1137–1148. doi:10.1007/s00127-016-1208-5.

Gradus, J. L.; Qin, P.; Lincoln, A. K.; Miller, M.; Lawler, E. u. a. (2010): The association between adjustment disorder diagnosed at psychiatric treatment facilities and completed suicide. In: Clinical Epidemiology, 2 (1), S. 23–28. doi:10.2147/clep.s9373.

Gradus, J. L.; Qin, P.; Lincoln, A. K.; Miller, M.; Lawler, E. u. a. (2010): Posttraumatic stress disorder and completed suicide. In: American Journal of Epidemiology, 171 (6), S. 721–727. doi:10.1093/aje/kwp456.

Grant, B. F.; Hasin, D. S.; Stinson, F. S.; Dawson, D. A.; Chou, S. P. u. a. (2004): Prevalence, correlates, and disability of personality disorders in the United States. Results from the national epidemiologic survey on alcohol and related conditions. In: Journal of Clinical Psychiatry, 65 (7), S. 948–958. doi:10.4088/JCP.v65n0711.

Grant, B. F.; Saha, T. D.; June Ruan, W.; Goldstein, R. B.; Patricia Chou, S. u. a. (2016): Epidemiology of DSM-5 drug use disorder results from the national epidemiologic survey on alcohol and related conditions-III. In: JAMA Psychiatry, 73 (1), S. 39–47. doi:10.1001/jamapsychiatry.2015.2132.

Gregory, R.; Sperry, S. D.; Williamson, D.; Kuch-Cecconi, R.; Spink, G. L., Jr (2021): High prevalence of borderline personality disorder among psychiatric inpatients admitted for suicidality. In: Journal of Personality Disorders, 4, S. 1–12. doi:10.1521/pedi_2021_35_508.

Higashi, K.; Medic, G.; Littlewood, K. J.; Diez, T.; Granström, O. u. a. (2013): Medication adherence in schizophrenia. Factors influencing adherence and consequences of nonadherence, a systematic literature review.

In: Therapeutic Advances in Psychopharmacology, 3 (4), S. 200–218. doi:10.1177/2045125312474019.
Himmerich, H.; Hotopf, M.; Shetty, H.; Schmidt, U.; Treasure, J. u. a. (2019): Psychiatric comorbidity as a risk factor for mortality in people with anorexia nervosa. In: European Archives of Psychiatry and Clinical Neuroscience, 269 (3), S. 351–359. doi:10.1007/s00406-018-0937-8.
Hoek, H. W. (2016): Review of the worldwide epidemiology of eating disorders. In: Current Opinion in Psychiatry, 29 (6), S. 336–339. doi:10.1097/YCO.0000000000000282.
Inskip, H. M.; Harris, E. C.; Barraclough, B. (1998): Lifetime risk of suicide for affective disorder, alcoholism and schizophrenia. In: British Journal of Psychiatry, , 172, S. 35–37. doi:10.1192/bjp.172.1.35.
Irigoyen, M.; Segovia, A. P.; Galván, L.; Puigdevall, M.; Giner, L. u. a. (2019): Predictors of re-attempt in a cohort of suicide attempters. A survival analysis. In: Journal of Affective Disorders, 247, S. 20–28. doi:10.1016/j.jad.2018.12.050.
Isometsä, E. T. (2001): Psychological autopsy studies – A review. In: European Psychiatry, 16 (7), S. 379–385. doi:10.1016/S0924-9338(01) 00594-6.
James, S. L.; Abate, D.; Abate, K. H.; Abay, S. M.; Abbafati, C. u. a. (2018): Global, regional, and national incidence, prevalence, and years lived with disability for 354 diseases and injuries for 195 countries and territories, 1990–2017. A systematic analysis for the global burden of disease study 2017. In: The Lancet, 392 (10159), S. 1789–1858. doi:10.1016/S0140-6736(18)32279-7.
Kaplan, M. S.; McFarland, B. H.; Huguet, N.; Conner, K.; Caetano, R. u. a. (2012): Acute alcohol intoxication and suicide. A gender-stratified analysis of the national violent death reporting system. In: Injury Prevention, 19 (1), S. 38–43. doi:10.1136/injuryprev-2012-040317.
Keski-Rahkonen, A.; Mustelin, L. (2016): Epidemiology of eating disorders in Europe. Prevalence, incidence, comorbidity, course, consequences, and risk factors. In: Current Opinion in Psychiatry, 29 (6), S. 340–345. doi:10.1097/YCO.0000000000000278.
Kim, S. W.; Kang, H. J.; Kim, S. Y.; Kim, J. M.; Yoon, J. S. u. a. (2013): Impact of childhood adversity on the course and suicidality of depressive disorders. The crescend study. In: Depression and Anxiety, 30 (10), S. 965–974. doi:10.1002/da.22088.
Knorr, A. C.; Tull, M. T.; Anestis, M. D.; Dixon-Gordon, K. L.; Bennett, M. F. u. a. (2016): The interactive effect of major depression and nonsuicidal

self-injury on current suicide risk and lifetime suicide attempts. In: Archives of Suicide Research, 20 (4), S. 539–552. doi:10.1080/13811118.2016.1158679.

Koenen, K. C.; Ratanatharathorn, A.; Ng, L.; McLaughlin, K. A.; Bromet, E. J.; Stein, D. J. u. a. (2017): Posttraumatic stress disorder in the world mental health surveys. In: Psychological Medicine, 47 (13), S. 2260–2274. doi:10.1017/S0033291717000708.

Kostro, K.; Lerman, J. B.; Attia, E. (2014): The current status of suicide and self-injury in eating disorders. A narrative review. In: Journal of Eating Disorders, 2 (1), S. 1–9. doi:10.1186/s40337-014-0019-x.

Krysinska, K.; Lester, D. (2010): Post-traumatic stress disorder and suicide risk. A systematic review. In: Archives of Suicide Research, 14 (1), S. 1–23. doi:10.1080/13811110903478997.

Lee, R. (2018): Mistrustful and Misunderstood. A review of paranoid personality disorder. In: Current Behavioral Neuroscience Reports, 4 (2), S. 151–165. doi:10.1007/s40473-017-0116-7.

Lentz, V.; Robinson, J.; Bolton, J. M. (2010): Childhood adversity, mental disorder comorbidity, and suicidal behavior in schizotypal personality disorder. In: Journal of Nervous and Mental Disease, 198 (11), S. 795–801. doi:10.1097/NMD.0b013e3181f9804c.

Littlewood, D.; Kyle, S. D.; Pratt, D.; Peters, S.; Gooding, P. (2017): Examining the role of psychological factors in the relationship between sleep problems and suicide. In: Clinical Psychology Review, 54, S. 1–16. doi:10.1016/j.cpr.2017.03.009.

Lu, L.; Dong, M.; Zhang, L.; Zhu, X. M.; Ungvari, G. S. u. a. (2020): Prevalence of suicide attempts in individuals with schizophrenia. A meta-analysis of observational studies. In: Epidemiology and Psychiatric Sciences, 29, e39. doi:10.1017/S2045796019000313.

Mars, B. u. a. (2019): Predictors of future suicide attempt among adolescents with suicidal thoughts or non-suicidal self-harm. A population-based birth cohort study. In: The Lancet Psychiatry 6, S. 327–337. doi:10.1016/S2215-0366(19)30030-6.

McHugh, C. M.; Corderoy, A.; Ryan, C. J.; Hickie, I. B.; Large, M. M. (2019): Association between suicidal ideation and suicide. Meta-analyses of odds ratios, sensitivity, specificity and positive predictive value. In: British Journal of Psychiatry Open, 5 (2), S. 1–12. doi:10.1192/bjo.2018.88.

Mekonnen, D.; Kebede, Y. (2011): The prevalence of suicidal ideation and attempts among individuals attending an adult psychiatry out-patient clinic in Gondar, Ethiopia. In: African Health Sciences, 11 (1), S. 103–107.

Nock, M. K.; Dempsey, C. L.; Aliaga, P. A.; Brent, D. A.; Heeringa, S. G. u. a. (2017): Psychological autopsy study comparing suicide decedents, suicide ideators, and propensity score matched controls. Results from the study to assess risk and resilience in service members (Army STARRS). In: Psychological Medicine, 47 (15), S. 2663–2674. doi:10.1017/S0033291717001179.

Nordentoft, M.; Mortensen, P. B.; Pedersen, C. B. (2011): Absolute risk of suicide after first hospital contact in mental disorder. In: Archives of General Psychiatry, 68 (10), S. 1058–1064. doi:10.1001/ archgenpsychiatry. 2011.113.

Novick, D.; Sartz, H.; Frank, E. (2010): Suicide attempts in bipolar I and bipolar II disorder. A review and meta-analysis of the evidence. Bipolar Disorders, 12 (1), S. 1–9. doi:10.1111/j.1399-5618.2009.00786.x.

O'Donnell, M. L.; Agathos, J. A.; Metcalf, O.; Gibson, K.; Lau, W. (2019): Adjustment disorder. Current developments and future directions. In: International Journal of Environmental Research and Public Health, 16 (14), S. 2537. doi:10.3390/ijerph16142537.

Palmer, B. A.; Pankratz, V. S.; Bostwick, J. M. (2005): The lifetime risk of suicide in schizophrenia. A reexamination. In: Archives of General Psychiatry, 62 (3), S. 247–253. doi:10.1001/archpsyc.62.3.247.

Plans, L.; Barrot, C.; Nieto, E.; Rios, J.; Schulze, T. G. u. a. (2019): Association between completed suicide and bipolar disorder. A systematic review of the literature. In: Journal of Affective Disorders, 24, S. 111–122. doi:10.1016/j.jad.2018.08.054.

Pompili, M.; Girardi, P.; Ruberto, A.; Tatarelli, R. (2005): Suicide in borderline personality disorder. A meta-analysis. In: Nordic Journal of Psychiatry, 59 (5), S. 319–324. doi:10.1080/08039480500 320025.

Porter, C.; Palmier-Claus, J.; Branitsky, A.; Mansell, W.; Warwick, H. u. a. (2020): Childhood adversity and borderline personality disorder. A meta-analysis. In: Acta Psychiatrica Scandinavica, 141 (1), S. 6–20. doi:10.1111/acps.13118.

Ribeir, J. D.; Huang, X.; Fox, K. R.; Franklin, J. C. (2018): Depression and hopelessness as risk factors for suicide ideation, attempts and death. Meta-analysis of longitudinal studies. In: The British Journal of Psychiatry, 212 (5), S. 279–286. doi:10.1192/bjp.2018.27.

Rodríguez-Cintas, L.; Daigre, C.; Braquehais, M. D.; Palma-Alvarez, R. F.; Grau-López, L. u. a. (2018): Factors associated with lifetime suicidal ideation and suicide attempts in outpatients with substance use disorders. In: Psychiatry Research, 262, S. 440–445. doi:10.1016/j.psychres.2017.09.021.

Roerecke, M.; Rehm, J. (2014): Cause-specific mortality risk in alcohol use disorder treatment patients. A systematic review and meta-analysis. In: International Journal of Epidemiology, 43 (3), S. 906–919. doi:10.1093/ije/dyu018.

Roy, A. (2001): Characteristics of cocaine-dependent patients who attempt suicide. In: American Journal of Psychiatry, 158 (8), S. 1215–1219. doi:10.1176/appi.ajp.158.8.1215.

Salokangas, R. K. R.; Luutonen, S.; Heinimaa, M.; From, T.; Hietala, J. (2019): A study on the association of psychiatric diagnoses and childhood adversities with suicide risk. In: Nordic Journal of Psychiatry, 73 (2), S. 125–131. doi:10.1080/08039488.2018.1493748.

Schepis, T. S.; Simoni-Wastila, L.; McCabe, S. E. (2019): Prescription opioid and benzodiazepine misuse is associated with suicidal ideation in older adults. In: International Journal of Geriatric Psychiatry, 34 (1), S. 122–129. doi:10.1002/gps.4999.

Schneider, B.; Wetterling, T.; Sargk, D.; Schneider, F.; Schnabel, A. u. a. (2006): Axis I disorders and personality disorders as risk factors for suicide. In: European Archives of Psychiatry and Clinical Neuroscience, 256 (1), S. 17–27. doi:10.1007/s00406-005-0593-7.

Schneider, B. (2009): Substance use disorders and risk for completed suicide. In: Archives of Suicide Research, 13 (4), S. 303–316. doi:10.1080/13811110903263191.

Smith A. R.; Velkoff E. A.; Ribeiro J. D.; Franklin J. (2019): Are eating disorders and related symptoms risk factors for suicidal thoughts and behaviors? A meta-analysis. In: Suicide and Life-Threatening Behavior, 49 (1), S. 221–239. doi:10.1111/sltb.12427.

Stansfeld, SA.; Clark, C.; Smuk, M.; Power, C.; Davidson, T. u.a. (2017): Childhood adversity and midlife suicidal ideation. In: Psychological Medicine, 47 (2), S. 327–340. doi:10.1017/S0033291716002336.

Stevens, D.; Wilcox, H. C.; MacKinnon, D. F.; Mondimore, F. M.; Schweizer, B. u.a. (2013): Posttraumatic stress disorder increases risk for suicide attempt in adults with recurrent major depression. In: Depression and Anxiety, 30 (10), S. 940–946. doi:10.1002/da.22160.

Stone, D. M.; Simon, T. R.; Fowler, K. A.; Kegler, S. R.; Yuan, K. u. a. (2018): Trends in State Suicide Rates 1999-2016. In: Morbidity and Mortality Weekly Report, 67 (22), S. 617–624. doi:10.15585/mmwr.mm6722a1.

Sung, Y. K.; La Flair, L. N.; Mojtabai, R.; Lee, L. C.; Spivak, S. u. a. (2016): The association of alcohol use disorders with suicidal ideation and suicide attempts in a population-based sample with mood symptoms. In: Archives of Suicide Research, 20 (2), S. 219–232. doi:10.1080/13811118.2015.1004489.

Temes, C. M.; Frankenburg, F. R.; Fitzmaurice, G. M.; Zanarini, M. C. (2019): Deaths by suicide and other causes among patients with borderline personality disorder and personality-disordered comparison subjects over 24 years of prospective follow-up. In: The Journal of Clinical Psychiatry, 80 (1). doi:10.4088/JCP.18m12436.

Tidemalm, D.; Långström, N.; Lichtenstein, P.; Runeson, B. (2008): Risk of suicide after suicide attempt according to coexisting psychiatric disorder. Swedish cohort study with long term follow-up. In: British Medical Journal, 337 (7682), S. 1328–1331. doi:10.1136/bmj.a2205.

Toprak, S.; Cetin, I.; Guven, T.; Can, G.; Demircan, C. (2011): Self-harm, suicidal ideation and suicide attempts among college students. In: Psychiatry Research, 187 (1–2), S. 140–144. doi:10.1016/j.psychres.2010.09.009.

Vijayakumar, L.; Kumar, M. S.; Vijayakumar, V. (2011): Substance use and suicide. In: Current Opinion in Psychiatry, 24 (3), S. 197–202. doi:10.1097/YCO.0b013e3283459242.

Votaw, V. R.; Geyer, R.; Rieselbach, M. M.; McHugh, R. K. (2019): The epidemiology of benzodiazepine misuse. A systematic review. In: Drug and Alcohol Dependence, 200, S. 95–114. doi:10.1016/j.drugalcdep.2019.02.033.

Wang, S. B.; Coppersmith, D. D. L.; Kleiman, E. M. u. a. (2021): A pilot study using frequent inpatient assessments of suicidal thinking to predict short-term postdischarge suicidal behavior. In: JAMA Network Open, 4 (3), e210591. doi:10.1001/jamanetworkopen.2021.0591.

Wilcox, H. C.; Conner, K. R.; Caine, E. D. (2004): Association of alcohol and drug use disorders and completed suicide. An empirical review of cohort studies. In: Drug and Alcohol Dependence, 76, S. 11–19. doi:10.1016/j.drugalcdep.2004.08.003.

Yuodelis-Flores, C.; Ries, R. K. (2015): Addiction and suicide. A review. In: American Journal on Addictions, 24 (2), S. 98–104. doi:10.1111/ajad.12185.

Zalpuri, I.; Rothschild, A. J. (2016): Does psychosis increase the risk of suicide in patients with major depression? A systematic review. In: Journal of Affective Disorders, 198, S. 23–31. doi:10.1016/j.jad.2016.03.035.

Zanarini, M. C.; Frankenburg, F. R.; Reich, D. B.; Fitzmaurice, G.; Weinberg, I. u. a. (2008): The 10-year course of physically self-destructive acts reported by borderline patients and axis II comparison subjects. In: Acta Psychiatrica Scandinavica, 117 (3), S. 177–184. doi:10.1111/j.1600-0447.2008.01155.x.

Psychologische Erklärungsmodelle suizidalen Erlebens und Verhaltens

Thomas Forkmann

In den vergangenen Jahrzehnten wurde eine Vielzahl an theoretischen Modellen zur Erklärung der Entstehung suizidalen Erlebens und Verhaltens entwickelt, wobei insbesondere in den letzten Jahren die Anzahl der diesbezüglichen Studien noch einmal deutlich zugenommen hat.
In diesem Kapitel werden aktuelle Modelle zu Entstehung und Ursachen suizidalen Verhaltens vorgestellt und hinsichtlich ihrer empirischen Fundierung und praktischen Implikationen reflektiert. Der Fokus der Darstellung liegt auf aktuellen »Ideation-to-Action-Modellen«, die von unterschiedlichen Risikofaktoren für suizidale Gedanken und suizidales Verhalten ausgehen.
Nach der Darstellung der Implikationen dieser Theorien für die praktische Arbeit skizziert der abschließende Ausblick zukünftige Entwicklungen in der Theoriebildung und aktuellen Forschung.

In den letzten 15 Jahren hat sich bei der Entwicklung von Modellen zur Diagnostik, Risikoabschätzung und Behandlung von Menschen in suizidalen Krisen ein paradigmatischer Wandel vollzogen: Beschrieben frühere Modelle eher generelle suizidale Entwicklungen, wird in den theoretischen Neu- und Weiterentwicklungen der letzten Jahre zumeist zwischen Bestimmungsfaktoren von suizidalen Gedanken und Verhaltensweisen unterschieden (Klonsky u. a. 2016). Dies erscheint sinnvoll, da beide Konzepte auch klinisch voneinander abzugrenzen sind. Zudem kommen Suizidgedanken deutlich häufiger vor als suizidale Handlungen (siehe Kapitel »Epidemiologie, Risiko- und Protektivfaktoren suizidalen Erlebens und Verhaltens«, S. 26). Das legt spezifische Entstehungsfaktoren nahe.
Viele der folgenden *Ideation-to-Action-Modelle* greifen theoretische Überlegungen und Faktoren früherer Modelle auf. Die wichtigsten dieser älteren theoretischen Ansätze werden an entsprechender Stelle genannt.
In diesem Kapitel wird zunächst die früheste Theorie aus dieser Modellgruppe vorgestellt, die *Interpersonale Theorie suizidalen Verhaltens* (ITSV) von Joiner (2005). Es folgt das *Integrative Motivational-Volitionale Modell Suizidalen Verhaltens* (IMV) von O'Connor (2011), das in Teilen auch Aspekte der ITSV

berücksichtigt. Schließlich werden zwei weitere Modellentwicklungen skizziert, die *3-Step-Theorie* von Klonsky und May (2015) sowie die *Fluid Vulnerability Theorie* von Rudd (2006).

Die Interpersonale Theorie suizidalen Verhaltens

Die *Interpersonale Theorie suizidalen Verhaltens* (ITSV) von Joiner (2005) benennt zwei Risikofaktoren für Suizidgedanken und -wünsche:
Die wahrgenommene Belastung für andere (engl. »perceived burdensomeness«, PB) bezieht sich auf die subjektive Überzeugung, dass die eigene Existenz für Familie, Freunde oder die Gesellschaft eine Belastung darstellt und der eigene Tod eine Erleichterung für das eigene Umfeld wäre (z. B. »Meiner Familie wird es besser gehen, wenn ich tot bin«).
Der enttäuschte Wunsch nach Zugehörigkeit (engl. »thwarted belongingness«, TB) meint hingegen den Eindruck, trotz des eigentlichen Wunsches nach sozialer Zugehörigkeit nicht zu einer wertgeschätzten Gruppe wie etwa der Familie oder eines Freundeskreises dazuzugehören (»Ich habe niemanden, an den ich mich wenden kann«).
Joiner geht davon aus, dass bereits einer der beiden Faktoren ausreicht, um passive Suizidgedanken (»Ich wünschte, ich wäre tot«) hervorzurufen. Das gemeinsame Vorhandensein beider Faktoren ist mit dem Auftreten aktiver Suizidgedanken (»Ich möchte mir das Leben nehmen«) verknüpft.
Zu suizidalen Handlungen kommt es der Theorie zufolge erst dann, wenn ein dritter Faktor vorliegt: die Fähigkeit, sich zu töten (engl. »capability for suicide«, CS) (siehe Abbildung 1, S. 71). Diese ergibt sich der Theorie zufolge aus einer erhöhten Schmerztoleranz und einer verminderten Angst vor dem Tod. Joiner nannte diese Variable ursprünglich »acquired capability for suicide«, da er davon ausging, dass sie im Lauf des Lebens durch wiederholtes selbstverletzendes oder suizidales Verhalten, aber auch durch Erlebnisse und Verhaltensweisen wie Missbrauch in der Kindheit, Gewalterfahrungen, Kriegseinsätze, intravenösen Drogengebrauch oder Risikosportarten erworben wird (van Orden u. a. 2010). Die zugrunde liegende Annahme ist, dass die wiederholte Konfrontation mit schmerzhaften und/oder furchteinflößenden Erlebnissen Gewöhnungseffekte hervorruft. Smith und Cukrowicz (2010) nehmen an, dass die Fähigkeit, sich zu töten, auch von prädisponierenden

Faktoren beeinflusst werden kann, wie einem geringen Serotoninspiegel oder genetischen Unterschieden in der Schmerztoleranz.

ABBILDUNG 1 Schematische Darstellung der Annahmen der Interpersonalen Theorie suizdalen Verhalten (ITSV) **PB**: Perceived Burdensomeness; **TB:** Thwarted Belongingness

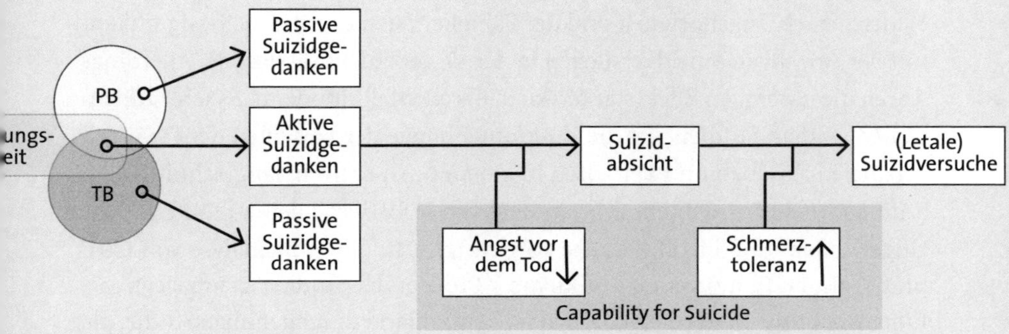

Nur wenn sich zusätzlich zum Gefühl, nicht dazuzugehören (TB) und eine Belastung für andere zu sein (PB), Hoffnungslosigkeit darüber einstellt, dass sich hieran etwas ändern könnte, und eine Person zusätzlich über die Fähigkeit, sich zu töten (CS), verfügt, kann sie ihren Wunsch auch in die Tat umsetzen (van Orden u. a. 2010). Das Zusammentreffen des Suizidwunsches mit einer verminderten Furcht vor dem Tod verfestigt die Suizidabsicht, wohingegen das Ausmaß an Schmerztoleranz über die Tödlichkeit der gewählten Methode entscheidet.

Empirische Befundlage zur Interpersonalen Theorie Suizidalen Verhaltens Die ITSV ist die am häufigsten untersuchte wissenschaftliche Theorie zur Suizidalität und die Ergebnisse der meisten Studien sind im Einklang mit den Annahmen der ITSV (Chu u. a. 2017; Ma u. a. 2016). Die Überblicksarbeit von Ma und Kollegen (2016), die Daten von 58 Studien untersuchten, zeigt, dass vor allem die wahrgenommene Belastung (engl. »perceived burdensomeness«) stabil mit suizidalen Gedanken und auch Verhalten assoziiert ist – ein Befund, der sich ebenso im deutschen Sprachraum bestätigen ließ (z. B. Glaesmer u. a. 2017; Forkmann u. a. 2020; Teismann u. a. 2016).

Der enttäuschte Wunsch nach Zugehörigkeit (engl. »thwarted belongingness«) scheint nur schwach bis moderat mit Suizidgedanken assoziiert zu sein. Chu und Kollegen (2017) führten Überprüfungen der Kernannahmen der Interpersonalen Theorie Suizidalen Verhaltens auf Basis von 114 Studien und fast 60.000 Teilnehmenden durch. In vielerlei Hinsicht stützen die Ergebnisse die Annahmen der Theorie. So zeigte sich ein signifikanter Zusammenhang zwischen der Interaktion aus wahrgenommener Belastung (PB), enttäuschtem Wunsch nach Zugehörigkeit (TB) und suizidalen Gedanken. Auch war das gemeinsame Auftreten von wahrgenommener Belastung, enttäuschtem Wunsch nach Zugehörigkeit und der Fähigkeit, sich zu töten (CS), signifikant mit der Anzahl an Suizidversuchen in der Vorgeschichte assoziiert. Allerdings waren die jeweiligen Effektstärken klein bis allenfalls moderat. Es fehlt zudem weitgehend an Studien, die die Zusammenhänge der Variablen der ITSV mit suizidalem Erleben und Verhalten in einem prospektiven, längsschnittlichen Studiendesign betrachten, d.h., in dem die ITSV-Variablen zukünftige Suizidgedanken und Suizidversuche vorhersagen. In der Metaanalyse von Chu und Kollegen (2017) waren nur knapp 7 Prozent der Studien so angelegt.

Eine Ausnahme bildet eine kürzlich in Deutschland durchgeführte Studie, die untersuchte, ob die Interaktion aus den drei Variablen PB, TB und CS eine Prognose von Suizidversuchen über einen Zeitraum von zwölf Monaten zuließ. Die Stichprobe bestand aus über dreihundert Patientinnen und Patienten, die nach einem Suizidversuch oder einer akuten suizidalen Krise in die Psychiatrie aufgenommen wurden. Die Dreifach-Interaktion aus den Variablen der Theorie konnte zukünftige Suizidversuche nicht vorhersagen – es fand sich aber ein signifikanter Haupteffekt für die wahrgenommene Belastung für andere (PB) (Forkmann u.a. 2020).

Chu und Kollegen (2017) weisen darauf hin, dass die in ihrer Metaanalyse berichteten geringen Effektstärken auch darauf zurückzuführen sein könnten, dass die Theorie bisher nicht auf angemessene Weise überprüft wurde. So geht Joiner (2005) davon aus, dass eine wahrgenommene Belastung für andere (PB), ein enttäuschter Wunsch nach Zugehörigkeit (TB) sowie Hoffnungslosigkeit hinsichtlich der Veränderbarkeit dieser Zustände vorliegen müssen, um aktive Suizidgedanken nach sich zu ziehen – ein Zusammenhang, der bisher kaum untersucht wurde. Auch beansprucht die Theorie eigentlich, Suizide oder maximal gefährliche Suizidversuche vorherzusagen (Joiner 2005; van Orden u.a. 2010). In den bisherigen Studien wurden jedoch zumeist Suizidversuche im Allgemeinen untersucht.

Zusammenfassend lässt sich festhalten, dass die *Interpersonale Theorie suizidalen Verhaltens* stimulierend auf die Suizidalitätsforschung wirkte und inzwischen eine große Anzahl an Studien vorliegt, die ihre Kernannahmen überprüft hat. Die

Ergebnisse fallen teilweise gemischt aus und die berichteten Effektstärken sind zumeist klein bis moderat. Zukünftige Studien sollten sich bemühen, die exakten Vorhersagen der Theorie noch besser abzubilden. Auch sollte berücksichtigt werden, dass die Konstrukte der *Interpersonalen Theorie Suizidalen Verhaltens* stärker über die Zeit schwanken als in der Theorie ursprünglich angenommen (Hallensleben u.a. 2019; Spangenberg u.a. 2019a) und viele Detailvorhersagen der Theorie (etwa die Annahme, dass eine erhöhte Schmerztoleranz bei vorhandenem Suizidwunsch mit der Tödlichkeit der Methode assoziiert ist) noch weiterer empirischer Untersuchung bedürfen (z.B. Paashaus u.a. 2020). Für die Risikoabschätzung und die Behandlungsplanung kann die Theorie dennoch einen hilfreichen konzeptionellen Rahmen bieten.

Das Integrative Motivational-Volitionale Modell suizidalen Verhaltens

Das *Integrative Motivational-Volitionale Modell suizidalen Verhaltens* (IMV-Modell) von O'Connor nimmt an, dass es zu Suizidgedanken und suizidalem Verhalten kommt, wenn Personen sich selbst infolge von niederschmetternden und/oder demütigenden Geschehnissen (engl. »defeat«) als hilflos und gefangen in einer nicht auflösbaren Lebenssituation erleben (engl. »entrapment«) (O'Connor, Kirtley 2018). Das IMV-Modell baut hierbei auf den theoretischen Annahmen des *Cry-of-Pain-Model* (Williams 2001) sowie auf den Suizid- und Depressionstheorien von Baumeister (1990) sowie Gilbert und Allan (1998) auf.

Entscheidend ist im IMV-Modell die Annahme, dass

- die Übergänge von der Bewertung eines Erlebnisses als niederschmetternd/demütigend zum Eindruck des Gefangenseins,
- die Übergänge vom Eindruck des Gefangenseins hin zu Suizidgedanken und
- die Übergänge von Suizidgedanken hin zu suizidalen Handlungen

durch diverse Moderatoren – also Faktoren, die die suizidale Entwicklung hemmen oder fördern – bestimmt werden. So sollen motivationale Moderatoren darüber entscheiden, ob sich aus dem Eindruck des Gefangenseins Suizidwünsche, -ideen und -intentionen entwickeln. Unter den motivationalen Moderatoren finden sich bei O'Connor (2011) u.a. die wahrgenommene Belastung (engl. »perceived burdensomeness«) und der enttäuschte Wunsch nach Zugehörigkeit (engl. »thwarted belongingness«) – beide ursprünglich von Joiner in seiner ITSV beschrieben – sowie Hoffnungslosigkeit bzw. das Fehlen positiver Gedanken über die Zukunft. Der Übergang von Suizidgedanken zu suizidalen Handlungen, d.h. von einer eher planerischen (motivational) zu einer Umsetzungsphase (volitional), ist dem Modell zufolge abhängig von Moderatoren wie der Fähigkeit, sich zu töten (ebenfalls nach Joiner), dem Zugang zu tödlichen Mitteln, Impulsivität und dem Wissen um andere, die sich das Leben genommen haben (Imitationslernen) (siehe Abbildung 2).

ABBILDUNG 2 **Das Integrative Motivational-Volitionale Modell** (nach O'Connor, Kirtley 2018)

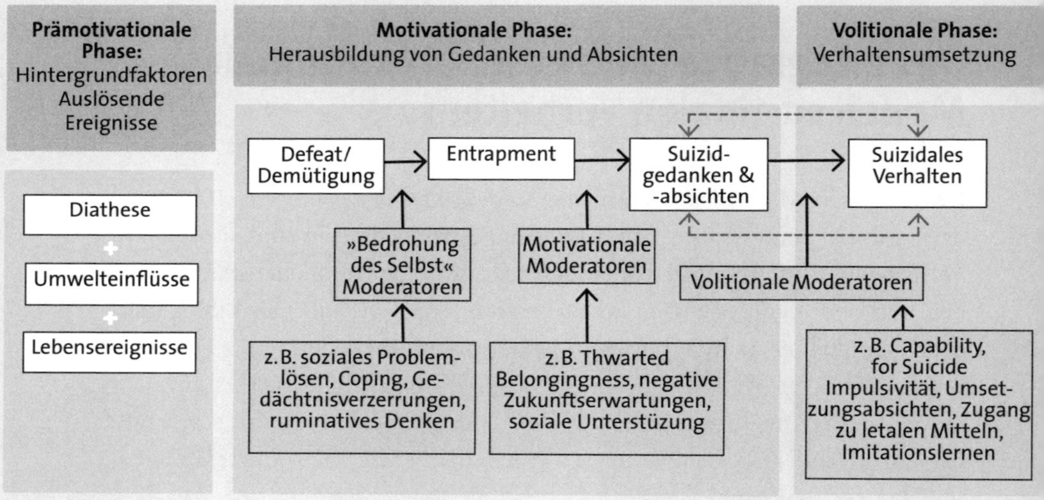

Empirische Befundlage zum Integrativen Motivational-Volitionalen Modell suizidalen Verhaltens Es liegen weniger empirische Untersuchungen zum IMV-Gesamtmodell als zur *Interpersonalen Theorie Suizidalen Verhaltens* vor, was sicherlich auch darin begründet liegt, dass es komplexer und jünger ist. Da das Modell die von Joiners ITSV postulierten Variablen als Moderatoren suizidaler Entwicklung integriert, können sämtliche die ITSV stützenden Belege auch als Hinweise auf die Gültigkeit des IMV-Modells gewertet werden.
Inzwischen wurde das Modell aber auch in einigen Studien direkt auf seine Gültigkeit hin getestet. Die Analyse einer Stichprobe von 1.800 Studierenden durch Dhingra und Kollegen (2016) stützt die Kernannahmen des IMV-Modells.

Demütigung (engl. »defeat«) und ein Gefühl des Gefangenseins in einer nicht auflösbaren Lebenssituation (engl. »entrapment«) zeigten sich als bedeutsame Prädiktoren von Suizidgedanken, wobei durch das Modell insgesamt eher die Suizidgedanken als das suizidale Verhalten vorhergesagt werden konnte. Die angenommenen Beziehungen zwischen den Modellvariablen waren signifikant, auch bei Kontrolle des Einflusses von Depression und Angst.

Weitere Studien an Jugendlichen (Wetherall u.a. 2018) und Erwachsenen (Branley-Bell u.a. 2019; Li u.a. 2020) stützten die Annahmen des Modells. Branley-Bell und Kollegen (2019) konnten hierbei eindrucksvoll zeigen, dass alle Variablen der motivationalen Phase des Modells zuverlässig zwischen nicht-suizidalen Studienteilnehmenden und Teilnehmenden mit suizidalen Gedanken differenzieren konnten. Alle Variablen der volitionalen Phase des Modells hingegen unterschieden zwischen Teilnehmenden mit suizidalen Gedanken und solchen mit suizidalem Verhalten – und das bei gleichzeitiger statistischer Kontrolle des Alters, der Depressivität und Hoffnungslosigkeit. Allerdings gelten diese Befunde für querschnittliche Analysen, in denen alle Variablen zum gleichen Zeitpunkt erhoben wurden. Über einen Zeitraum von sechs Monaten waren nur »defeat« und Suizidgedanken in der Vergangenheit prädiktiv für zukünftige Suizidgedanken.

O'Connor und Kollegen (2013) zeigten, dass »defeat« und »entrapment« zukünftiges suizidales Verhalten über einen Zeitraum von vier Jahren vorhersagen können – zumindest in univariaten Analysen. Bei gleichzeitiger Kontrolle von Depressivität, Hoffnungslosigkeit und Suizidgedanken konnte nur »entrapment« zukünftiges suizidales Verhalten signifikant vorhersagen. Das IMV-Modell liefert somit eine theoretische Basis für die Erklärung von suizidalen Gedanken und Verhaltensweisen. Erste Studien weisen darauf hin, dass das Modell – in Teilen – auch über längere Zeiträume suizidales Erleben und Verhalten vorhersagen kann.

In einer netzwerkanalytischen Untersuchung auf Basis einer mehr als 3.500 Personen umfassenden, bevölkerungsrepräsentativen schottischen Stichprobe, die sowohl die Variablen der Interpersonalen Theorie Suizidalen Verhaltens als auch des IMV-Modells analysierte, fanden de Beurs und Kollegen (2019) Hinweise darauf, dass vor allem »entrapment« und die wahrgenommene Belastung (engl. »perceived burdensomeness«) mit Suizidgedanken assoziiert waren.

Analysen, die gezielt die vielfältigen Moderations- und Mediationspfade des Modells testen, gibt es bisher nur wenige – und diese liefern auch eher heterogene Befunde. Eine Studie zeigte, dass, wie vom Modell angenommen, der

Zusammenhang zwischen zwanghaftem Grübeln (Rumination) und Suizidgedanken über eine Verstärkung des Gefühls von »entrapment« vermittelt wird (Mediation) (Teismann, Forkmann 2017). Teismann und Brailovskaia (2020) fanden Belege dafür, dass der Zusammenhang zwischen »entrapment« und Suizidgedanken schwächer ausfällt, wenn ein hohes Maß an psychischer Gesundheit und psychischem Wohlbefinden berichtet wird (Moderation). Nicht belegt werden konnte hingegen, dass »entrapment« mit Suizidgedanken einhergeht, wenn die Personen der Überzeugung sind, eine Belastung für andere zu sein (Moderation) (Forkmann, Teismann 2017).
Die Kernkonstrukte des IMV-Modells, »defeat« und »entrapment« scheinen somit wichtige Vorhersagevariablen für Suizidgedanken zu sein. Auch liefert das Gesamtmodell einen guten konzeptionellen Rahmen zur Erklärung suizidalen Erlebens und Verhaltens und zur Planung entsprechender Behandlungen. Ob sich allerdings alle im Modell spezifizierten Zusammenhänge nachweisen lassen, bedarf weiterer empirisch-wissenschaftlicher Überprüfung.

Die 3-Step-Theorie

Inspiriert durch die *Interpersonale Theorie suizidalen Verhaltens* gehörten Klonsky und May (2014) zu den ersten, die dafür plädierten, die Entwicklung suizidaler Gedanken und suizidalen Verhaltens konsequent als unterschiedliche Prozesse zu betrachten und die gesamte Suizidalitätsforschung danach auszurichten. Die von ihnen vorgeschlagene *3-Step-Theorie* (3-ST) nimmt folgerichtig unterschiedliche Mechanismen für die Entstehung suizidaler Gedanken und suizidalen Verhaltens an (Klonsky, May 2015).
Der *3-Step-Theorie* zufolge entstehen suizidale Gedanken bei gemeinsamem Vorliegen von Hoffnungslosigkeit und psychischem Schmerz. Hoffnungslosigkeit als Risikofaktor für suizidale Entwicklungen wurde ursprünglich im kognitiven Modell von Beck (1967) beschrieben (siehe auch Abramson u. a. 2000; Wenzel, Beck 2008). Das Konzept des psychischen Schmerzes (engl. »mental pain«) geht auf Shneidman (1985, 1993) zurück. Beide Ursprungstheorien nahmen aber noch nicht an, dass die jeweiligen Konzepte nur für Suizidgedanken relevant seien. Die *3-Step-Theorie* geht davon aus, dass Menschen, die psychischem Schmerz über einen längeren Zeitraum ausgesetzt sind, diesen als Bestrafungsreiz im Sinne operanter Konditionierungsprozesse erleben: Die Betroffenen fühlen sich für das Leben an sich bestraft. Die Autoren betonen in

diesem Zusammenhang, dass der psychische Schmerz verschiedenste Ursachen haben kann, und nennen hierbei explizit einige Variablen anderer Theorien, wie z. B. »perceived burdensomeness«, »thwarted belongingness«, »defeat« und »entrapment«. Wenn die Betroffenen zudem hoffnungslos hinsichtlich ihrer gegenwärtigen Lebenssituation sind und davon ausgehen, dass sich der psychische Schmerz nicht ändern wird, sei die Voraussetzung für die Entstehung suizidaler Gedanken gegeben. Die Theorie nimmt weiter an, dass, wenn Hoffnungslosigkeit und psychischer Schmerz vorliegen, ein Gefühl von Verbundenheit einen Schutzfaktor vor suizidalem Verhalten darstellen kann. Verbundenheit bezieht sich hier nicht ausschließlich auf andere Personen, sondern auch auf eine Verbundenheit mit dem eigenen Beruf, einem Projekt oder einer sozialen Rolle. Hier zeigt die *3-Step-Theorie* Überschneidungen mit den konzeptionellen Annahmen der ITSV und auch des IMV-Modells. Ist Verbundenheit gegeben, sind der Theorie zufolge Intensität und Konkretheit der suizidalen Gedanken allenfalls moderater Ausprägung. Ist hingegen keine Verbundenheit gegeben, entstehen eher aktive Suizidgedanken und Suizidpläne (»Ich werde mich umbringen, sobald ich die Gelegenheit dazu habe«). Klonsky und May (2014) nehmen letztlich an, dass alle anderen bekannten Risikofaktoren mit Suizidgedanken zusammenhängen, weil sie im Sinne eines »final common pathway« Einfluss nehmen auf Hoffnungslosigkeit, psychischen Schmerz und Verbundenheit.

Der Übergang von suizidalen Gedanken zu suizidalem Verhalten soll der Theorie zufolge schließlich vor allem von der Fähigkeit, sich zu töten (engl. »capability for suicide«), beeinflusst werden, wobei zwischen

- dispositionalen,
- im Lebensverlauf erworbenen und/oder
- praktischen Anteilen

unterschieden wird. Unter dispositionalen Anteilen der Fähigkeit, sich zu töten, versteht die Theorie angeborene, genetisch determinierte Eigenschaften wie z. B. das Ausmaß an Schmerzsensitivität, wohingegen erworbene Anteile der Fähigkeit, sich zu töten, auf die bereits von Joiner (2005) postulierten Gewöhnungseffekte zurückgehen sollen. Der praktische Anteil dieses Konstrukts soll z. B. dann erhöht sein, wenn Zugang zu tödlichen Mitteln besteht – eine Variable, die auch O'Connor (2011) als volitionalen Moderator des Übergangs von suizidalen Gedanken zu suizidalem Verhalten berücksichtigt.

Empirische Fundierung zur »3-Step-Theorie« Klonsky und May (2014) haben ihre Theorie selbst an einer Onlinestichprobe mit über 900 Teilnehmenden überprüft. Sie fanden, dass Hoffnungslosigkeit und psychischer Schmerz

gemeinsam (Interaktionseffekt) Suizidgedanken vorhersagen konnten – allerdings wurden hierdurch nur 3 Prozent der Varianz in Suizidgedanken erklärt. Die Autoren werteten auch Ergebnisse, dass Hoffnungslosigkeit und psychischer Schmerz Suizidversuche teilweise vorhersagen können (May, Klonsky 2013) als Beleg für die Gültigkeit ihrer Theorie – obwohl die Theorie eigentlich einen Zusammenhang mit Suizidgedanken und nicht mit suizidalem Verhalten annimmt. Klonsky und May (2014) fanden zudem, dass Suizidgedanken ausgeprägter waren, wenn der psychische Schmerz größer war als die Verbundenheit – und dies insbesondere dann, wenn die Betroffenen insgesamt hohe Werte in Hoffnungslosigkeit und psychischem Schmerz berichteten. Schließlich waren Maße dispositionaler, erworbener und praktischer Anteile der Fähigkeit, sich zu töten, bei Teilnehmenden, die in der Vergangenheit einen Suizidversuch unternommen hatten, höher ausgeprägt als bei jenen, die ausschließlich Suizidgedanken berichteten. Kürzlich konnten von den Autoren ähnliche Ergebnisse aus einer Untersuchung an Studierenden berichtet werden (Dhingra u.a. 2019). Allerdings war in dieser Studie Verbundenheit für alle Studienteilnehmer ein Schutzfaktor, nicht nur, wie in der Theorie angenommen, für diejenigen, die hohe Werte in psychischem Schmerz und Hoffnungslosigkeit berichteten.
Zusammenfassend zeigen sich somit Hinweise auf die Gültigkeit zentraler Annahmen der *3-Step-Theorie*. Zudem können, da die Theorie viele Konstrukte aus anderen Modellen einfach übernimmt, viele Befunde zu diesen Modellen im Einklang mit der *3-Step-Theorie* gesehen werden. Festzuhalten ist aber auch, dass die Ergebnisse von Klonsky und May (2014) sich letztlich auf retrospektive Zusammenhänge (z. B. mit Suizidversuchen in der Vergangenheit) beziehen und an einer nicht-klinischen Stichprobe gewonnen wurden. Unabhängige Untersuchungen außerhalb der Gruppe um Klonsky ebenso wie prospektive, also auf die Zukunft gerichtete Analysen fehlen bisher weitestgehend.

Die Fluid Vulnerability Theorie

Die *Fluid Vulnerability Theorie* (FVT) von Rudd (2006) unterscheidet zwischen statischen und dynamischen Aspekten suizidalen Risikos und legt damit einen Schwerpunkt auf die Betrachtung des zeitlichen Prozesses, der dem Übergang von suizidalen Gedanken zu suizidalem Verhalten zugrunde liegt. Die Theorie zählt z. B. Geschlecht, Genetik, Traumata oder dispositionelle Variablen wie etwa Optimismus zu den eher statischen, zeitlich stabilen Faktoren. Zu den eher dynamischen Variablen werden hingegen z. B. Stimmung, Kognitionen, Schlafstörungen, akute Stressoren oder Faktoren sozialer Unterstützung gezählt. Die FVT postuliert keine spezifischen kognitiven Annahmen oder Prozesse wie etwa die wahrgenommene Belastung (engl. »perceived burdensomeness«) oder der enttäuschte Wunsch nach Zugehörigkeit (engl. »thwarted belongingness«) bei der ITSV oder das Empfinden von Demütigung (engl. »defeat«) und Gefangensein (engl. »entrapment«) beim IMV-Modell, die zu suizidalen Gedanken oder suizidalem Verhalten führen. Stattdessen nimmt sie ein System suizidaler Annahmen an (engl. »suicidal belief system«), das neben den genannten Faktoren eine Vielzahl weiterer Kognitionen und Annahmen beinhalten kann, die insgesamt mit kognitiver Inflexibilität und mangelhafter Gefühlsregulation verbunden sind (Klonsky u. a. 2018).

Dem *Vulnerabilitäts-Stress-Ansatz* folgend geht die Theorie davon aus, dass statische Risikofaktoren die generelle Anfälligkeit (Vulnerabilität) für suizidale Krisen erhöhen und so zwischen Personen mit suizidalen Gedanken und suizidalem Verhalten unterschieden werden kann. Der individuelle Übergang von suizidalen Gedanken zu suizidalem Verhalten bis hin zur akuten suizidalen Krise ist gemäß der Theorie aber nur unter Berücksichtigung des Zusammenwirkens unterschiedlicher Risikofaktoren sowie der zeitlichen Dynamik dieser Interaktionen zu verstehen. Es wird angenommen, dass Veränderungsprozesse zumeist nicht-linear ablaufen (Klonsky u. a. 2018). Nach Bryan und Rudd (2016) zählen demnach auch solche Faktoren zu den Risikofaktoren, die keinen direkten Zusammenhang mit suizidalem Verhalten haben, aber den Übergang von suizidalen Gedanken zu suizidalem Verhalten vermitteln. Moderatorvariablen mit ähnlicher Funktion werden auch vom IMV-Modell (O'Connor 2011) angenommen.

Bryan und Rudd betonen die Notwendigkeit, nicht nur differenzielle Risikofaktoren für Suizidgedanken und suizidales Verhalten zu identifizieren (entsprechend des *Ideation-to-Action-Modells*), sondern stärker den zeitlichen Verlauf dieser Faktoren sowie suizidaler Phänomene selbst, so wie ihre Interaktions- und Aufschaukelungsprozesse in den Fokus wissenschaftlicher Untersuchungen zu nehmen. Damit bietet die FVT einen guten konzeptionellen Rahmen für aktuell vermehrt durchgeführte Studien (Forkmann u. a. 2018; Hallensleben u. a. 2019; Kleiman u. a. 2017; Stenzel u. a. 2020), in denen zeitliche Verläufe, z. B. mittels smartphonebasierten Ecological Momentary Assessments (EMA) hochfrequent abgebildet werden (siehe Kapitel »Neue Technologien bei der Behandlung von Patientinnen und Patienten mit suizidalem Erleben und Verhalten«, S. 292).

Empirische Befundlage zur Fluid Vulnerability Theorie Die FVT wurde bisher noch wenig gezielt untersucht – dennoch gibt es eine Reihe von Ergebnissen, die mit den grundsätzlichen Annahmen der Theorie in Einklang steht. So legen Befunde nahe, dass Depressivität Einfluss auf den Zusammenhang zwischen Symptomen Posttraumatischer Belastungsstörungen und dem Übergang von suizidalen Gedanken zu suizidalem Verhalten nimmt (Panagioti u.a. 2009), was der in der *Fluid Vulnerability Theorie* getroffenen Annahme der interaktionellen Einflüsse mehrerer Risikofaktoren auf suizidales Erleben und Verhalten entspräche. Studien, in denen als Selbstbeurteilungsinstrument die »Suicide Cognitions Scale« (SCS) verwendet wird, die neben den aus ITSV und IMV-Modell bekannten, weitere suizidalitätsrelevante Kognitionen wie Selbsthass oder Unaushaltbarkeitsüberzeugungen misst, legen nahe, dass wie von der FVT angenommen eine Vielzahl unterschiedlicher Denkmuster und Überzeugungen mit Suizidgedanken und suizidalem Verhalten zusammenhängen – und dass sich kognitive Risikofaktoren somit nicht auf wenige, spezifische Überzeugungen beschränken (Bryan u.a. 2014; Bryan u.a. 2017; Ellis, Rufino 2015). Auch wurde die Annahme non-linearer Veränderungsprozesse suizidalen Erlebens und Verhaltens in einer Reihe hochwertiger empirischer Studien gestützt (Bryan u.a. 2018; Bryan, Rudd 2018; Bryan u.a. 2016). Zusammenfassend zeigen sich somit deutliche empirische Hinweise auf die Gültigkeit der von der FVT postulierten Annahmen, die zukünftige Forschung anregen können (siehe hierzu Bryan u.a. 2020).

Was bedeutet das für die praktische Arbeit?

In der Suizidalitätsdiagnostik und Suizidrisikoabschätzung sollten die zentralen Variablen der hier dargestellten Theorien beurteilt werden (siehe Kapitel »Risikoabschätzung und Diagnostik«, S. 115). Dies kann im diagnostischen Gespräch oder aber mittels wissenschaftlich überprüfter (validierter) Fragebögen erfolgen (Forkmann u.a. 2016). Für die Erfassung der wahrgenommenen Belastung für andere (engl. »thwarted belongingness«) und des enttäuschten Wunsches nach Zugehörigkeit (engl. »perceived burdensomeness«) steht mit der deutschen Version des »Interpersonal Needs Questionnaires« (INQ) ein validiertes Messinstrument zur Verfügung (Glaesmer u.a. 2014; Hallensleben u.a. 2016). Die Fähigkeit, sich zu töten (engl. »capability for suicide«), kann mittels des »German Capability for Suicide Questionnaires« (GCSQ) gemessen werden (Wachtel u.a. 2014). Für die Erfassung von Demütigung (engl. »defeat«) und Gefangensein (engl. »entrapment«) stehen gleich zwei Möglichkeiten zur Verfügung: Zum einen existieren validierte deutsche Versionen der Langformen der »Defeat Scale« (Forkmann u.a. 2017) und »Entrapment Scale« (Trachsel u.a. 2010), zum anderen wurde kürzlich die »Short Defeat and Entrapment Scale« (SDES) für den deutschen Sprachraum überprüft (Höller u.a. 2020). Die im Rahmen der FVT betrachteten suizidalen Kognitionen können mit der »Suicide Cognitions Scale« (SCS) erfasst werden (Spangenberg u.a. 2019b).

Für die therapeutische Arbeit bieten die vorgestellten Theorien, insbesondere die *Interpersonale Theorie suizidalen Verhaltens* und das *Integrative Motivational-Volitionale Modell suizidalen Verhaltens* einen hilfreichen konzeptionellen Rahmen. Es empfiehlt sich, gezielt an den in den Theorien genannten Variablen anzusetzen. So sollte versucht werden, Gefühle von Einsamkeit, Unerwünschtheit und des Eindruckes, eine Last für andere zu sein, sowie auch insbesondere Ausweglosigkeitserleben (engl. »entrapment«) im therapeutischen Gespräch mittels gezielter Interventionen zu reduzieren. Auch ist das gezielte Erfragen dieser Aspekte häufig bereits mit einer Entlastung der Betroffenen und einer Erweiterung der zumeist auf den Suizid als einzige Handlungsoption eingeengten Perspektive verbunden. Hinsichtlich der Suizidrisikoabschätzung und des Risikomanagements empfiehlt es sich, gezielt die mit suizidalem Verhalten assoziierten Aspekte wie der Fähigkeit, sich zu töten (engl. »capability for suicide«), sowie Moderatoren des Übergangs von Suizidgedanken zu suizidalem Verhalten zu erfragen und entsprechende Maßnahmen wie die Entfernung tödlicher Mittel aus dem Umfeld der Patientinnen und Patienten einzuleiten (siehe Teismann u.a. 2016).

Fazit und Ausblick

Die Fortschritte der letzten Jahre in der psychologischen Theoriebildung zur Erklärung suizidalen Erlebens und Verhaltens sind generell sehr erfreulich. Insbesondere die Konzeptionalisierung von Suizidalität im Rahmen von *Ideation-to-Action-Modellen* hilft dabei, zukünftige Forschungsbemühungen spezifischer auszurichten und die diagnostische wie therapeutische Praxis entsprechend zu erweitern. Nicht zuletzt durch diese Modelle hat sich in den letzten Jahren die Anzahl der veröffentlichten Studien zu Aspekten der Entstehung suizidalen Erlebens und Verhaltens vervielfacht (Franklin u.a. 2017).

Gleichwohl sollte man sich vor Augen halten, dass diese sparsamen theoretischen Modelle nicht notwendigerweise geeignet sind, ein so komplexes Phänomen wie einen Suizidversuch zuverlässig vorherzusagen – und dies auch gar nicht zwangsläufig anstreben (Klonsky 2018). Für das Verständnis des klinischen Phänomens und die Ableitung zukünftiger Forschungsfragen sind sie aber von großem Nutzen. Es ist denkbar, dass sich die zukünftige Theoriebildung noch stärker den unmittelbaren Risikofaktoren für suizidales Erleben und Verhalten zuwendet (proximale Risikofaktoren). Hierfür spricht zum einen, dass die Anzahl der Studien, die die kurzfristige Wirkung von Risikofaktoren und die Dynamik von Entwicklungsverläufen untersuchen, in den letzten Jahren zugenommen hat (Forkmann u.a. 2018; Hallensleben u.a. 2019; Kleiman u.a. 2017) und die verstärkte Zuwendung zu kurzfristigen Risikofaktoren suizidalen Verhaltens von manchen Autoren auch explizit gefordert wird (Franklin u.a. 2017). Zum anderen wurden jüngst diagnostische Kriterien für akute psychopathologische Syndrome, die mit einem erhöhten Risiko suizidalen Verhaltens einhergehen, vorgeschlagen.

Die Arbeitsgruppen um Megan L. Rogers (2017) und Thomas Joiner (2018) schlagen die Einführung der akuten suizidalen-affektiven Störung (engl. »acute suicidal affective disturbance«, ASAD) vor (siehe »Suizidalität als eigenständige Störungskategorie«, S. 17), die durch eine rapide Zunahme in der Umsetzungsabsicht suizidaler Pläne, soziale Entfremdung, einem erhöhten Erregungszustand (engl. »arousal«) und der Überzeugung der Unauflösbarkeit dieses Zustands gekennzeichnet sein soll.

Die Arbeitsgruppe von Galynker (2017) wiederum propagiert das Suicide Crisis Syndrome (SCS), das sich vor allem durch ein Gefühl der Ausweglosigkeit, eine Verstärkung der affektiven Belastung (im Sinne psychischen Schmerzes), eine Reduktion der kognitiven Kontrolle und eine Verstärkung des Erregungszustands (engl. »arousal«) auszeichnen soll (siehe auch Schuck u.a. 2019; Yaseen u.a. 2019).

Die beiden vorgeschlagenen Syndrome zeigen einige Überlappungen (Joiner u.a. 2018; Rogers u.a. 2017). Es ist zu hoffen, dass diese Entwicklungen die Forschungsbemühungen zur Vorhersage und Erklärung suizidalen Erlebens und Verhaltens weiter stimulieren werden, um Menschen mit einem akuten Suizidrisiko sicherer identifizieren und ihnen dadurch eine angemessene therapeutische Unterstützung anbieten zu können.

Weiterführende Literatur

Galynker, I. (2017): The suicidal crisis. Clinical guide to the assessment of imminent suicide risk. Oxford: University Press.

Joiner, T. (2005): Why people die by suicide. Cambridge, MA: Harvard University Press.

Klonsky, E. D.; Saffer, B. Y.; Bryan, C. J. (2018): Ideation-to-action theories of suicide. A conceptual and empirical update. In: Current Opinion in Psychology, 22, S. 38–43. doi:10.1016/j.copsyc.2017.07.020.

O'Connor, R. C.; Kirtley, O. (2018): The integrated motivational-volitional model of suicidal behaviour. In: Philosophical Transactions Of The Royal Society B-Biological Sciences, 373 (1754). doi:10.1098/rstb.2017.0268.

Literatur

Abramson, L. M.; Alloy, L. B.; Hogan, M. E.; Whitehouse, W. G.; Gibb, B. E. u. a. (2000): The hopelessness theory of suicidality. In: Joiner, T. E.; Rudd, M. D. (Hg.): Suicide science. Expanding the boundaries, S. 17–32. Norwell, MA: Kluwer Academic Publishers.

Baumeister, R. F. (1990): Suicide as escape from self. In: Psychological Review, 97 (1), S. 90–113. doi:10.1037/0033-295x.97.1.90.

Beck, A. T. (1967): Depression. Clinical, experimental, and theoretical aspects. New York, NY: Harper & Row.

Beurs, D. De; Fried, E. I.; Wetherall, K.; Cleare, S.; O'Connor, D. B.; Ferguson, E. u. a. (2019): Exploring the psychology of suicidal ideation. A theory driven network analysis. In: Behaviour Research and Therapy, 120, 103419. doi.org/10.1016/j.brat.2019.103419.

Branley-Bell, D.; O'Connor, D. B.; Green, J. A.; Ferguson, E.; O'Carroll, R. E. u. a. (2019): Distinguishing suicide ideation from suicide attempts. Further test of the Integrated Motivational-Volitional Model of Suicidal Behaviour. In: Journal of Psychiatric Research, 117, S. 100–107. doi:10.1016/j.jpsychires.2019.07.007.

Bryan, C. J.; Butner, J. E.; May, A. M; Rugo, K. F.; Harris, J. u. a. (2020): Nonlinear change processes and the emergence of suicidal behavior. A conceptual model based on the fluid vulnerability theory of suicide. In: New Ideas in Psychology, 57, doi:10.1016/j.newideapsych.2019.100758.

Bryan, C. J.; Butner, J. E.; Sinclair, S.; Bryan, A. B. O.; Hesse, C. M. u. a. (2018): Predictors of emerging suicide death among military personnel on social media networks. In: Suicide and Life-Threatening Behavior, 48 (4), S. 413–430. doi:10.1111/sltb.12370.

Bryan, C. J.; Kanzler, K. E.; Grieser, E.; Martinez, A.; Allison, S. u. a. (2017): A shortened version of the Suicide Cognitions Scale for Identifying Chronic Pain Patients at Risk for Suicide. In: Pain Practice, 17 (3), S. 371–381. doi:10.1111/papr.12464.

Bryan, C. J.; Rudd, M. D. (2016): The importance of temporal dynamics in the transition from suicidal thought to behavior. In: Clinical Psychology-Science and Practice, 23 (1), S. 21–25. doi:10.1111/cpsp.12135.

Bryan, C. J.; Rudd, M. D. (2018): Nonlinear change processes during psychotherapy characterize patients who have made multiple suicide attempts. In: Suicide and Life-Threatening Behavior, 48 (4), S. 386–400. doi:10.1111/sltb.12361.

Bryan, C. J.; Rudd, M. D.; Peterson, A. L.; Young-McCaughan, S.; Wertenberger, E. G. (2016): The ebb and flow of the wish to live and the wish to die among suicidal military personnel. In: Journal of Affective Disorders, 202, S. 58–66. doi:10.1016/j.jad.2016.05.049.

Bryan, C. J.; Rudd, M. D.; Wertenberger, E.; Etienne, N.; Ray-Sannerud, B. N. u. a. (2014): Improving the detection and prediction of suicidal behavior among military personnel by measuring suicidal beliefs. An evaluation of the Suicide Cognitions Scale. In: Journal of Affective Disorders, 159, S. 15–22. doi:10.1016/j.jad.2014.02.021.

Chu, C.; Buchman-Schmitt, J. M.; Stanley, I. H.; Hom, M. A.; Tucker, R. P. u. a. (2017): The interpersonal theory of suicide. A systematic review and meta-analysis of a decade of cross-national research. In: Psychological Bulletin, 143 (12), S. 1313–1345. doi:10.1037/bul0000123.

Dhingra, K.; Klonsky, E. D.; Tapola, V. (2019): An empirical test of the three-step theory of Suicide in UK university students. In: Suicide and Life-Threatening Behavior, 49 (2), S. 478–487. doi:10.1111/sltb.12437.

Ellis, T. E.; Rufino, K. A. (2015): A psychometric study of the Suicide Cognitions Scale with psychiatric inpatients. In: Psychological Assessment, 27 (1), S. 82–89. doi:10.1037/pas0000028.

Forkmann, T.; Glaesmer, H.; Paashaus, L.; Rath, D.; Schönfelder, A.; Stengler, K.; Teismann, T. (2020): Interpersonal-Psychological Theory of Suicidal Behavior: prospective examination. In: The British Journal of Psychiatry Open, 6, e113, S. 1–7. doi:10.1192/bjo.2020.93.

Forkmann, T.; Spangenberg, L.; Rath, D.; Hallensleben, N.; Hegerl, U. u.a. (2018): Assessing suicidality in real time. A psychometric evaluation of self-report items for the assessment of suicidal ideation and its proximal risk factors using ecological momentary assessments. In: Journal of Abnormal Psychology, 127 (8), S. 758–769. doi:10.1037/abn0000381.

Forkmann, T.; Stenzel, J.S.; Rath, D.; Glaesmer, H.; Teismann, T. (2017): Defeated by life – validation of a german version of the Defeat Scale (DS-d). In: Psychotherapie, Psychosomatik, Medizinische Psychologie, 68 (7), S. 300–308. doi:10.1055/s-0043-107027.

Forkmann, T.; Teismann, T. (2017): Entrapment, perceived burdensomeness and thwarted belongingness as predictors of suicide ideation. In: Psychiatry Research, 257, S. 84–86. doi:10.1016/j.psychres.2017.07.031.

Forkmann, T.; Teismann, T.; Glaesmer, H. (2016): Diagnostik von Suizidalität. Göttingen: Hogrefe.

Franklin, J.C.; Ribeiro, J.D.; Fox, K.R.; Bentley, K.H.; Kleiman, E.M. u.a. (2017): Risk factors for suicidal thoughts and behaviors. A meta-analysis of 50 years of research. In: Psychological Bulletin, 143 (2), S. 187–232. doi:10.1037/bul0000084.

Gilbert, P.; Allan, S. (1998): The role of defeat and entrapment (arrested flight) in depression. An exploration of an evolutionary view. In: Psychological Medicine, 28 (3), S. 585–598. doi:10.1017/s0033291798006710.

Glaesmer, H.; Hallensleben, N.; Forkmann, T.; Spangenberg, L.; Kapusta, N. u.a. (2017): Testing the main prediction of the Interpersonal Theory of Suicide in a representative sample of the German general population. In: Journal of Affective Disorders, 211, S. 150–152. doi:10.1016/j.jad.2017.01.010.

Glaesmer, H.; Spangenberg, L.; Scherer, A.; Forkmann, T. (2014): Assessing desire for suicide. First results on psychometric properties of the German version of the Interpersonal Needs Questionnaire (INQ). In: Psychiatrische Praxis, 41 (5), S. 250–256. doi:10.1055/s-0033-1343321.

Hallensleben, N.; Glaesmer, H.; Forkmann, T.; Rath, D.; Strauss, M. u.a. (2019): Predicting suicidal ideation by interpersonal variables, hopelessness and depression in real-time. An ecological momentary assessment study in psychiatric inpatients with depression. In: European Psychiatry, 56, S. 43–50. doi:10.1016/j.eurpsy.2018.11.003.

Hallensleben, N.; Spangenberg, L.; Kapusta, N.D.; Forkmann, T.; Glaesmer, H. (2016): The German version of the Interpersonal Needs Questionnaire (INQ). Dimensionality, psychometric properties and population-based norms. In: Journal of Affective Disorders, 195, S. 191–198. doi:10.1016/j.jad.2016.01.045.

Höller, I.; Teismann, T.; Cwik, J.C.; Glaesmer, H.; Spangenberg, L. u.a. (2020): Short defeat and entrapment scale. A psychometric investigation in three German samples. In: Comprehensive Psychiatry, 98. doi:10.1016/j.comppsych.2020.152160.

Joiner, T.E.; Simpson, S.; Rogers, M.L.; Stanley, I.H.; Galynker, I.I. (2018): Whether called acute suicidal affective disturbance or suicide crisis syndrome, a suicide-specific diagnosis would enhance clinical care, increase patient safety, and mitigate clinician liability. In: Journal of Psychiatric Practice, 24 (4), S. 274–278. doi:10.1097/PRA.0000000000000315.

Kleiman, E.M.; Turner, B.J.; Fedor, S.; Beale, E.E.; Huffman, J.C. u.a. (2017): Examination of real-time fluctuations in suicidal ideation and its risk factors. Results from two ecological momentary assessment studies. In: Journal of Abnormal Psychology, 126 (6) S. 726–738. doi:10.1037/abn0000273.

Klonsky, E.D. (2018): Toward a parsimonious understanding of suicide. Comparing the Three Step Theory to Malhi and colleagues' Integrated Model. In: Bipolar Disorders, 20 (6), S. 568–569. doi:10.1111/bdi.12672.

Klonsky, E.D.; May, A.M. (2014): Differentiating suicide attempters from suicide ideators. A critical frontier for suicidology research. In: Suicide and Life-Threatening Behavior, 44 (1), S. 1–5. doi:10.1111/sltb.12068.

Klonsky, E.D.; May, A.M. (2015): The Three-Step Theory (3ST). A new theory of suicide rooted in the »ideation-to-action« framework. In: International Journal of Cognitive Therapy, 8 (2), S. 114–129. doi:10.1521/ijct.2015.8.2.114.

Klonsky, E.D.; May, A.M.; Saffer, B.Y. (2016): Suicide, suicide attempts, and suicidal ideation. In: Annual Review of Clinical Psychology, 12, S. 307–330. doi:10.1146/annurev-clinpsy-021815-093204.

Li, X.; Ren, Y.; Zhang, X.; Zhou, J.; Su, B. u.a. (2020): Testing the integrated motivational-volitional model of suicidal behavior in Chinese adolescents. In: Archives of Suicide Research, S. 1–17. doi:10.1080/13811118.2019.1690607.

Ma, J.; Batterham, P.J.; Calear, A.L.; Han, J. (2016): A systematic review of the predictions of the interpersonal-psychological theory of suicidal behavior. In: Clinical Psychology Review, 46, S. 34–45. doi:10.1016/j.cpr.2016.04.008.

May, A.M.; Klonsky, E.D. (2013): Assessing motivations for suicide attempts. Development and psychometric properties of the inventory of motivations for suicide attempts. In: Suicide and Life-Threatening Behavior, 43 (5), S. 532–546. doi:10.1111/sltb.12037.

O'Connor, R. (2011): Towards an integrated motivational-volitional model of suicide behavior. In: O'Connor, R.; Platt, S.; Gordon, J. (Hg.): International handbook of suicide prevention. Research, policy and practice, S. 181–198. Oxford: John Wiley & Sons, Ltd.

O'Connor, R. C.; Smyth, R.; Ferguson, E.; Ryan, C.; Williams, J. M. (2013): Psychological processes and repeat suicidal behavior. A four-year prospective study. In: Journal of Consulting and Clinical Psychology, 81 (6), S. 1137–1143. doi: 10.1037/a0033751.

Orden, K. A. van; Witte, T. K.; Cukrowicz, K. C.; Braithwaite, S. R.; Selby, E. A. u. a. (2010): The interpersonal theory of suicide. In: Psychological Review, 117 (2), S. 575–600. doi: 10.1037/a0018697.

Paashaus, L.; Forkmann, T.; Glaesmer, H.; Juckel, G.; Rath, D. u. a. (2020): Pain persistence and lethality of suicide attempts. In: Clinical Psychology and Psychotherapy, 27 (4), S. 542–547. doi:10.1002/cpp.2438.

Panagioti, M.; Gooding, P.; Tarrier, N. (2009): Post-traumatic stress disorder and suicidal behavior. A narrative review. In: Clinical Psychology Review, 29 (6), S. 471–482. doi:10.1016/j.cpr.2009.05.001.

Rogers, M. L.; Chiurliza, B.; Hagan, C. R.; Tzoneva, M.; Hames, J. L. u.a. (2017): Acute suicidal affective disturbance. Factorial structure and initial validation across psychiatric outpatient and inpatient samples. In: Journal of Affective Disorders, 211, S. 1–11. doi:10.1016/j.jad.2016.12.057.

Rogers, M. L.; Galynker, I.; Yaseen, Z. S.; DeFazio, K.; Joiner, T. E. (2017): An overview and comparison of two proposed suicide-specific diagnoses. Acute suicidal affective disturbance and suicide crisis syndrome. In: Psychiatric Annals, 47, S. 416–420. doi:10.3928/00485713-20170630-01.

Rudd, M. D. (2006): Fluid Vulnerability Theory: A cognitive approach to understanding the process of acute and chronic suicide risk. In: Ellis, T. E. (Hg.): Cognition and Suicide. Theory, research, and therapy, S. 355–368. Washington D.C.: American Psychological Association.

Schuck, A.; Calati, R.; Barzilay, S.; Bloch-Elkouby, S.; Galynker, I. (2019): Suicide crisis syndrome. A review of supporting evidence for a new suicide-specific diagnosis. In: Behavioral Sciences and the Law, 37 (3), S. 223–239. doi:10.1002/bsl.2397.

Shneidman, E. S. (1985): Definition of suicide. New York, NY: Wiley.

Shneidman, E. S. (1993): Suicide as psychache. A clinical approach to self-destructive behavior. Northfield, NJ: Jason Aronson.

Smith, P.; Cukrowicz, K. (2010): Capable for suicide: a functional model of the acquired capability component of the interpersonal-psychological theory of suicide. In: Suicide and Life-Threatening Behavior, 40, (3), S. 266–275. doi:10.1521/suli.2010.40.3.266.

Spangenberg, L.; Glaesmer, H.; Hallensleben, N.; Rath, D.; Forkmann, T. (2019 a): (In)stability of capability for suicide in psychiatric inpatients. Longitudinal assessment using ecological momentary assessments. In: Suicide and Life-Threatening Behavior, 49 (6), S. 1560–1572. doi:10.1111/sltb.12547.

Spangenberg, L.; Glaesmer, H.; Hallensleben, N.; Schonfelder, A.; Rath, D.; Forkmann, T.; Teismann, T. (2019 b): Psychometric properties of the German version of the suicide cognitions scale in two clinical samples. In: Psychiatry Research, 274, S. 254-262. doi:10.1016/j.psychres.2019.02.047.

Stenzel, J. S.; Höller, I.; Rath, D.; Hallensleben, N.; Spangenberg, L. u. a. (2020): Do feelings of defeat and entrapment change over time? An investigation of the Integrated Motivational-Volitional Model of suicidal behaviour using ecological momentary assessments. In: International Journal of Environmental Research and Public Health, 17 (13), doi:10.3390/ijerph17134685.

Teismann, T.; Brailovskaia, J. (2020): Entrapment, positive psychological functioning and suicide ideation. A moderation analysis. In: Clinical Psychology and Psychotherapy, 27 (1), S. 34–41. doi:10.1002/cpp.2403.

Teismann, T.; Forkmann, T. (2017): Rumination, entrapment and suicide ideation. A mediational model. In: Clinical Psychology and Psychotherapy, 24 (1), S. 226–234. doi:10.1002/cpp.1999.

Teismann, T.; Forkmann, T.; Rath, D.; Glaesmer, H.; Margraf, J. (2016): Perceived burdensomeness and suicide ideation in adult outpatients receiving exposure therapy for anxiety disorders. In: Behaviour Research and Therapy, 85, S. 1–5. doi:10.1016/j.brat.2016.07.011.

Teismann, T.; Koban, C.; Illes, F.; Oermann, A. (2016): Psychotherapie suizidaler Patienten. Göttingen: Hogrefe.

Trachsel, M.; Krieger, T.; Gilbert, P.; Grosse, H. M. (2010): Testing a German adaption of the entrapment scale and assessing the relation to depression. In: Depression Research and Treatment, 2010, S. 1–10. doi:10.1155/2010/501782.

Wachtel, S.; Vocks, S.; Edel, M. A.; Nyhuis, P.; Willutzki, U. u. a. (2014): Validation and psychometric properties of the German Capability for

Suicide Questionnaire. In: Comprehensive Psychiatry, 55 (5), S. 1292–1302. doi:10.1016/j.comppsych.2014.03.008.

Wenzel, A.; Beck, A. T. (2008): A cognitive model of suicidal behavior. Theory and treatment. In: Applied & Preventive Psychology, 12 (4), S. 189–201. doi:10.1016/j.appsy.2008.05.001.

Wetherall, K.; Cleare, S.; Eschle, S.; Ferguson, E.; O'Connor, D. u. a. (2018): From ideation to action. Differentiating between those who think about suicide and those who attempt suicide in a national study of young adults. In: Journal of Affective Disorders, 241, S. 475–483. doi.org/10.1016/j.jad.2018.07.074.

Williams, J. M. G. (2001): Suicide and attempted suicice. London: Penguin Books.

Yaseen, Z. S.; Hawes, M.; Barzilay, S.; Galynker, I. (2019): Predictive validity of proposed diagnostic criteria for the suicide crisis syndrome. An acute presuicidal state. In: Suicide and Life-Threatening Behavior, 49 (4), S. 1124–1135. doi:10.1111/sltb.12495.

Genetische und neurobiologische Determinanten suizidalen Erlebens und Verhaltens

Dan Rujescu

Suizidales Erleben und Verhalten wird von einem komplexen Zusammenspiel vieler unterschiedlicher Faktoren beeinflusst. Risikofaktoren aus den Bereichen sozialer Interaktionen, Sozioökonomie, Medizin, traumatische Lebensereignisse sowie Persönlichkeitseigenschaften stehen dabei in Wechselwirkung mit prädisponierenden Faktoren wie kognitiver Flexibilität, neurobiologischen und genetischen Faktoren, die im Sinne prädisponierender Risikofaktoren in Wechselwirkung mit Umweltfaktoren fungieren.

Dieses Kapitel diskutiert die konsistentesten genetischen Befunde unter Berücksichtigung der Heritabilität suizidalen Verhaltens sowie der Bedeutung von Komorbiditäten und Persönlichkeitseigenschaften. Darüber hinaus werden Ergebnisse aus genetischen Assoziationsstudien in einen funktionellen Kontext gestellt, insbesondere in den Bereich der serotonergen Neurotransmission. Abschließend werden Gen-Umwelt-Interaktionen und epigenetische Ansätze beleuchtet.

Hinweise auf eine familiäre Häufung suizidalen Verhaltens wurden bereits 1838 von Esquirol beschrieben und in späteren Studien konkretisiert. So konnte in epidemiologischen Studien nachgewiesen werden, dass Kinder aus Familien, in denen ein Mitglied der Kernfamilie einen Suizidversuch unternommen hatte, selbst ein 3,7-fach erhöhtes Risiko für suizidales Verhalten aufwiesen. Dieses Risiko stieg bei zwei oder mehr betroffenen Familienmitgliedern auf das bis zu 7,3-fache an (Erlangsen, Fedyszyn 2015; Mittendorfer-Rutz u.a. 2008; Niederkrotenthaler u.a. 2012). Eine Ursache für das erhöhte Risiko kann aus diesen Beobachtungen jedoch nicht abgeleitet werden. Dafür kommen sowohl im Rahmen des sozialen Umfelds erlernte dysfunktionale Verhaltensweisen als Reaktion auf Krisensituationen, weitere Umgebungsfaktoren sowie Komorbiditäten mit psychischen Erkrankungen und auch eine genetische Vulnerabilität infrage. Zur Abschätzung des genetischen Anteils werden Zwillings- und Adoptionsstudien durchgeführt.

Erblichkeit suizidalen Verhaltens

Die Einschätzung der genetischen Heritabilität für einen Phänotyp durch Adoptions- und Zwillingsstudien beruht auf der Annahme, dass neben der bekannten genetischen Übereinstimmung von etwa 50 Prozent bei dizygoten und 100 Prozent bei monozygoten Zwillingen, eine relativ genaue Aussage über die geteilte Umgebung gemacht werden kann.
In Adoptionsstudien wird unter der Voraussetzung weitgehend geteilter Genetik der Anteil des Umwelteinflusses auf die Varianz des Verhaltens geschätzt. In Zwillingsstudien wird unter der Voraussetzung weitgehend geteilter Umwelt der Unterschied zwischen monozygoten und dizygoten Zwillingspaaren auf genetische Einflüsse zurückgeführt. Durch Adoptionsstudien konnte gezeigt werden, dass der Einfluss der biologischen Herkunft auf suizidales Verhalten größer war als der der Adoptivfamilie. So zeigte sich beispielsweise bei biologischen Verwandten von Adoptierten mit suizidalem Verhalten die Suizidrate im Vergleich zu den Adoptivverwandten um das 15-fache erhöht (Schulsinger 1979; Wender u. a. 1986). Die Heritabilität suizidalen Erlebens und Verhaltens (Suizidgedanken, -pläne, -versuche) wurde in einer umfangreichen Metaanalyse, die 32 Studien aus über 100 Jahren berücksichtigte, auf 30 bis 35 Prozent geschätzt. Hier zeigten sich 13,7 Prozent der 168 monozygoten und nur 1,4 Prozent der 347 dizygoten Zwillingspaare konkordant für suizidales Verhalten (Voracek, Loibl 2007). In einer älteren Studie lag die Bandbreite bei 33 bis 51 Prozent (Statham u. a. 1998), in einer neueren rein weiblichen Stichprobe ergaben sich Schätzungen von bis zu 58 Prozent (Thornton u. a. 2016). Aus diesen Beobachtungen lässt sich ein nicht unerheblicher Einfluss einer genetischen Risikokomponente auf suizidales Verhalten ableiten, der durch große epidemiologische Studien gestützt wird (Borczyskowski u. a. 2011; Tidemalm u. a. 2011). Da in über 90 Prozent der Fälle suizidalen Verhaltens eine Komorbidität mit einer psychischen Erkrankung zu beobachten ist, wurde die genetische Disposition lange Zeit auf die begleitende psychische Erkrankung zurückgeführt. Dass dies nur bedingt der Fall ist, zeigte eine groß angelegte Studie der WHO mit mehr als 100.000 Teilnehmenden aus 21 Ländern. Für jede der 16 untersuchten Diagnosen wurden hier signifikante Assoziationen mit suizidalem Verhalten nachgewiesen, ohne dass eine der Diagnosen dominierte, sodass diagnoseübergreifende suizidspezifische Risikofaktoren postuliert wurden (Qin u. a. 2002). Unter den Diagnosegruppen, die mit einem erhöhten Risiko verbunden sind, finden sich insbesondere Posttraumatische Belastungsstörungen (5,4–7,6), affektive Störungen (4,0–6,6) und Suchterkrankungen (3,7–5,5) (Nock u. a. 2009).

Identifizierung genetischer Risikofaktoren für suizidales Verhalten

Neben der häufigen Komorbidität mit weiteren psychischen Erkrankungen, handelt es sich bei suizidalem Verhalten um ein heterogenes, nicht immer einheitlich definiertes Phänomen, von dem nicht bekannt ist, ob es sich um einen Phänotyp mit Ausprägung unterschiedlicher Schweregrade von Plänen über Suizidversuchen bis zu Suiziden handelt, oder aber um distinkte Entitäten (siehe Kapitel »Definition und Klassifikation suizidalen Erlebens und Verhaltens«, S. 9). Diese Problematik hat einen großen Einfluss auf die Konzeption genetischer Studien, und ist möglicherweise mitverantwortlich für die bislang inkonsistente Befundlage. Die meisten Studien, die sich mit der Genetik suizidalen Verhaltens auseinandersetzen, untersuchen aufgrund der besseren Zugänglichkeit Populationen mit dem Phänotyp Suizidversuch, einige wenige mit Suizid oder Suizidgedanken. Zunehmend wird in populationsbasierten Stichproben unter Berücksichtigung des Schweregrads das gesamte suizidale Spektrum zusammengefasst.

Kopplungsstudien

Die Identifizierung genetischer Risikofaktoren kann mit verschiedenen Methoden angegangen werden. Eine der älteren Methoden, die Kopplungsanalyse, beruht auf der Annahme, dass ein chromosomaler DNA-Bereich umso wahrscheinlicher eine Auswirkung auf einen Phänotyp besitzt, je häufiger er mit diesem segregiert. Entsprechend werden diese Untersuchungen an Geschwisterpaaren, Trios (Betroffene und Eltern) und Multiplexfamilien (Familien mit mehreren Betroffenen) durchgeführt. Der Nachteil des Verfahrens liegt in seiner geringen Auflösung, da die für ein Merkmal (z. B. Suizidversuch) als relevant identifizierten Bereiche der DNA meist sehr viele Gene enthalten und deswegen eine nur sehr grobe Kartierung darstellen, die in weiteren Analysen genauer aufgeschlüsselt werden müssen.
Mit dieser Methode konnte durch die Bestimmung von 336 Mikrosatelliten an 2071 Geschwisterpaaren aus Familien mit Alkoholabhängigkeit eine signifikante Kopplung des Phänotyps Suizidversuch mit einem Locus auf Chromosom 2p11 identifiziert werden (Hesselbrock u. a. 2004). Fast zeitgleich wurde in 81 Familien mit affektiven Störungen eine signifikante Kopplung des Locus 8p22-p21 mit suizidalem Verhalten publiziert. Eine Kopplung mit 2p11 wurde

hier nicht nachgewiesen, jedoch ergab sich in diagnosespezifischen Untergruppen neben den Bereichen 5q31-q33, 6q12, 11q25, Xq25-26.1 ein Zusammenhang mit der benachbarten Region 2p12 (Zubenko u. a. 2004). Eine Kopplung der Regionen 1q44, 2q24, 4p16, 6q25, 8q24, 10q21 und 10q25 mit suizidalem Verhalten wurde in 154 Multiplexfamilien mit bipolarer Störung nachgewiesen (Cheng u. a. 2006). Eine spätere Analyse konnte unter Verwendung von 1060 Mikrosatelliten keine genomweiten Kopplungssignale bestimmen, fand jedoch unterschwellige Hinweise auf eine Beteiligung der bereits beschriebenen Region 2p12 sowie der Regionen 3p14, 9p24.3 und 18q22 (Butler u. a. 2010). Insgesamt erbrachten Kopplungsstudien sehr heterogene Ergebnisse, lediglich für die Region 2p11-12 ergaben sich in mehr als einer Untersuchung Hinweise auf eine Kopplung mit suizidalem Verhalten. In einer Studie, in der 43 Hochrisikogroßfamilien mit Suiziden in mehreren Generationen untersucht wurden, konnten 30 genomische Regionen identifiziert werden, die mit Suiziden in Familien segregierten (p = 2,2x10-7-1,3x10-18), wobei von 207 in diesen Regionen lokalisierten Genen 18 bereits in früheren Studien mit Suizidrisiko in Verbindung gebracht worden waren. Eine Überlappung mit Ergebnissen aus früheren Kopplungsstudien gab es nicht (Coon u. a. 2018). Aufgrund der relativ geringen Stichprobengrößen und der heterogenen Studiendesigns sind die inkonsistenten Ergebnisse der Kopplungsstudien zu suizidalem Verhalten nicht überraschend. Hinzu kommt, dass sich diese Art von Studien eher für die Untersuchung von Phänotypen eignet, die auf wenigen genetischen Änderungen mit großen Effekten beruhen, eine Annahme, die durch obige Studien als widerlegt gelten kann und auf den komplexen und polygenen Charakter des Phänotyps hinweist.

Assoziationsstudien

Für die Identifizierung von genetischen Risikoorten mit kleinen Effekten, wie sie für suizidales Verhalten als multifaktoriellem polygenen Phänotyp zu erwarten sind, stellen Fall-Kontroll-Assoziationsstudien eine geeignete Methode dar. Grundlage dafür ist ein statistischer Vergleich von Allel-, Genotyp- und Haplotypfrequenzen zwischen zwei Gruppen, z. B. Gruppe der Träger des Merkmals Suizidalität im Vergleich zu einer Kontrollgruppe. Dabei kann sowohl hypothesengeleitet unter Verwendung von Kandidatengenen sowie hypothesenfrei in Form von genomweiten Assoziationsstudien (GWAS) vorgegangen werden.

Kandidatengene des serotonergen Systems

Unter Kandidatengenen werden Gene verstanden, die möglicherweise mit dem Auftreten von genetisch beeinflussten Erkrankungen verknüpft sind. Kandidatengene rekrutierten sich häufig aus den Wirkorten der im Rahmen der Erkrankung eingesetzten Medikation oder beobachteter Veränderungen biochemischer Marker (z. B. veränderte Serotoninspiegel im Liquor). Dies führte zur Genotypisierung einzelner Varianten meist mit Hinweisen auf eine funktionelle Konsequenz wie einen Aminosäureaustausch oder eine veränderte Promoteraktivität. Ausschlaggebend für gezielte Untersuchungen von Genen des serotonergen Systems waren Beobachtungen, dass suizidales Verhalten replizierbar mit erniedrigten CSF-Spiegeln des Serotoninmetaboliten 5-HIES (5-Hydroxyindolessigsäure) einherging (Asberg u. a. 1976; Chatzittofis u. a. 2013), die als Hinweis auf ein präsynaptisches serotonerges Defizit interpretiert wurden. Entsprechend wurden kompensatorische regulatorische Mechanismen wie eine vermehrte Expression postsynaptischer Serotoninrezeptoren (1A und 2A) postuliert. Die dazu vorliegenden Befunde sind jedoch heterogen (siehe Übersicht bei Pandey 2013) und möglicherweise von der Letalität des Versuchs abhängig (Sullivan u. a. 2015).

Tryptophanhydroxylasen 1 und 2 Serotonin entsteht durch Decarboxylierung von 5-Hydroxytryptophan, welches durch die Schrittmacherenzyme der Serotoninsynthese, die Tryptophanhydroxylasen 1 und 2 (TPH 1 und 2) aus Tryptophan durch Hydroxylierung synthetisiert wird. Analysen der viel untersuchten intronischen Variante A218C des TPH1-Gens zeigten ein gehäuftes Auftreten des A-Allels bei Patienten mit suizidalem Verhalten (Li, He 2006; Beden u. a. 2016; Rujescu u. a. 2003 a). Der Zusammenhang von TPH1-Polymorphismen mit suizidalem Verhalten wurde unter Einbezug weiterer Polymorphismen durch Metaanalysen bestätigt (Antypa u. a. 2013 b; Clayden u. a. 2012; González-Castro u. a. 2014; Pawlak u. a. 2016).

Des Weiteren konnte eine Assoziation zwischen einer TPH1-Variante und der Reduktion der grauen Substanz bei depressiven Patientinnen und Patienten mit suizidalem Verhalten nachgewiesen werden (Lee u. a. 2018). TPH2, dem zweiten Isoenzym, wird wegen seines im Vergleich zu TPH1 wesentlich ausgeprägteren Vorkommens im Gehirn eine wichtigere Rolle zugeschrieben (Walther u. a. 2003). Eine erste Assoziationsstudie wies zwar auf einen Zusammenhang mit Suiziden hin (Zill u. a. 2004), weitere Untersuchungen führten jedoch zu widersprüchlichen Ergebnissen (González-Castro u. a. 2014; Choong u. a. 2014; Pawlak u. a. 2016).

Monoaminoxidasen Monoaminoxidasen katalysieren die oxidative Desaminierung verschiedener biogener Amine wie Dopamin, Noradrenalin und Serotonin in Mitochondrien. Die beiden Monoaminoxidasen (MAO-A und MAO-B) werden von benachbarten Genen auf dem X-Chromosom codiert. Die Desaminierung von Serotonin wird überwiegend durch die MAO-A katalysiert. Assoziationsstudien zu Varianten in dem Gen MAO-A und hier insbesondere zu einem funktionellen Längen-Polymorphismus in der Promotorregion mit Einfluss auf die Transkriptionsrate des Gens, konnten keinen direkten Zusammenhang zu suizidalem Verhalten finden (Hung u. a. 2012), es wird jedoch ein indirekter Einfluss über impulsiv-aggressives Verhalten diskutiert, welches als Risikofaktor für suizidales Verhalten gilt (Balestri u. a. 2017; Caspi u. a. 2002). Die Isoform MAO-B zeigt im Gehirn ihre stärkste Expression in Astrozyten und serotonergen Neuronen. Eine verminderte Aktivität des Enzyms scheint mit impulsivem, (auto-)aggressivem Verhalten zu korrelieren, ohne jedoch diagnosespezifisch zu sein oder einen konsistenten Zusammenhang zu suizidalem Verhalten zu zeigen (Antypa u. a. 2013a).

Serotonin-Transporter Die Wiederaufnahme des Serotonins aus dem synaptischen Spalt wird durch den in präsynaptischen Membranen serotonerger Neurone lokalisierten Serotonin-Transporter (5-HTT, SLC6A4) bewerkstelligt. Besonders häufig wurde eine 44bp Insertions-/Deletionsvariante in der 5'-Genregion untersucht, die einen Einfluss auf die Transkriptionseffizienz zeigt (Lesch u. a. 1996). In einer Metaanalyse, die 31 Fallkontrollstudien mit 6324 Patientinnen und Patienten und 10285 Kontrollen berücksichtigte, war nur in der Untergruppe mit Suizidversuch eine Assoziation zu entdecken, nicht jedoch in der Gruppe mit Suiziden (Clayden u. a. 2012), ein Ergebnis, das sich in ähnlicher Form auch in weiteren Metaanalysen zeigte (Schild u. a. 2013; Fanelli, Serretti 2019). Zusätzlich ergeben sich deutliche Hinweise auf eine Assoziation des Serotonintransporters mit den Persönlichkeitseigenschaften erhöhte Impulsivität und Aggressivität, die mehrfach in Zusammenhang mit einem erhöhten Risiko für suizidales Verhalten beschrieben wurden (Barzman u. a. 2015; Medeiros Alves u. a. 2015).

Serotoninrezeptoren Für den Menschen sind mindestens 14 verschiedene Serotoninrezeptoren bekannt, die sowohl prä- als auch postsynaptisch lokalisiert sind, sodass Serotonin sehr unterschiedliche Auswirkungen auf die Neurotransmission aufweisen kann. Einzelne Serotoninrezeptoren sind wiederholt mit suizidalem Verhalten in Zusammenhang gebracht worden.

HTR1-Rezeptoren sind G-Protein-gekoppelte Rezeptoren, die zu einer Inhibition der Adenylatzyklase und zur nachfolgenden Reduktion des second

messengers cAMP führen. Zwei der sechs zu dieser Familie gehörigen Rezeptoren wurden in Zusammenhang mit suizidalem Verhalten untersucht. Für den HTR1A-Rezeptor wurde für eine funktionelle Variante im Promoter (C-1019G, rs6295), die die Bindung von Transkriptionsfaktoren beeinflusst, eine Überrepräsentation des G-Allels bei Suizidopfern identifiziert (Lemonde u. a. 2003). In weiteren Studien konnte dieser Befund jedoch weitgehend nicht bestätigt werden (Angles u. a. 2012; González-Castro u. a. 2013; Höfer u. a. 2016; Schild u. a. 2013; Serretti u. a. 2007), oder lieferte einen gegenläufigen Befund, allerdings in einem enger definierten Phänotyp (Vorhandensein suizidaler Überlegungen) (Kao u. a. 2017).
Ein Zusammenhang zu aggressivem Verhalten konnte bisher ebenfalls nicht hergestellt werden, es gibt jedoch Hinweise auf einen Einfluss auf impulsives Verhalten (Benko u. a. 2010). Eine Variante (G861C, rs6296) des zweiten in Zusammenhang mit suizidalem Verhalten untersuchten HTR1-Rezeptors, HTR1B, wurde in einer frühen Studie mit Suizidversuchen bei Personen mit Persönlichkeitsstörungen assoziiert (New u. a. 2001), konnte jedoch in weiteren Studien nicht bestätigt werden (Sadkowski u. a. 2013; Rujescu u. a. 2003b). Zusätzlich wurden Zusammenhänge zwischen funktionellen HTR1B-Varianten und Aggressivität (Jensen u. a. 2009), Feindseligkeit und Ärgerausdrucksverhalten (Conner u. a. 2010) sowie Impulsivität beschrieben (Stoltenberg u. a. 2012).
HTR2-Rezeptoren sind ebenfalls G-Protein-gekoppelte Rezeptoren, die jedoch ihre Wirkung über eine Stimulierung der Phospholipase C mit nachgeschalteter Aktivierung des Phosphoinositid-Metabolismus entfalten. Von den drei beschriebenen Subtypen wurden zwei in Zusammenhang mit suizidalem Verhalten untersucht. Hinweise auf eine erhöhte Rezeptorbindung am HTR2A-Rezeptor im präfrontalen Cortex von Suizidenten lassen zwar auf eine Beteiligung des Rezeptors an diesem Phänotyp schließen (Bronisch u. a. 2005; Mann u. a. 1986; Stanley, Mann 1983), konnten jedoch auf genetischer Ebene nicht schlüssig nachvollzogen werden. Während einige Studien insbesondere einen Zusammenhang von Subphänotypen suizidalen Verhaltens mit Variationen im HTR2A-Gen berichteten (Zhang u. a. 1997; Du u. a. 2000; Giegling u. a. 2006), fanden die meisten Studien und Metaanalysen keine Assoziationen (Höfer u. a. 2016; Pan u. a. 2019; Saiz u. a. 2008; Wang u. a. 2015). Assoziationsstudien zu dem ebenfalls in Zusammenhang mit suizidalem Verhalten diskutierten HTR2C-Rezeptor, insbesondere der funktionellen C23S (rs6318)-Variante lieferten kontroverse Ergebnisse. Ein Metaanalyse, die 2199 Kontrollen und insgesamt 1668 Probandinnen und Probanden mit sowohl Suizidgedanken und

Suizidversuchen als auch Suiziden in die Auswertung miteinschloss, konnte jedoch keinen Zusammenhang zeigen (González-Castro u.a. 2017).

Kandidatengene in weiteren Neurotransmittersystemen

Studien, die sich mit anderen Neurotransmittersystemen im Zusammenhang mit suizidalem Verhalten beschäftigen, sind selten und insgesamt sehr heterogen. So zeigen beispielsweise Untersuchungen zur Tyrosin-Hydroxylase, dem Schrittmacherenzym der Catecholamin-Biosynthese, unterschiedliche Ergebnisse (Giegling u.a. 2009; Hu u.a. 2014) oder, wie in einer Metaanalyse zum bekannten Val158Met-Polymorphismus der Catechol-O-Methyltransferase (COMT), welche die Catecholamine Dopamin und Noradrenalin inaktiviert, negative Ergebnisse (González-Castro u.a. 2018; Zhang u.a. 2019). Weitere hypothesengeleitete Untersuchungen zu suizidalem Verhalten fokussieren unter anderem auf Neurotrophine, die an der neuronalen Entwicklung sowie an der synaptischen Plastizität beteiligt sind. Hervorzuheben ist hier der Wachstumsfaktor BDNF (brain-derived neurotrophic factor), für dessen funktionelle Val66Met-Variante (rs6265, 196G>A) es intensive Untersuchungen aus den verschiedensten Bereichen gibt. In einer 2012 durchgeführten Metaanalyse an 1202 Patientinnen und Patienten und 2150 Kontrollen konnte eine Assoziation des Met-Allels mit früheren Suizidversuchen in Verbindung gebracht werden (Zai u.a. 2012), eine Beobachtung, die jedoch in einer späteren Analyse einer doppelt so großen Patientengruppe nicht bestätigt werden konnte (Sadeghiyeh u.a. 2017).

Insgesamt ist die Datenlage aus Kandidatengen-Studien sehr heterogen, was darauf zurückzuführen sein könnte, dass die untersuchten Phänotypen sich deutlicher unterscheiden als bislang angenommen. So konnten Clayden u.a. (2012) in einer Metaanalyse für keine der einbezogenen häufig untersuchten Varianten serotonerger Gene einen Zusammenhang zu suizidalem Verhalten finden, eine Unterteilung in Subgruppen ergab jedoch einen Zusammenhang einer Serotonintransporter- und einer Tyroxinhydroxylase-Variante mit Suizidversuchen, nicht aber mit Suiziden (Clayden u.a. 2012).

Weitere Studien unter besonderer Berücksichtigung der Heterogenität des untersuchten Phänotyps sowie der in Zusammenhang damit diskutierten Persönlichkeitseigenschaften können zwar interessante Hinweise auf die Relevanz funktioneller Kandidatengene geben, die eher maßvollen Heritabilitätsschätzungen einerseits und die geringen Effekte der untersuchten Varianten andererseits sprechen aber für einen stark polygenen Charakter, dem durch den Ansatz der genomweiten Variationsanalysen wesentlich besser entsprochen werden kann.

Genomweite Studien

Durch die fortscheitende technische Entwicklung ist mittlerweile die Bestimmung von ca. 1 Million genetischen Variationen mit nachfolgender auf der LD-Struktur des Genoms beruhender Schätzung weiterer mehr als 20 Millionen Varianten pro Person in einem Untersuchungsansatz Standard. Neben der reinen Fall-Kontroll-Assoziation bieten diese Datensätze auch die Möglichkeit, genbasierte Auswertungen durchzuführen, seltene strukturelle Varianten zu identifizieren (engl. »copy number variations«, CNV) und zur Schätzung der Risikolast für einen Phänotyp (engl. »polygenic risk score«, PRS) verwendet zu werden. Bei den genbasierten Auswertungen werden überzufällige Häufungen unterschwellig signifikanter Assoziationen in Genregionen zusammengefasst und als Assoziation des gesamten Gens gewertet. Für die Schätzung der Risikolast wird das Risiko, das von Hunderttausenden Markern mit kleinen genetischen Effekten ausgeht, zu einem polygenen Risikoscore (PRS) addiert. Dieser PRS kann dann für eine Risikovorhersage genutzt werden. Dies ist insbesondere dann sinnvoll, wenn komplexe polygene Phänotypen untersucht werden, die durch viele Marker mit kleinen Effekten beeinflusst werden.
Die ersten genomweiten Assoziationsstudien zu suizidalem Verhalten konnten keine genomweiten Signale ermitteln (Galfalvy u. a. 2015; Perlis u. a. 2010; Schosser u. a. 2011; Willour u. a. 2012; Zai u. a. 2015). Dieses Bild änderte sich in neueren Studien, die sich insbesondere durch deutlich größere Stichproben auszeichneten. In einer genbasierten Analyse zu schweren Suizidversuchen, basierend auf einer Skala zur selbsteingeschätzten Letalität der Methode als Maß für die suizidale Intention (Beck u. a. 1975), zeigten sich drei Gene (RETREG1, GSN, CACNA1D) in verschiedenen Rechenmodellen konsistent signifikant. Zusätzlich konnte eine Überrepräsentation von Genen gefunden werden, die an der synaptischen Funktion und an der Hirnentwicklung beteiligt sind (Sokolowski u. a. 2018). Erste genomweit assoziierte Einzelsignale wurden in GWAS identifiziert, die den Schweregrad des suizidalen Verhaltens in die Auswertung mit einbezogen (von niemals suizidalen Überlegungen bis hin zu Suiziden).
So ergaben in einer Studie von Levey u. a. (2019) herkunftsspezifische Signale nahe LDHB (europäisch) und FAH (afrikanisch) eine signifikante Überlappung zur Diagnose majore Depression (Levey u. a. 2019). In einer

populationsbasierten genomweiten Assoziationsstudie der UK-Biobank ergaben die Analysen drei neue genomweit signifikante Loci (auf den Chromosomen 9, 11 und 13) sowie moderate bis starke Korrelationen zwischen suizidalem Verhalten und dem Vorliegen einer psychischen Störung, welche für Depression am stärksten ausgeprägt war (Strawbridge u.a. 2019).

In die bislang größte genomweite Assoziationsstudie zu Suizidversuchen (SV) wurden Personen mit Majorer Depression (1622 mit, 8786 ohne SV), bipolarer Störung (3264 mit, 5500 ohne SV) und Schizophrenie (1683 mit, 2946 ohne SV) aus dem PGC (Psychiatric Genomics Consortium) eingeschlossen. Innerhalb einzelner Diagnosegruppen ergab sich ein genomweit signifikanter Zusammenhang für eine intronische Variante des auf Chromosom 10 lokalisierten Gens ARL5B (engl. »ADP-ribosylation factor-like5B«) mit Majorer Depression sowie für die bipolare Störung mit einem Locus auf Chromosom 4 (intronische Variante in einer ncRNA). Dieser Locus auf Chromosom 4 war auch in einer Metaanalyse beider Erkrankungen signifikant, konnte aber in zwei großen unabhängigen Stichproben (UK-Biobank und iPsych) nicht repliziert werden. Die PRS-Analyse zeigte, dass eine genetische Risikolast für Majore Depression ein erhöhtes Risiko für suizidales Verhalten nicht nur bei Patientinnen und Patienten mit Majorer Depression, sondern auch mit bipolarer Störung oder Schizophrenie vorhersagen kann und weist darauf hin, dass ein genetisches Risiko für Majore Depression das Risiko für einen Suizidversuch diagnoseübergreifend erhöht (Mullins u.a. 2019). Studien zum Zusammenhang von seltenen strukturellen Variationen (CNVs) mit suizidalem Verhalten ergaben keine signifikanten Ergebnisse (Gross u.a. 2015), lieferten in einer familienbasierten Studie jedoch Hinweise darauf, dass es in Subgruppen zu einer Akkumulation pathogener CNVs kommen kann (Sokolowski u.a. 2016).

Während aktuell davon auszugehen ist, dass CNVs für suizidales Verhalten eine eher untergeordnete Rolle spielen, zeigen die genomweiten Assoziationsstudien und die darauf beruhenden Vorhersagen eines Einflusses komorbider genetischer Risikolasten erste vielversprechende Ergebnisse. Insbesondere scheint es jedoch notwendig, den Phänotypen suizidales Verhalten genauer zu charakterisieren sowie mögliche intermediäre Phänotypen (z.B. Persönlichkeitseigenschaften) in die Analysen mit einzubeziehen.

Behandlungsinduziertes suizidales Verhalten

Eine genetische Vulnerabilität für suizidales Verhalten kann als möglicher additiver Faktor für die in manchen Fällen auftretenden Suizidgedanken oder -handlungen nach Psychopharmakagabe, insbesondere bei Antidepressiva, eine Rolle spielen. In einer Pharmakogenetikstudie wurde zu behandlungsinduziertem suizidalen Verhalten (engl. »treatment emergent suicidal ideation«, TESI) eine genomweite Assoziationsstudie mit Patientinnen und Patienten mit einer Majoren Depression im Rahmen der STAR*D-Studie durchgeführt. Dazu wurden Genotypen von 90 Patientinnen und Patienten, die unter Citalopram-Behandlung über einen Zeitraum von 14 Wochen suizidales Verhalten entwickelt hatten, mit einer passenden Kontrollgruppe verglichen. Eine Variante im PAPLN-Gen (engl. »papilin, proteoglycan-like sulfated glycoprotein«) wurde zwar als genomweit signifikant identifiziert (Laje u. a. 2009), eine Replikation in anderen Studien steht bislang jedoch aus.
Eine im Rahmen von GENDEP durchgeführte Studie stellte für etwa ein Drittel der 706 eingeschlossenen Patientinnen und Patienten mit Depression die Entwicklung suizidaler Gedanken nach einer zwölfwöchigen Behandlung mit Escitalopram oder Nortriptylin fest. Eine genomweite Analyse gab das stärkste Assoziationssignal für eine Variante (rs11143230), die 30 kb vom 3'-Ende des GDA-Gens (Guanin-Desaminase) entfernt lokalisiert ist (Perroud u. a. 2012). Innerhalb der MARS-Studie, in der von insgesamt 397 Patientinnen und Patienten mit Depression 8,1 Prozent (n = 32) TESI entwickelten, konnten keine genomweiten Assoziationen gefunden werden (Menke u. a. 2012). Auch die Untersuchung von polygenen Risikoscores ergab keine Unterstützung für die Bedeutung genetischer Varianten in Hinblick auf TESI (Mullins u. a. 2014). Dies ist möglicherweise auf eine zu geringe Power aufgrund der für genetische Untersuchungen polygener Phänotypen zu geringen Stichprobengrößen zurückzuführen. Der Vorteil des prospektiven Charakters und der sehr genau definierten Phänotypen derartiger pharmakogenetischer Studien wird zum Nachteil, da der dafür notwendige Aufwand die Fallzahlen stark begrenzt.

Gen-Umwelt-Interaktionen

Das Konzept der Gen-Umwelt-Interaktion beruht auf der Beobachtung, dass ein additiver Effekt von Genetik und Umwelt nicht vorausgesetzt werden kann, sondern davon ausgegangen werden muss, dass Umweltfaktoren nur dann Effekte zeigen, wenn dafür der genetische Rahmen existiert. Umgekehrt führt die genetische Suszeptibilität nur dann zur Entwicklung eines Phänotyps, wenn die entsprechende Umgebung dafür vorhanden ist. Da suizidales Verhalten meist mit einem auslösenden Ereignis einhergeht, ist von einer kritischen Rolle der unmittelbaren Umwelt auszugehen. Erste Analysen untersuchten dazu den Serotonintransporter, insbesondere die in der 5'-Region des Gens gelegene funktionelle 44bp Insertions-/Deletionsvariante im Zusammenhang mit stressvollen Lebensereignissen (Caspi u. a. 2003) und konnten zeigen, dass die Deletionsvariante (engl. »short allele«), die eine geringere mRNA-Expression zur Folge hat, bei Vorhandensein stressvoller Lebensereignisse mit mehr Depressivität und suizidalem Verhalten einherging als die Insertionsvariante. Zahlreiche weitere Gen-Umwelt-Analysen zu Kandidatengenen suizidalen Verhaltens wie des serotonergen Systems (5HTR1A, 5HTR2A, TPH1, TPH2), des dopaminergen Systems (DRD2, SLC6A3), des noradrenergen Systems (SLC6A2, DBH) oder auch innerhalb der Monoamine (MAOA, COMT), ergaben inkonsistente Ergebnisse (Mandelli, Serretti 2013). Interessanterweise gehen suizidales Verhalten und vor allem frühe kritische Lebensereignisse mit einer Erniedrigung der Glucocorticoid-Rezeptorexpression und damit einer veränderten HPA-Achse einher (Turecki, Meaney 2016). Interaktionen von Genen mit Einfluss auf die HPA-Achse, z. B. FKBP5, CRHR1 und 2, CHR-BP, mit dem Risikofaktor Kindheitstraumata scheinen dabei eine Rolle zu spielen (Breen u. a. 2015; La Cruz-Cano 2017; Sanabrais-Jiménez u. a. 2019; Segura u. a. 2019). Inwiefern diese Interaktionen Teile eines komplexen Netzwerks repräsentieren, welches in späteren Rechenmodellen berücksichtigt werden muss, bleibt abzuwarten.

Epigenetik

Eine Verbindung zwischen der genetischen Vulnerabilität und den beobachteten Gen-Umwelt-Interaktionen kann in epigenetischen Regulationsmechanismen gesehen werden. Das »An- und Abschalten« von Genen wird durch chemische oder physikalische Umweltfaktoren, aber auch durch biologische, psychische und soziale Faktoren reguliert. Der Begriff der Epigenetik bezieht sich auf alle sowohl durch meiotische als auch mitotische Zellteilung vererbbaren Veränderungen in der Genexpression, die nicht durch die DNA-Sequenz selbst codiert werden. Die Hauptmechanismen epigenetischer Regulationsprozesse bestehen aus DNA-Methylierung, posttranslationalen Histonmodifikationen und der Beteiligung nicht-codierender microRNAs.

In Zusammenhang mit suizidalem Verhalten wurden bisher v. a. DNA-Methylierungen untersucht. Dabei handelt es sich um reversible Methylierungen bestimmter Nukleotidabfolgen der chromosomalen DNA (CpG islands), durch die das betreffende Gen abgeschaltet wird. Erste epigenomweite Untersuchungen lieferten bei der Betrachtung der globalen Methylierung bei suizidalem Verhalten inkonsistente Ergebnisse, sowohl eine globale Hyper- wie auch Hypomethylierung wurde mit suizidalem Verhalten in Zusammenhang gebracht, allerdings unterschieden sich die Studien stark im Design. Die epigenomweite Untersuchung individueller Methylierungsstellen lieferte zwar einzelne differentiell regulierte Gene, allerdings ohne Replikation über die verschiedenen Studien (zusammengefasst in Cheung u. a. 2020).

Gezielte Untersuchungen der Methylierung einzelner Gene fokussierten auf im Zusammenhang mit der Stressantwort diskutierte Gene, insbesondere solche, die an der HPA-Achse beteiligt sind. So wurde beispielsweise eine Reduktion der DNA-Methylierungsrate am Glucocorticoid-Rezeptor-Gen (NR3C1) mit hoher mütterlicher Fürsorge bei 5 Monate alten Säuglingen in Zusammenhang gebracht (Lester u. a. 2018), während ein gegenteiliger Effekt bei sexuellem Missbrauch in der Kindheit in Verbindung mit späterer erhöhter Stressantwort beobachtet wurde (Perroud u. a. 2011). Für das FKBP5-Gen, dessen Genprodukt an der Regulation der HPA-Achse beteiligt ist, wurden in Interaktion mit sexuellem Missbrauch ebenfalls veränderte Methylierungsmuster beobachtet (Tyrka u. a. 2015; Klengel u. a. 2013), welche jedoch in einer späteren Studie nicht bestätigt werden konnten (Klinger-König u. a. 2019).

Neben NR3C1 und FKBP5 wurden weitere Gene mit einem Einfluss auf die HPA-Achse untersucht, darunter SKA2, ein Chaperon und Regulator des Glucocorticoid-Rezeptors (Kaminsky u. a. 2015; Pandey u. a. 2016), Corticotrophin Releasing Hormone (CRH), das CRH-Bindeprotein (CRHBP) sowie die CRH-Rezeptoren 1 und 2 (CRHR1, CRHR2) (Jokinen u. a. 2018; Roy u. a. 2017), mit jedoch noch sehr vorläufigen und heterogenen Ergebnissen. Darüber hinaus wurden epigenetische Studien insbesondere mit dem BNDF-Gen durchgeführt, welche positive Korrelationen zwischen unterschiedlichen Methylierungsmustern und Suizidalität ergaben (Kang u. a. 2013; Kim u. a. 2015). Neben den aktuell noch sehr kleinen Stichproben und unterschiedlichen Suizidphänotypen kommt in diesem Zusammenhang noch die Problematik der verschiedenen Ausgangsmaterialien wie Blut oder Hirngewebe unterschiedlicher Regionen dazu, die durch noch unbekannte unterschiedliche epigenetische Signaturen gekennzeichnet sind. Es bleibt also abzuwarten, inwieweit sich die Ergebnisse sicher replizieren lassen.

Fazit und Ausblick

Insgesamt besteht Einigkeit, dass suizidales Verhalten multifaktoriell bedingt ist, wobei eine gewisse genetische Prädisposition, die jedoch nur im Zusammenspiel weiteren Risikofaktoren, u. a. durch Manifestation als epigenetische Veränderung, zum Tragen kommt, einen entscheidenden Faktor darstellt. Des Weiteren gibt es viele Hinweise darauf, dass eine Berücksichtigung des Schweregrads bzw. eine Differenzierung in verschiedene Gruppen, wie Suizidgedanken, durchgeführter Suizidversuch und Suizid notwendig ist, da sich diese Gruppen hinsichtlich soziodemografischer Parameter unterscheiden und höchstwahrscheinlich einen großen Teil der inkonsistenten Ergebnisse verursachen. Darüber hinaus scheint die Unterteilung in Endophänotypen für suizidales Verhalten wie beispielweise impulsiv-aggressive Persönlichkeitseigenschaften lohnend. Die Forschung im Bereich der Genetik und Epigenetik suizidalen Verhaltens bleibt wichtig, um grundlegende Mechanismen besser zu verstehen. Auch wenn sich die Hinweise auf die Beteiligung bestimmter Parameter mehren, gibt es aktuell noch keine für die klinische Versorgung ausreichend validen Kenngrößen, die sinnvoll eingesetzt werden könnten.

Weiterführende Literatur

Cheung, S.; Woo, J.; Maes, M. S.; Zai, C. C. (2020): Suicide epigenetics, a review of recent progress. Journal of Affective Disorders, 265. S. 423–438. doi:10.1016/j.jad.2020.01.040.

Lengvenyte, A.; Conejero, I.; Courtet, P.; Olié, E. (2021): Biological bases of suicidal behaviours. A narrative review. The European Journal of Neuroscience, 53, S. 330–351. doi:10.1111/ejn.14635.

Mullins, N.; Perroud, N.; Uher, R.; Butler, A. W.; Cohen-Woods, S.; Rivera, M. u. a. (2014): Genetic relationships between suicide attempts, suicidal ideation and major psychiatric disorders. A genome-wide association and polygenic scoring study. In: American Journal of Medical Genetics, 165B (5), S. 428–437. doi:10.1002/ajmg.b.32247.

Tidemalm, D.; Runeson, B.; Waern, M.; Frisell, T.; Carlström, E. u.a. (2011): Familial clustering of suicide risk. A total population study of 11.4 million individuals. In: Psychological Medicine, 41 (12), S. 2527–2534. doi:10.1017/S0033291711000833.

Literatur

Angles, M.R.; Ocaña, D.B.; Medellín, B.C.; Tovilla-Zárate, C. (2012): No association between the HTR1A gene and suicidal behavior. A meta-analysis. In: Revista Brasileira de Psiquiatria (Sao Paulo, Brazil: 1999), 34 (1), S. 38–42. doi:10.1590/S1516-44462012000100008.

Antypa, N.; Giegling, I.; Calati, R.; Schneider, B.; Hartmann, A.M. u.a. (2013a): MAOA and MAOB polymorphisms and anger-related traits in suicidal participants and controls. In: European Archives of Psychiatry and Clinical Neuroscience, 263 (5), S. 393–403. doi:10.1007/s00406-012-0378-8.

Antypa, N.; Serretti, A.; Rujescu, D. (2013b): Serotonergic genes and suicide. A systematic review. In: European Neuropsychopharmacology: The Journal of the European College of Neuropsychopharmacology, 23 (10), S. 1125–1142. doi:10.1016/j.euroneuro.2013.03.013.

Asberg, M.; Träskman, L.; Thorén, P. (1976): 5-HIAA in the cerebrospinal fluid. A biochemical suicide predictor? In: Archives of General Psychiatry, 33 (10), S. 1193–1197. doi:10.1001/archpsyc.1976.01770100055005.

Balestri, M.; Calati, R.; Serretti, A.; Hartmann, A.M.; Konte, B. u.a. (2017): Maoa and Maob polymorphisms and personality traits in suicide attempters and healthy controls. A preliminary study. In: Psychiatry Research, 249, S. 212–217. doi:10.1016/j.psychres.2017.01.020.

Barzman, D.; Geise, C.; Lin, P.-I. (2015): Review of the genetic basis of emotion dysregulation in children and adolescents. In: World Journal of Psychiatry, 5 (1), S. 112–117. doi:10.5498/wjp.v5.i1.112.

Beck, A.T.; Beck, R.; Kovacs, M. (1975): Classification of suicidal behaviors. I. Quantifying intent and medical lethality. In: The American Journal of Psychiatry, 132 (3), S. 285–287. doi:10.1176/ajp.132.3.285.

Beden, O.; Senol, E.; Atay, S.; Ak, H.; Altintoprak, A.E. u.a. (2016): TPH1

A218 allele is associated with suicidal behavior in Turkish population. In: Legal Medicine (Tokyo, Japan), 21, S. 15–18.

Benko, A.; Lazary, J.; Molnar, E.; Gonda, X.; Tothfalusi, L. u.a. (2010): Significant association between the C (-1019) G functional polymorphism of the HTR1A gene and impulsivity. In: American Journal of Medical Genetics. Part B, Neuropsychiatric Genetics: The Official Publication of the International Society of Psychiatric Genetics, 153B (2), S. 592–599. doi:10.1002/ajmg.b.31025.

Borczyskowski, A. von; Lindblad, F.; Vinnerljung, B.; Reintjes, R.; Hjern, A. (2011): Familial factors and suicide. An adoption study in a swedish national cohort. In: Psychological Medicine, 41 (4), S. 749–758. doi:10.1017/S0033291710001315.

Breen, M.E.; Seifuddin, F.; Zandi, P.P.; Potash, J.B.; Willour, V.L. (2015): Investigating the role of early childhood abuse and HPA axis genes in suicide attempters with bipolar disorder. In: Psychiatric Genetics, 25 (3), S. 106–111. doi:10.1097/YPG.0000000000000082.

Bronisch, T.; Brunner, J.; Bondy, B.; Rujescu, D.; Bishof, G. u.a. (2005): A multicenter study about neurobiology of suicidal behavior. Design, development, and preliminary results. In: Archives of Suicide Research, 9 (1), S. 19–26. doi:10.1080/13811110590512859.

Butler, A.W.; Breen, G.; Tozzi, F.; Craddock, N.; Gill, M. u.a. (2010): A genomewide linkage study on suicidality in major depressive disorder confirms evidence for linkage to 2p12. In: American Journal of Medical Genetics, 153B (8), S. 1465–1473. doi:10.1002/ajmg.b.31127.

Caspi, A.; McClay, J.; Moffitt, T.E.; Mill, J.; Martin, J. u.a. (2002): Role of genotype in the cycle of violence in maltreated children. In: Science, 297 (5582), S. 851–854. doi:10.1126/science.1072290.

Caspi, A.; Sugden, K.; Moffitt, T.E.; Taylor, A.; Craig, I.W. u.a. (2003): Influence of life stress on depression. Moderation by a polymorphism in the 5-HTT gene. In: Science, 301 (5631), S. 386–389. doi:10.1126/science.1083968.

Chatzittofis, A.; Nordström, P.; Hellström, C.; Arver, S.; Åsberg, M. u.a. (2013): CSF 5-HIAA, cortisol and DHEAS levels in suicide attempters. European Neuropsychopharmacology. In: The Journal of the European College of Neuropsychopharmacology, 23 (10), S. 1280–1287. doi:10.1016/j.euroneuro.2013.02.002.

Cheng, R.; Juo, S.H.; Loth, J.E.; Nee, J.; Iossifov, I. u.a. (2006): Genomewide linkage scan in a large bipolar disorder sample from the National

Institute of Mental Health genetics initiative suggests putative loci for bipolar disorder, psychosis, suicide, and panic disorder. In: Molecular Psychiatry, 11 (3), S. 252–260. doi:10.1038/sj.mp.4001778.
Choong, M.Y.; Tee, S.F.; Tang, P.Y. (2014): Meta-analysis of polymorphisms in TPH2 gene and suicidal behavior. In: Psychiatry Research, 220 (3), S. 1163–1166. doi:10.1016/j.psychres.2014.07.076.
Clayden, R.C.; Zaruk, A.; Meyre, D.; Thabane, L.; Samaan, Z. (2012): The association of attempted suicide with genetic variants in the SLC6A4 and TPH genes depends on the definition of suicidal behavior. In: Translational Psychiatry, 2, e166. doi:10.1038/tp.2012.96.
Conner, T.S.; Jensen, K.P.; Tennen, H.; Furneaux, H.M.; Kranzler, H.R. u.a. (2010): Functional polymorphisms in the serotonin 1B receptor gene (HTR1B) predict self-reported anger and hostility among young men. In: American Journal of Medical Genetics, 153B (1), S. 67–78. doi:10.1002/ajmg.b.30955.
Coon, H.; Darlington, T.M.; DiBlasi, E.; Callor, W.B.; Ferris, E. u.a. (2018): Genome-wide significant regions in 43 Utah high-risk families implicate multiple genes involved in risk for completed suicide. In: Molecular Psychiatry. 25 (11), S. 3077–3090. doi:10.1038/s41380-018-0282-3.
Du, L.; Bakish, D.; Lapierre, Y.D.; Ravindran, A.V.; Hrdina, P.D. (2000): Association of polymorphism of serotonin 2A receptor gene with suicidal ideation in major depressive disorder. In: American Journal of Medical Genetics, 96 (1), S. 56–60. doi:10.1002/(sici)1096-8628(20000207)96:1<56::aid-ajmg12>3.0.co;2-l. PMID: 10686553.
Erlangsen, A.; Fedyszyn, I. (2015): Danish nationwide registers for public health and health-related research. In: Scandinavian Journal of Public Health 43, 4, S. 333–339. doi:10.1177/1403494815575193.
Esquirol, J.É.D. (1838): Des maladies mentales [Die Geisteskrankheiten in Beziehung zur Medizin und Staatsarzneikunde]. Paris: B. Baillière.
Fanelli, G.; Serretti, A. (2019): The influence of the serotonin transporter gene 5-HTTLPR polymorphism on suicidal behaviors. A meta-analysis. In: Progress in Neuro-Psychopharmacology & Biological Psychiatry, 88, S. 375–387. doi:10.1016/j.pnpbp.2018.08.007.
Galfalvy, H.; Haghighi, F.; Hodgkinson, C.; Goldman, D.; Oquendo, M.A. u.a. (2015): A genome-wide association study of suicidal behavior. In: American Journal of Medical Genetics. Part B, Neuropsychiatric Genetics. The Official Publication of the International Society of Psychiatric Genetics, 168 (7), S. 557–563. doi:10.1002/ajmg.b.32330.

Giegling, I.; Hartmann, A. M.; Möller, H.-J.; Rujescu, D. (2006): Anger- and aggression-related traits are associated with polymorphisms in the 5-HT-2A gene. In: Journal of Affective Disorders, 96 (1–2), S. 75–81. doi:10.1016/j.jad.2006.05.016.

Giegling, I.; Moreno-De-Luca, D.; Calati, R.; Hartmann, A. M.; Möller, H.-J. u. a. (2009): Tyrosine hydroxylase and DOPA decarboxylase gene variants in personality traits. In: Neuropsychobiology, 59 (1), S. 23–27. doi:10.1159/000202826.

González-Castro, T. B.; Hernandez-Diaz, Y.; Juárez-Rojop, I. E.; López-Narváez, L.; Tovilla-Zárate, C. A. u. a. (2017): The role of the Cys23Ser (rs6318) polymorphism of the HTR2C gene in suicidal behavior. Systematic review and meta-analysis. In: Psychiatric Genetics, 27 (6), S. 199–209. doi:10.1097/YPG.0000000000000184.

González-Castro, T. B.; Hernández-Díaz, Y.; Juárez-Rojop, I.E.; López-Narváez, M. L.; Tovilla-Zárate, C. A. u. a. (2018): The role of COMT gene Val108/158Met polymorphism in suicidal behavior. Systematic review and updated meta-analysis. In: Neuropsychiatric Disease and Treatment, 14, S. 2485–2496. doi:10.2147/NDT.S172243.

González-Castro, T. B.; Juárez-Rojop, I.; López-Narváez, M. L.; Tovilla-Zárate, C. A. (2014): Association of TPH-1 and TPH-2 gene polymorphisms with suicidal behavior. A systematic review and meta-analysis. In: BMC Psychiatry, 14, S. 196. doi:10.1016/j.jpsychires.2013.04.011.

González-Castro, T. B.; Tovilla-Zárate, C. A.; Juárez-Rojop, I.; Pool García, S.; Genis, A. u. a. (2013): Association of 5HTR1A gene variants with suicidal behavior. Case-control study and updated meta-analysis. In: Journal of Psychiatric Research, 47 (11), S. 1665–1672.

Gross, J. A.; Bureau, A.; Croteau, J.; Galfalvy, H.; Oquendo, M. A. u. a. (2015): A genome-wide copy number variant study of suicidal behavior. In: PlOS One, 10 (5), e0128369. doi:10.1371/journal.pone.0128369.

Hesselbrock, V.; Dick, D.; Hesselbrock, M.; Foroud, T.; Schuckit, M. u. a. (2004): The search for genetic risk factors associated with suicidal behavior. In: Alcoholism, clinical and experimental research, 28 (5), S. 70–76. doi:10.1097/01.ALC.0000127416.92128.B0.

Höfer, P.; Schosser, A.; Calati, R.; Serretti, A.; Massat, I.; Kocabas, N. A. u. a. (2016): The impact of serotonin receptor 1A and 2A gene polymorphisms and interactions on suicide attempt and suicide risk in depressed patients with insufficient response to treatment. In: International Clinical Psychopharmacology, 31 (1), S. 1–7. doi:10.1097/YIC.0000000000000101.

Hu, J.; Chan, L. F.; Souza, R. P.; Tampakeras, M.; Kennedy, J. L. u. a. (2014): The role of tyrosine hydroxylase gene variants in suicide attempt in schizophrenia. In: Neuroscience Letters, 559, S. 39–43. doi:10.1016/j.neulet.2013.11.025.

Hung, C.-F.; Lung, F.-W.; Hung, T.-H.; Chong, M.-Y.; Wu, C.-K. u. a. (2012): Monoamine oxidase. A gene polymorphism and suicide. An association study and meta-analysis. In: Journal of Affective Disorders, 136 (3), S. 643–649. doi:10.1016/j.jad.2011.10.013.

Jensen, K. P.; Covault, J.; Conner, T. S.; Tennen, H.; Kranzler, H. R. u. a. (2009): A common polymorphism in serotonin receptor 1B mRNA moderates regulation by miR-96 and associates with aggressive human behaviors. In: Molecular Psychiatry, 14 (4), S. 381–389. doi:10.1038/mp.2008.15.

Jokinen, J.; Boström, A. E.; Dadfar, A.; Ciuculete, D. M.; Chatzittofis, A. u. a. (2018): Epigenetic changes in the CRH gene are related to severity of suicide attempt and a general psychiatric risk score in adolescents. In: EBioMedicine, 27, S. 123–133. doi:10.1016/j.ebiom.2017.12.018.

Kaminsky, Z.; Wilcox, H. C.; Eaton, W. W.; Eck, K. van; Kilaru, V. u. a. (2015): Epigenetic and genetic variation at SKA2 predict suicidal behavior and post-traumatic stress disorder. In: Translational Psychiatry, 5, e627. doi:10.1038/tp.2015.105.

Kang, H.-J.; Kim, J.-M.; Lee, J.-Y.; Kim, S.-Y.; Bae, K.-Y. u. a. (2013): BDNF promoter methylation and suicidal behavior in depressive patients. In: Journal of Affective Disorders, 151 (2), S. 679–685. doi:10.1016/j.jad.2013. 08.001.

Kao, W.-T.; Yang, M.-C.; Lung, F.-W. (2017): Association between HTR1B alleles and suicidal ideation in individuals with major depressive disorder. In: Neuroscience Letters, 638, S. 204–210. doi:10.1016/j.neulet.2016.12.043.

Kim, J.-M.; Kang, H.-J.; Kim, S.-Y.; Kim, S.-W.; Shin, I.-S. u. a. (2015): BDNF promoter methylation associated with suicidal ideation in patients with breast cancer. In: International Journal of Psychiatry in Medicine, 49 (1), S. 75–94. doi:10.1177/0091217415574439.

Klengel, T.; Mehta, D.; Anacker, C.; Rex-Haffner, M.; Pruessner, J. C. u. a. (2013): Allele-specific FKBP5 DNA demethylation mediates gene-childhood trauma interactions. In: Nature Neuroscience, 16 (1), S. 33–41. doi:10.1038/nn.3275.

Klinger-König, J.; Hertel, J.; Auwera, S. van der ; Frenzel, S.; Pfeiffer, L. u. a. (2019): Methylation of the FKBP5 gene in association with FKBP5 genotypes, childhood maltreatment and depression. In: Neuropsychopharmacology, 44 (5), S. 930–938. doi:10.1038/s41386-019-0319-6.

LA CRUZ-CANO, E. DE (2017): Association between FKBP5 and CRHR1 genes with suicidal behavior. A systematic review. In: Behavioural Brain Research, 317, S. 46–61. doi:10.1016/j.bbr.2016.09.032.

LAJE, G.; ALLEN, A.S.; AKULA, N.; MANJI, H.; JOHN RUSH, A. u.a. (2009): Genome-wide association study of suicidal ideation emerging during citalopram treatment of depressed outpatients. In: Pharmacogenetics and Genomics, 19 (9), S. 666–674. doi:10.1097/FPC.0b013e32832e4bcd.

LEE, S.M.; LEE, S.; KANG, W.S.; JAHNG, G.-H.; PARK, H.J. u.a. (2018): Gray matter volume reductions were associated with TPH1 polymorphisms in depressive disorder patients with suicidal attempts. In: Psychiatry Investigation, 15 (12), S. 1174–1180. doi:10.30773/pi.2018.11.01.

LEMONDE, S.; TURECKI, G.; BAKISH, D.; DU, L.; HRDINA, P.D. u.a. (2003): Impaired repression at a 5-hydroxytryptamine 1A receptor gene polymorphism associated with major depression and suicide. In: The Journal of Neuroscience, 23 (25), S. 8788–8799. doi:10.1523/JNEUROSCI.23-25-08788.2003.

LESCH, K.P.; BENGEL, D.; HEILS, A.; SABOL, S.Z.; GREENBERG, B.D. u.a. (1996): Association of anxiety-related traits with a polymorphism in the serotonin transporter gene regulatory region. In: Science, 274 (5292), S. 1527–1531. doi:10.1126/science.274.5292.1527.

LESTER, B.M.; CONRADT, E.; LAGASSE, L.L.; TRONICK, E.Z.; PADBURY, J.F. u.a. (2018): Epigenetic programming by maternal behavior in the human infant. In: Pediatrics, 142, S. 4. doi:10.1542/peds.2017-1890.

LEVEY, D.F.; POLIMANTI, R.; CHENG, Z.; ZHOU, H.; NUÑEZ, Y.Z. u.a. (2019): Genetic associations with suicide attempt severity and genetic overlap with major depression. In: Translational Psychiatry, 9 (1), S. 22.doi:10.1038/s41398-018-0340-2.

LI, D.; HE, L. (2006): Further clarification of the contribution of the tryptophan hydroxylase (TPH) gene to suicidal behavior using systematic allelic and genotypic meta-analyses. In: Human Genetics, 119 (3), S. 233–240. doi:10.1007/s00439-005-0113-x.

MANDELLI, L.; SERRETTI, A. (2013): Gene environment interaction studies in depression and suicidal behavior. An update. In: Neuroscience and Biobehavioral Reviews, 37 (10.1), S. 2375–2397. doi:10.1016/j.neubiorev.2013.07.011.

MANN, J.J.; STANLEY, M.; MCBRIDE, P.A.; MCEWEN, B.S. (1986): Increased serotonin2 and beta-adrenergic receptor binding in the frontal cortices of suicide victims. In: Archives of General Psychiatry, 43 (10), S. 954–959. doi:10.1001/archpsyc.1986.01800100048007.

MEDEIROS ALVES, V. DE; BEZERRA, D.G.; ANDRADE, T.G. DE; MELO NETO,

V. L. de; Nardi, A. E. (2015): Genetic polymorphisms might predict suicide attempts in mental disorder patients. A systematic review and meta-analysis. In: CNS & Neurological Disorders Drug Targets, 14 (7), S. 820–827. doi: 10.2174/1871527314666150713104619.

Menke, A.; Domschke, K.; Czamara, D.; Klengel, T.; Hennings, J. u. a. (2012): Genome-wide association study of antidepressant treatment-emergent suicidal ideation. In: Neuropsychopharmacology, 37 (3), S. 797–807. doi:10.1038/npp.2011.257.

Mittendorfer-Rutz, E.; Rasmussen, F.; Wasserman, D. (2008): Familial clustering of suicidal behaviour and psychopathology in young suicide attempters. A register-based nested case control study. In: Social Psychiatry and Psychiatric Epidemiology, 43 (1), S. 28–36. doi:10.1007/s00127-007-0266-0.

Mullins, N.; Bigdeli, T. B.; Børglum, A. D.; Coleman, J. R. I.; Demontis, D. u. a. (2019): GWAS of suicide attempt in psychiatric disorders and association with major depression polygenic risk scores. In: The American Journal of Psychiatry, 176 (8), S. 651–660. doi:10.1176/appi.ajp.2019.18080957.

New, A. S.; Gelernter, J.; Goodman, M.; Mitropoulou, V.; Koenigsberg, H. u. a. (2001): Suicide, impulsive aggression, and HTR1B genotype. In: Biological Psychiatry, 50 (1), S. 62–65. doi:10.1016/S0006-3223(01)01108-8.

Niederkrotenthaler, T.; Floderus, B.; Alexanderson, K.; Rasmussen, F.; Mittendorfer-Rutz, E. (2012): Exposure to parental mortality and markers of morbidity, and the risks of attempted and completed suicide in offspring. An analysis of sensitive life periods. In: Journal of Epidemiology and Community Health, 66 (3), S. 233–239. doi:10.1136/jech.2010.109595.

Nock, M. K.; Hwang, I.; Sampson, N.; Kessler, R. C.; Angermeyer, M. u. a. (2009): Cross-national analysis of the associations among mental disorders and suicidal behavior: findings from the WHO World Mental Health Surveys. In: PLOS Medicine 6, 8, e1000123. doi:10.1371/journal.pmed.1000123

Pan, Y.-F.; Zhang, J.-Y.; Qiu, H.-M.; Yu, P.-P.; Liu, Z.-Z. u. a. (2019): Association of polymorphisms in HTR2A, TPH1, and TPH2 genes with attempted suicide in rural China. In: Psychiatric Genetics, 29 (3), S. 79–85. doi:10.1097/YPG.0000000000000221.

Pandey, G. N. (2013): Biological basis of suicide and suicidal behavior. In: Bipolar Disorders, 15 (5), S. 524–541. doi:10.1111/bdi.12089.

Pandey, G. N.; Rizavi, H. S.; Zhang, H.; Bhaumik, R.; Ren, X. (2016): The expression of the suicide-associated gene SKA2 is decreased in the prefrontal cortex of suicide victims but not of nonsuicidal patients. In: The International Journal of Neuropsychopharmacology, 19, S. 8. doi:10.1093/ijnp/pyw015.

Pawlak, J.; Dmitrzak-Weglarz, M.; Wilkosc, M.; Szczepankiewicz, A.; Leszczynska-Rodziewicz, A. u. a. (2016): Suicide behavior as a quantitative trait and its genetic background. In: Journal of Affective Disorders, 206, S. 241–250. doi:10.1016/j.jad.2016.07.029.

Perlis, R. H.; Huang, J.; Purcell, S.; Fava, M.; Rush, A. J. u. a. (2010): Genome-wide association study of suicide attempts in mood disorder patients. In: The American Journal of Psychiatry, 167 (12), S. 1499–1507. doi:10.1176/appi.ajp.2010.10040541.

Perroud, N.; Paoloni-Giacobino, A.; Prada, P.; Olié, E.; Salzmann, A. u. a. (2011): Increased methylation of glucocorticoid receptor gene (NR3C1) in adults with a history of childhood maltreatment. A link with the severity and type of trauma. In: Translational Psychiatry, 1, e59. doi:10.1038/tp.2011.60.

Perroud, N.; Uher, R.; Ng, M. Y. M.; Guipponi, M.; Hauser, J. u. a. (2012): Genome-wide association study of increasing suicidal ideation during antidepressant treatment in the GENDEP project. In: The Pharmacogenomics Journal, 12 (1), S. 68–77. doi:10.1038/tpj.2010.70.

Qin, P.; Agerbo, E.; Mortensen, P. B. (2002): Suicide risk in relation to family history of completed suicide and psychiatric disorders. A nested case-control study based on longitudinal registers. In: The Lancet, 360 (9340), S. 1126–1130. doi:10.1016/S0140-6736(02)11197-4.

Roy, B.; Shelton, R. C.; Dwivedi, Y. (2017): DNA methylation and expression of stress related genes in PBMC of MDD patients with and without serious suicidal ideation. In: Journal of Psychiatric Research, 89, S. 115–124. doi:10.1016/j.jpsychires.2017.02.005.

Rujescu, D.; Giegling, I.; Sato, T.; Hartmann, A. M.; Möller, H.-J. (2003 a): Genetic variations in tryptophan hydroxylase in suicidal behavior. In: Biological Psychiatry, 54 (4), S. 465–473. doi:10.1016/S0006-3223(02)01748-1.

Rujescu, D.; Giegling, I.; Sato, T.; Möller, H.-J. (2003 b): Lack of association between serotonin 5-HT1B receptor gene polymorphism and suicidal behavior. In: American Journal of Medical Genetics, 116B (1), S. 69–71. doi:10.1002/ajmg.b.10732.

Sadeghiyeh, T.; Hosseini Biouki, F.; Mazaheri, M.; Zare-Shehneh, M.; Neamatzadeh, H. u. a. (2017): Association between catechol-O-methyltransferase Val158Met (158G/A) polymorphism and suicide susceptibility. A meta-analysis. In: Journal of Research in Health Sciences, 17 (2), e00383.

Sadkowski, M.; Dennis, B.; Clayden, R. C.; Elsheikh, W.; Rangarajan, S. u. a. (2013): The role of the serotonergic system in suicidal behavior. In:

Neuropsychiatric Disease and Treatment, 9, S. 1699–1716. doi:10.2147/NDT.S50300.
Saiz, P.A.; García-Portilla, M.P.; Paredes, B.; Arango, C.; Morales, B. u.a. (2008): Association between the A-1438G polymorphism of the serotonin 2A receptor gene and nonimpulsive suicide attempts. In: Psychiatric Genetics, 18 (5), S. 213–218. doi:10.1097/YPG.0b013e3283050ada.
Sanabrais-Jiménez, M.A.; Sotelo-Ramirez, C.E.; Ordoñez-Martinez, B.; Jiménez-Pavón, J.; Ahumada-Curiel, G. u.a. (2019): Effect of CRHR1 and CRHR2 gene polymorphisms and childhood trauma in suicide attempt. In: Journal of Neural Transmission, 126 (5), S. 637–644. doi:10.1007/s00702-019-01991-4.
Schild, A.H.E.; Pietschnig, J.; Tran, U.S.; Voracek, M. (2013): Genetic association studies between SNPs and suicidal behavior. A meta-analytical field synopsis. In: Progress in Neuro-Psychopharmacology & Biological Psychiatry, 46, S. 36–42. doi:10.1016/j.pnpbp.2013.06.014.
Schosser, A.; Butler, A.W.; Ising, M.; Perroud, N.; Uher, R. u.a. (2011): Genomewide association scan of suicidal thoughts and behaviour in major depression. In: PlOS One, 6 (7), e20690. doi:10.1371/journal.pone.0020690.
Schulsinger, F. (1979): A family study of suicide. In: Schou, M.; Stromgren, E. (Hg.): Origin, prevention and treatment of affective disorders, S. 277–287. London, New York: Acadademic Press Inc.
Segura, A.G.; Mitjans, M.; Jiménez, E.; Fatjó-Vilas, M.; Ruiz, V. u.a. (2019): Association of childhood trauma and genetic variability of CRH-BP and FKBP5 genes with suicidal behavior in bipolar patients. In: Journal of Affective Disorders, 255, S. 15–22. doi:10.1016/j.jad.2019.05.014.
Serretti, A.; Mandelli, L.; Giegling, I.; Schneider, B.; Hartmann, A.M. u.a. (2007): HTR2C and HTR1A gene variants in german and italian suicide attempters and completers. In: American Journal of Medical Genetics, 144B (3), S. 291–299. doi:10.1002/ajmg.b.30432.
Sokolowski, M.; Wasserman, J.; Wasserman, D. (2016): Rare CNVs in suicide attempt include schizophrenia-associated loci and neurodevelopmental genes. A pilot genome-wide and family-based study. In: PlOS one, 11 (12), e0168531. doi:10.1371/journal.pone.0168531.
Sokolowski, M.; Wasserman, J.; Wasserman, D. (2018): Gene-level associations in suicide attempter families show overrepresentation of synaptic genes and genes differentially expressed in brain development. In: American Journal of Medical Genetics, 177 (8), S. 774–784. doi:10.1002/ajmg.b.32694.

STANLEY, M.; MANN, J.J. (1983): Increased serotonin-2 binding sites in frontal cortex of suicide victims. In: The Lancet, 321 (8318), S. 214–216. doi:10.1016/S0140-6736(83)92590-4.

STATHAM, D.J.; HEATH, A.C.; MADDEN, P.A.; BUCHOLZ, K.K.; BIERUT, L. u.a. (1998): Suicidal behaviour. An epidemiological and genetic study. In: Psychological Medicine, 28 (4), S. 839–855. doi:10.1017/S0033291798006916.

STOLTENBERG, S.F.; CHRIST, C.C.; HIGHLAND, K.B. (2012): Serotonin system gene polymorphisms are associated with impulsivity in a context dependent manner. In: Progress in Neuro-Psychopharmacology & Biological Psychiatry, 39 (1), S. 182–191. doi:10.1016/j.pnpbp.2012.06.012.

STRAWBRIDGE, R.J.; WARD, J.; FERGUSON, A.; GRAHAM, N.; SHAW, R.J. u.a. (2019): Identification of novel genome-wide associations for suicidality in UK Biobank, genetic correlation with psychiatric disorders and polygenic association with completed suicide. In: EBioMedicine, 41, S. 517–525. doi:10.1016/j.ebiom.2019.02.005.

SULLIVAN, G.M.; OQUENDO, M.A.; MILAK, M.; MILLER, J.M.; BURKE, A. u.a. (2015): Positron emission tomography quantification of serotonin(1A) receptor binding in suicide attempters with major depressive disorder. In: JAMA Psychiatry, 72 (2), S. 169–178. doi:10.1016/j.biopsych.2009.01.028.

THORNTON, L.M.; WELCH, E.; MUNN-CHERNOFF, M.A.; LICHTENSTEIN, P.; BULIK, C.M. (2016): Anorexia nervosa, major depression, and suicide attempts. Shared genetic actors. In: Suicide and Life-Threatening Behavior, 46 (5), S. 525–534. doi:10.1111/sltb.12235.

TIDEMALM, D.; RUNESON, B.; WAERN, M.; FRISELL, T.; CARLSTRÖM, E. u.a. (2011): Familial clustering of suicide risk. A total population study of 11.4 million individuals. In: Psychological Medicine, 41 (12), S. 2527–2534. doi:10.1017/S0033291711000833.

TURECKI, G.; MEANEY, M.J. (2016): Effects of the social environment and stress on glucocorticoid receptor gene methylation. A systematic review. In: Biological Psychiatry, 79 (2), S. 87–96. doi:10.1016/j.biopsych.2014.11.022.

TYRKA, A.R.; RIDOUT, K.K.; PARADE, S.H.; PAQUETTE, A.; MARSIT, C.J. u.a. (2015): Childhood maltreatment and methylation of FK506 binding protein 5 gene (FKBP5). In: Development and Psychopathology, 27 (4.2), S. 1637–1645. doi:10.1017/S0954579415000991.

VORACEK, M.; LOIBL, L.M. (2007): Genetics of suicide. A systematic review of twin studies. In: Wiener klinische Wochenschrift, 119 (15–16), S. 463–475. doi:10.1007/s00508-007-0823-2.

Walther, D.J.; Peter, J.-U.; Bashammakh, S.; Hörtnagl, H.; Voits, M. u.a. (2003): Synthesis of serotonin by a second tryptophan hydroxylase isoform. In: Science, 299 (5603), S. 76. doi:10.1126/science.1078197.

Wang, J.-Y.; Jia, C.-X.; Lian, Y.; Sun, S.-H.; Lyu, M. u.a. (2015): Association of the HTR2A 102T/C polymorphism with attempted suicide. A meta-analysis. In: Psychiatric Genetics, 25 (4), S. 168–177. doi:10.1097/YPG.0000000000000091.

Wender, P.H.; Kety, S.S.; Rosenthal, D.; Schulsinger, F.; Ortmann, J. u.a. (1986): Psychiatric disorders in the biological and adoptive families of adopted individuals with affective disorders. In: Archives of General Psychiatry, 43 (10), S. 923–929. doi:10.1001/archpsyc.1986.01800100013003.

Willour, V.L.; Seifuddin, F.; Mahon, P.B.; Jancic, D.; Pirooznia, M. u.a. (2012): A genome-wide association study of attempted suicide. In: Molecular Psychiatry, 17 (4), S. 433–444. doi:10.1038/mp.2011.4.

Zai, C.C.; Gonçalves, V.F.; Tiwari, A.K.; Gagliano, S.A.; Hosang, G. u.a. (2015): A genome-wide association study of suicide severity scores in bipolar disorder. In: Journal of Psychiatric Research, 65, S. 23–29. doi:10.1016/j.jpsychires.2014.11.002.

Zai, C.C.; Manchia, M.; Luca, V. de, Tiwari, A.K.; Chowdhury, N.I. u.a. (2012): The brain-derived neurotrophic factor gene in suicidal behaviour. A meta-analysis. In: The International Journal of Neuropsychopharmacology, 15 (8), S. 1037–1042. doi:10.1017/S1461145711001313.

Zhang, H.-Y.; Ishigaki, T.; Tani, K.; Chen, K.; Shih, J.C. u.a. (1997): Serotonin2A receptor gene polymorphism in mood disorders. In: Biological Psychiatry, 41 (7), S. 768–773. doi:10.1016/S0006-3223(96)00160-6.

Zhang, L.; Hu, X.-Z.; Benedek, D.M.; Fullerton, C.S.; Forsten, R.D. u.a. (2019): Genetic predictor of current suicidal ideation in US service members deployed to Iraq and Afghanistan. In: Journal of Psychiatric Research, 113, S. 65–71. doi:10.1016/j.jpsychires.2019.03.007.

Zill, P.; Büttner, A.; Eisenmenger, W.; Möller, H.-J.; Bondy, B. u.a. (2004): Single nucleotide polymorphism and haplotype analysis of a novel tryptophan hydroxylase isoform (TPH2) gene in suicide victims. In: Biological Psychiatry, 56 (8), S. 581–586. doi:10.1016/j.biopsych.2004.07.015.

Zubenko, G.S.; Maher, B.S.; Hughes, H.B.; Zubenko, W.N.; Scott Stiffler, J. u.a. (2004): Genome-wide linkage survey for genetic loci that affect the risk of suicide attempts in families with recurrent, early-onset, major depression. In: American Journal of Medical Genetics, 129B (1), S. 47–54. doi:10.1002/ajmg.b.30092.

Risikoabschätzung und Diagnostik

Tobias Teismann und Sören Friedrich

Das Kapitel gibt einen Überblick über Möglichkeiten und Grenzen der Risikoabschätzung und Diagnostik bei Patientinnen und Patienten mit suizidalem Erleben und Verhalten.
Vorgestellt werden Strategien zur Gestaltung der Risikoabschätzung im therapeutischen Kontext sowie Interview- und Fragebogenverfahren zur Erfassung suizidalen Erlebens und Verhaltens. Im Anschluss wird die Frage erörtert, wie in der klinischen Praxis mit dem Wissen um die mangelnde Präzision der Risikoabschätzung umgegangen und eine Verbesserung der Vorhersage suizidalen Verhaltens erreicht werden kann. Abschließend werden aktuelle Wege zur Verbesserung der Risikoabschätzung bzw. der Prädiktion suizidalen Verhaltens skizziert.

Das Ziel jeden Kontaktes mit einer suizidgefährdeten Person besteht darin, zu einer Einschätzung der akuten Gefährdung zu kommen. Die Vermutung, eine Person könne sich in einer suizidalen Krise befinden, sollte ihr gegenüber direkt, offen und mit konkreten Worten angesprochen werden (»Denken Sie darüber nach, sich das Leben zu nehmen?«) – unabhängig vom jeweiligen Kontext und unabhängig davon, ob man mit einem Kind, Jugendlichen oder Erwachsenen spricht.

Es ist ein wissenschaftlich widerlegter Mythos anzunehmen, dass man Menschen auf die Idee bringt, sich zu suizidieren, wenn man sie auf Suizidgedanken und -pläne anspricht (DeCou, Schuman 2018). Im therapeutischen Setting scheint es auch keinen Unterschied zu machen, ob man früher oder später im Gespräch nach Suizidgedanken fragt (Chu u. a. 2017 a), wichtig ist es allerdings, dass Suizidgedanken proaktiv angesprochen werden, denn nicht wenige Betroffene vermeiden es im Gespräch, selbst auf suizidales Erleben hinzuweisen (Vannoy, Robbins 2011).

Verschiedene Autorinnen und Autoren haben Leitfäden zur Gestaltung der Risikoabschätzung publiziert. Mit dem »Chronological Assessment of Suicidal Events« von Shawn Christopher Shea (2011) und dem »Collaborative Assessment and Management of Suicidality« von David A. Jobes (2016) werden im Folgenden zwei spezifische Verfahren zur Risikoabschätzung vorgestellt.

Leitfaden zur Erfassung suizidalen Erlebens und Verhaltens über die Zeit

Im Rahmen des »Chronological Assessment of Suicidal Events« (CASE) empfiehlt SHEA (2011), die Risikoabschätzung dadurch zu strukturieren, dass die Art und das Ausmaß suizidaler Gedanken und Handlungen in Bezug auf verschiedene Zeiträume erfragt werden. Das Gespräch untergliedert sich somit in eine Exploration

- aktueller Suizidalität und
- suizidalen Verhaltens in den vergangenen zwei Monaten,
- vergangener Suizidhandlungen und
- unmittelbar bevorstehendem suizidalen Erleben und Verhalten.

Innerhalb jedes Zeitfensters richtet sich der Fokus auf die Art und das Ausmaß von Suizidgedanken und suizidalen Verhaltensweisen. Die Abklärung suizidalen Verhaltens in der jüngeren und früheren Vergangenheit verfolgt dabei das Ziel, eine Einschätzung der Stabilität bzw. Fluktuation, Intensität und Dauer suizidaler Gedanken zu erhalten. Bei der Exploration länger zurückliegender Suizidversuche sollten sich die Behandelnden aus Zeitgründen auf die Exploration des schwersten sowie des letzten Suizidversuchs beschränken (siehe Tabelle 1, S. 117).
Ergänzend sollten sich die Behandelnden ein Bild davon machen, ob und welche verschiedenen Risikofaktoren für suizidales Verhalten vorliegen. Dies sind unter anderem

- Furchtlosigkeit vor Tod/Sterben,
- Impulsivität,
- Alkohol- und Drogenkonsum,
- Suizide im Familien- oder Freundeskreis,
- das Suizidmotiv,
- die derzeitigen Lebensbedingungen,
- der aktuellen Krisenanlass.

TABELLE 1 Fragen zur Abklärung des Suizidrisikos

Erhebung der aktuellen Suizidalität:
»Viele Menschen würden in Ihrer Lebenssituation am Sinn des Lebens zweifeln oder es für das Beste halten, nicht mehr zu leben. Wie ist das bei Ihnen?«
Häufigkeit, Dauer, Intensität und Auslöser aktueller Suizidgedanken:
»Wie sehen diese Gedanken aus?«
»Wie oft denken Sie derzeit daran, sich das Leben zu nehmen?«
»Wie lange dauern diese Gedanken normalerweise an?«
»Als wie überwältigend erleben Sie diese Gedanken? Was löst diese Gedanken aus?«
Vorstellungsbilder:
»Haben Sie Tagträume über suizidale Handlungen?«
»Haben Sie Ihren Suizid in Ihrer Vorstellung geprobt?«
Frage nach konkreten Gedanken und Planungen:
»Haben Sie auch darüber nachgedacht, wie, wo und wann Sie sich töten werden?«
»Haben Sie auch über andere Methoden, sich zu töten, nachgedacht?«
Zugang zu tödlichen Mittel:
»Haben Sie die notwendigen Mittel für einen Suizid zu Hause?«
»Haben Sie überlegt, wie Sie den Zugang zu den benötigten Mitteln erhalten?«
Vorbereitungen und Probehandlungen:
»Haben Sie auch andere Dinge schon vorbereitet?« (z. B. Internet nach Suizidmethoden abgesucht, Abschiedsbrief geschrieben, persönliche Sachen verschenkt, Testament verfasst, Zahlungsmodalität der Lebensversicherung abgeklärt)
»Haben Sie schon mal probiert, wie es wäre, wenn Sie es dann wirklich tun würden?« (z. B. potenziellen Suizidort aufgesucht, Seil geknüpft, Medikamentenmix erstellt)
»Was genau haben Sie gemacht?«
Entschlossenheit, Abstand zu suizidalen Impulsen:
»Wie stark ist Ihre aktuelle Absicht, diesen Todeswunsch in die Tat umzusetzen?«
»Wo stehen Sie auf einer Skala von 0 bis 10, wenn 0 bedeutet, ›keine Absicht, die Gedanken umzusetzen‹, und 10 bedeutet, ›die Gedanken bei der ersten sich bietenden Gelegenheit umzusetzen‹?«

TABELLE 1 Fragen zur Abklärung des Suizidrisikos

Erhebung des suizidalen Verhaltens in den vergangenen zwei Monaten:
»Während der letzten sechs bis acht Wochen, wie lange haben Sie – an schlechten Tagen – darüber nachgedacht, sich das Leben zu nehmen? Eher so 90 Prozent des Tages oder 70 Prozent des Tages?«
»Wie oft haben Sie in den letzten zwei Monaten erwogen, sich mit … (spezifische Methode nennen) das Leben zu nehmen?«
»An wie vielen Tagen haben Sie einen Suizidversuch konkret vorbereitet oder geprobt?«
Erhebung vergangener Suizidhandlungen:
»Haben Sie schon versucht, sich das Leben zu nehmen?«
»Wie oft haben Sie in Ihrem Leben versucht, sich umzubringen?«
Letzter Suizidversuch:
»Wann haben Sie zuletzt versucht, sich das Leben zu nehmen?«
»Was genau haben Sie gemacht?«
»Wie ist es dazu gekommen, dass Sie überlebt haben?«
»Waren Sie im Anschluss in medizinischer Behandlung?«
»Haben Sie den Versuch länger geplant oder ist es eher plötzlich dazu gekommen?«
»Wie fanden Sie es seinerzeit, überlebt zu haben?«
Schwerster Suizidversuch:
»Welchen Suizidversuch würden Sie als Ihren schwersten bezeichnen, d. h. wann war Ihr Wunsch zu sterben am allergrößten bzw. wann waren Sie sich am sichersten, dass das gewählte Vorgehen tödlich sein würde?«
Selbstverletzungen:
»Haben Sie sich schon einmal selbst Verletzungen zugefügt, ohne dass Sie hierbei sterben wollten?«
»Was genau haben Sie gemacht?«
»Fügen Sie sich derzeit Verletzungen zu?«
Erhebung unmittelbarer Suizidalität:
»Wie sieht es eigentlich mit suizidalen Gedanken aus, während wir gerade miteinander reden?«
»Und wenn Sie jetzt die Praxis verlassen: Was denken Sie passiert mit Ihrem Wunsch zu sterben?«

Möglichen Schutzfaktoren wie soziale Unterstützung, Spiritualität oder persönliche Ressourcen sind ebenso in den Blick zu nehmen wie mögliche Warnzeichen einer akuten suizidalen Krise. Zu diesen gehören:

- Agitiertheit,
- Angst,
- Schlafprobleme (inklusive Albträume),
- Reizbarkeit,
- Eindruck des Gefangenseins,
- Hoffnungslosigkeit (vgl. Chu u.a. 2015; Teismann u.a. 2016).

Da die Offenlegung suizidaler Erlebens- und Verhaltensweisen oftmals scham- und angstbesetzt ist, empfiehlt Shea (2011), Gesprächstechniken zu verwenden, die dabei helfen, Aussagen richtig einzuordnen:

Gesprächstechniken zur Erhebung suizidalen Erlebens und Verhaltens (Shea 2011)

Verhaltensbezogenes Geschehnis Fragen zum verhaltensbezogenen Geschehen beziehen sich einerseits auf konkrete verhaltensbezogene Details (»Und wie viele Tabletten haben Sie genau genommen?«) und andererseits auf den detaillierten Ablauf des Geschehens (»Und was ist dann passiert?«) sowie auf auftretende Gefühle und Gedanken (»Und was haben Sie in diesem Moment gedacht?«).

Abschwächung von Schamerleben Schambesetzte Reaktionen lassen sich dadurch abschwächen, dass ein Verhalten aus dem Kontext heraus erfragt wird, in dem es die befragte Person erlebt: »Sie sagten, dass Sie, vor dem Hintergrund des Suizids Ihres Vaters, immer strikt gegen einen Suizid waren. Mit all den Widrigkeiten, denen Sie momentan ausgesetzt sind, frage ich mich, ob Sie nicht dennoch manchmal und vielleicht auch nur flüchtig lebensmüde Gedanken haben?«

Vorsichtige Vermutungen Im Rahmen zurückhaltender Vermutungen unterstellt die behandelnde Person der Patientin oder dem Patienten ein bestimmtes Verhalten. Es wird also beispielsweise gefragt: »Über welche anderen Arten, sich umzubringen, haben Sie nachgedacht?« statt: »Haben Sie über andere Arten, sich umzubringen, nachgedacht?« Weiter abgeschwächt werden kann die Unterstellung, indem die jeweilige Frage durch den Nachsatz *»wenn überhaupt«* ergänzt wird: »Wie oft waren Sie im Rahmen suizidaler Krisen alkoholisiert – wenn überhaupt?«

Symptomverstärkung Diese Technik beruht auf der Beobachtung, dass unerwünschte Verhaltensweisen oftmals in ihrer Häufigkeit und Intensität heruntergespielt werden. Dadurch, dass die mögliche Obergrenze eines Verhaltens von der behandelnden Person bewusst zu hoch angesetzt wird, kann sie – auch wenn die Patientin oder der Patient die Zahl nach unten korrigiert – zu einer Einschätzung der Bedeutsamkeit des Problemverhaltens kommen: »An den Tagen, an denen Sie einen Suizid erwogen haben, wie lange haben Sie da über Ihren Tod nachgedacht: 50 Prozent, 80 Prozent oder 90 Prozent des Tages?«

Verleugnung des Konkreten Ausgehend von der Annahme, dass es schwieriger ist, auf konkret gestellte als auf allgemeine Fragen wahrheitswidrig zu antworten, empfiehlt es sich, statt einer allgemeinen Frage (»Über welche anderen Methoden, sich umzubringen, haben Sie nachgedacht?«) eine Reihe konkreter Fragen zu stellen: »Haben Sie darüber nachgedacht, sich zu erhängen?« »Haben Sie darüber nachgedacht, eine Überdosis einzunehmen?« »Haben Sie darüber nachgedacht, sich zu ertränken?«

Normalisierung Durch den Hinweis darauf, dass es anderen Menschen in vergleichbaren Lebenslagen ähnlich geht, kann Schamerleben des Weiteren abgemildert werden: »Viele Personen, die mit Depressionen zu kämpfen haben, denken an irgendeinem Punkt ihrer Erkrankung daran, sich das Leben zu nehmen: Kennen Sie auch solche Gedanken?«

Das »Chronological Assessment of Suicidal Events« ist für eine sorgfältige Erhebung suizidaler Erlebens- und Verhaltensweisen gut geeignet. Die zwei Maßgaben, auf denen der Ansatz fußt, sind leicht zu erinnern, sodass sie keine großen Anforderungen an die Behandelnden stellen:

- Untergliedere die Risikoabschätzung in vier Zeiteinheiten.
- Exploriere suizidale Erlebens- und Verhaltensweisen detailliert und verhaltensnah.

Die Struktur der Befragung lässt sich zudem gut im Rahmen eines »natürlichen Gesprächsverlaufs« umsetzen.

Leitfaden zur partnerschaftlichen Erfassung suizidalen Erlebens und Verhaltens

Im Rahmen des Collaborative Assessment and Management of Suicidality (CAMS) spricht sich Jobes (2016) für eine gemeinschaftliche Abklärung suizidalen Erlebens wie auch eine gemeinschaftliche Behandlungsplanung aus. Im wörtlichen Sinne empfiehlt Jobes, sich bei der Risikoabschätzung neben die betroffene Person zu setzen und gemeinsam die »Suicide Status Form«

(SSF; Jobes u. a. 1997) als verfahrensspezifisches Instrument zu bearbeiten. Die behandelnde Person bleibt während der gesamten Bearbeitung der SSF neben der Patientin oder dem Patienten sitzen und erläutert die einzelnen Fragen und Auswahlmöglichkeiten. Ausgefüllt wird der Bogen von der Patientin oder vom Patienten selbst. Die partnerschaftliche Vorgehensweise und das gemeinsame Verstehen der suizidalen Krise verfolgt dabei u. a. das Ziel, zügig eine Beziehung zu der Person mit suizidalem Erleben und Verhalten aufzubauen, um so eine sichere Basis für die weitere gemeinsame Arbeit zu schaffen.

Die »Suicide Status Form« untergliedert sich in vier Sektionen, die das gegenwärtige Suizidrisiko abschätzen und Hinweise auf die weitere Behandlungsplanung geben:

Sektion A wird von Jobes (2016) als Kernbefragung (engl. »core assessment«) bezeichnet. Mit fünf der sechs Fragen wird das Vorliegen von zentralen Annahmen unterschiedlicher Suizidtheorien erfragt:

- »Beurteilen Sie das aktuelle Ausmaß Ihres psychischen Schmerzes, das Gefühl der Verletzung, des Leids oder des Elends (nicht jedoch Anspannung und Stress oder körperlicher Schmerz).«
- »Beurteilen Sie das Ausmaß Ihres aktuellen Stresserlebens, z. B. Ihr allgemeines Gefühl, unter Druck zu stehen, von etwas überwältigt zu sein.«
- »Beurteilen Sie das Ausmaß Ihrer inneren Anspannung und Erregung, z. B. bedrängende Gefühlsinhalte, das Gefühl, Sie müssten irgendetwas tun – ohne zu wissen was (nicht jedoch Verärgerung).«
- »Beurteilen Sie das Ausmaß Ihrer aktuellen Hoffnungslosigkeit, Ihre Erwartung, dass sich die Dinge nicht verbessern werden, ganz egal was Sie machen.«
- »Beurteilen Sie das aktuelle Ausmaß an Selbstentwertung/Selbsthass, Ihre allgemeine Einschätzung, sich selbst nicht zu mögen, keinen Selbstwert zu haben, sich selbst nicht zu respektieren.«

Alle fünf Merkmale (Items) werden auf fünfstufigen Skalen von »gering« bis »sehr stark« eingeschätzt. Zusätzlich zu dieser Einschätzung wird die befragte Person in Bezug auf jede Aussage um konkrete Angaben gebeten:

- »Welches Gefühl verursacht Ihnen den größten psychischen Schmerz?«
- »Was löst bei Ihnen den meisten Stress aus?«
- »Woher kommt Ihre Erwartung, dass die Dinge sich nicht verbessern?«

Das sechste Item der Kernbefragung ist schließlich eine allgemeine Selbsteinschätzung der aktuellen Suizidgefährdung von »extrem niedrig« bis »extrem hoch«. Diese sechs Items umfassende Sektion A bildet den Ursprung der SSF. Im Lauf der Zeit wurden weitere Items ergänzt: So werden Patientinnen und

Patienten u. a. gebeten, Gründe oder Motive, die für das Leben sprechen, und Gründe oder Motive, die für den Tod sprechen, zu benennen und einzuschätzen, wie ausgeprägt ihr gegenwärtiger Wunsch, zu leben bzw. zu sterben ist. Die behandelnde Person begleitet die Patientin oder den Patienten bei der Bearbeitung von Sektion A, indem sie auftretende Fragen beantwortet und durch gezieltes Nachfragen zur Klärung der Patientenangaben beiträgt.
In der **Sektion B** führt die behandelnde Person eine Fremdbeurteilung durch. Hierbei werden zunächst verschiedene Aspekte suizidalen Erlebens und Verhaltens erfasst. Im Einzelnen sind dies:

- Suizidplan (inkl. Zugang zu Suizidmitteln),
- Suizidvorbereitungen,
- Probehandlungen,
- Suizidgedanken,
- Suizidversuche,
- aktuelle Suizidabsicht.

Jede Facette muss beschrieben werden. Es werden die Häufigkeit (pro Tag, pro Woche, pro Monat) und die Dauer (Sekunden, Minuten, Stunden) von Suizidgedanken erfasst. Zusätzlich wird das Vorliegen weiterer Risikofaktoren eingeschätzt und beschrieben:

- Impulsivität,
- Abhängigkeiten/Süchte,
- bedeutende Verluste,
- soziale Isolation,
- Beziehungsschwierigkeiten,
- gesundheitliche Probleme und
- Probleme mit dem Gesetz.

Während der Einschätzung bleiben die Therapeutinnen und Therapeuten neben den befragten Personen sitzen und klären im Gespräch das Vorliegen oder die Ausprägung der verschiedenen Risikofaktoren ab.
Basierend auf den Antworten in Sektion A und B werden in **Sektion C** mögliche Behandlungsziele, Behandlungsschritte und die für die Teilprobleme einzuplanende Sitzungszahl besprochen und festgelegt. Die behandelnde Person und die Patientin oder der Patient entscheiden somit gemeinschaftlich, wie mit der aktuellen Gefährdung umgegangen werden soll – und beide unterschreiben anschließend den so entstandenen Behandlungsplan.
Sektion D wird nach der Sitzung von den Therapeutinnen und Therapeuten ausgefüllt. Im Sinne einer sorgfältigen Sitzungsdokumentation werden der

psychische Befund, gegenwärtige Störungsdiagnosen, das generelle Suizidrisiko und Bemerkungen zum Fall vermerkt.

Zur Dokumentation der Folgesitzungen wie auch der Abschlusssitzung liegen jeweils gesonderte SSF-Versionen vor. Mit der »Suicide Status Form« bietet sich den Praktizierenden daher ein Instrument, das gleichermaßen zur Risikoabschätzung, Behandlungsplanung und Sitzungsdokumentation eingesetzt werden kann. Darüber hinaus hilft die Verwendung der SSF dabei, den therapeutischen Prozess zu strukturieren.

Verschiedene Studien haben die Nützlichkeit des CAMS-Ansatz hinsichtlich der Behandlung suizidalen Erlebens untermauert (u. a. Jobes u. a. 2017). Allerdings bedarf der Einsatz der SSF eines gewissen Trainings; Onlineschulungen können auf der Internetseite https://cams-care.com absolviert werden.

Interviewverfahren zur Risikoabschätzung

Zur Risikoabschätzung lassen sich – neben den beschriebenen Leitfäden zur Gesprächsgestaltung – auch strukturierte oder standardisierte Interviews verwenden. Im amerikanischen Raum ist insbesondere die »Columbia-Suicide Severity Rating Scale« (C-SSRS; Posner u. a. 2007) ein verbreitetes Instrument. Bei der C-SSRS handelt es sich um einen kurzen Interviewbogen, der zur Einschätzung von Suizidgedanken und suizidalem Verhalten eingesetzt werden kann. Das Interview liegt in einer Kurz- und einer Langversion vor und ist so konzipiert, dass es sowohl durch Fachkräfte und Freunde als auch durch Familienmitglieder anzuwenden ist. Zusätzlich gibt es eine Version für den Einsatz bei Kindern und kognitiv eingeschränkten Personen. Alle Varianten des Interviewbogens untergliedern sich in eine Sektion zur Abklärung von Suizidgedanken und eine Sektion zur Abklärung von suizidalem Verhalten. Gefragt wird sowohl nach dem Auftreten von suizidalem Verhalten und Erleben im bisherigen Leben als auch nach Suizidgedanken im letzten Monat und suizidalem Verhalten in den vergangenen drei Monaten.

Alle Versionen des C-SSRS beginnen in der ersten Sektion mit zwei Fragen zu Suizidgedanken:

- »Haben Sie sich gewünscht, tot zu sein, oder den Wunsch gehabt, Sie könnten einschlafen und müssten nicht mehr aufwachen?«
- »Haben Sie tatsächlich daran gedacht, sich umzubringen?«

Wird keine der beiden Fragen mit »Ja« beantwortet, so wird unmittelbar zur zweiten Sektion übergegangen. Wird eine der beiden Fragen bejaht, erfolgt eine genauere Abklärung der Art und Intensität der Suizidgedanken.
In der zweiten Sektion wird nach Suizidversuchen (»Haben Sie einen Suizidversuch unternommen?«), nicht-suizidalen Selbstverletzungen und vorbereitenden Handlungen gefragt. Für den Fall, dass dabei eine Suizidabsicht im vergangenen Monat oder suizidales Verhalten während der vergangenen drei Monate zur Sprache kommt, empfehlen die Autoren eine unmittelbare Überweisung an eine psychotherapeutische oder psychiatrische Einrichtung. Das Interview bahnt also unter Umständen den Weg für ein ausführliches Abklärungsgespräch. Auf der Homepage zum C-SSRS (https://cssrs.columbia.edu) kann eine deutsche Fassung des C-SSRS angefordert werden; überdies finden sich hier Schulungsmaterialien zur Anwendung des Interviews.
Weitere Interviewverfahren wie das »Self-Injurious Thoughts and Behavior Interview« (SITBI; Nock u. a. 2007; deutsche Version: Fischer u. a. 2014) oder das »Suicide Attempt Self-Injury Interview« (SASII; Linehan u. a. 2006) eignen sich vor allem im Forschungskontext oder zur Erfassung von Suizidalität außerhalb akuter Krisen (siehe Forkmann u. a. 2015 für eine ausführliche Darstellung).

Fragebogendiagnostik

In Ergänzung zu den Interviewverfahren stehen diverse Selbstbeurteilungsinstrumente zur Erfassung des Schweregrads suizidaler Krisen, zur Dokumentation des Verlaufs bzw. der Veränderungen suizidalen Erlebens und Verhaltens und zur Diagnostik von relevanten Risikofaktoren zur Verfügung (Forkmann u. a. 2015). Eine Übersicht gängiger – und für den deutschsprachigen Raum erprobter – Instrumente findet sich in Tabelle 2 (S. 125).
Bei allen Vorteilen eines routinemäßigen Einsatzes von Fragebögen in Forschung und Praxis, muss man sich jedoch darüber im Klaren sein, dass Fragebögen keine sichere Risikoabschätzung ermöglichen (Carter u. a. 2017; Chan u. a. 2016). Insbesondere Risikochecklisten, bei denen von verschiedenen Risikofaktoren auf einen bestimmten Gefährdungsgrad geschlossen wird, sind in ihrer Vorhersagekraft sehr eingeschränkt (Steeg u. a. 2018). Auf der Basis solcher Risikoskalen sollten daher auf keinen Fall Behandlungsentscheidungen getroffen werden. Fragebögen sollten – neben ihrer Nutzung in der Forschung – vor allem dazu verwendet werden, das therapeutische Gespräch zu ergänzen.

TABELLE 2 Selbstbeurteilungsinstrumente zur Erfassung suizidrelevanter Konstrukte

Instrument/Autoren	Kommentar
»Depressive Symptomatology Index – Suicidality Subscale« (DSI-SS; dt. Fassung: von GLISCHINSKI u. a. 2016)	Erfasst mit vier Items die Häufigkeit und Intensität von Suizidgedanken.
»Beck Scale for Suicidal Ideation« (BSSI; dt. Fassung: KLIEM, BRÄHLER 2015)	Erfasst mit 19 Items u. a. den Wunsch zu sterben, Intensität und Dauer von Suizidwünschen/-plänen, Vorbereitungshandlungen und zurückliegende Suizidversuche. Existiert als Selbst- und Fremdbeurteilungsinstrument.
»Suicide Behavior Questionnaire – Revised« (SBQ-R; dt. Fassung: GLAESMER u. a. 2018)	Erfasst mit vier Items vergangene Suizidgedanken, Suizidversuche, Kommunikation über Suizidalität und die Wahrscheinlichkeit zukünftiger Suizidalität.
»Skala Suizidales Erleben und Verhalten« (SSEV; TEISMANN u. a. 2017)	Erfasst mit neun Items aktuelle Suizidgedanken, Suizidabsicht, Suizidpläne und Suizidversuche.
»Brief Reasons for Living Scale« (B-RFL; dt. Fassung: CWIK u. a. 2017)	Erfasst mit zwölf Items Gründe, am Leben zu bleiben. Es handelt sich um die Kurzfassung der »Reasons for Living Skala«.
»Suicide Cognitions Scale« (SCS; dt. Fassung: SPANGENBERG u. a. 2019)	Erfasst mit 18 Items die Einstellung zu Annahmen und Überzeugungen mit hoher Relevanz für suizidales Erleben.
»Interpersonal Needs Questionnaire« (INQ; HALLENSLEBEN u. a. 2016)	Erfasst mit insgesamt 15 Items zwei Kernannahmen der *Interpersonalen Theorie Suizidalen Verhaltens:* wahrgenommene Belastung (engl. »perceived burdensomeness«) und enttäuschter Wunsch nach Zugehörigkeit (engl. »thwarted belongingness«).
»Short Defeat und Entrapment Scale« (SDES; dt. Version: HÖLLER u. a. 2020)	Erfasst mit acht Items zwei Kernannahmen des *Integrativen-Motivational-Volitionalen Modells suizidalen Verhaltens:* »defeat« und »entrapment«.

Der Patient entscheidet mit: partnerschaftliche Behandlungsplanung

Unabhängig davon, wie die behandelnde Person zu einer Risikoabschätzung gelangt ist, muss im Anschluss über den ermittelten Gefährdungsgrad sowie das weitere Behandlungsangebot und -setting entschieden werden.
Die Einschätzung des Suizidrisikos ergibt sich aus der Gewichtung der vorliegenden Risiko- und Schutzfaktoren. Einen umfassenden Orientierungsrahmen für die Abschätzung des Schweregrades bietet das in Tabelle 3 dargestellte Schweregradkontinuum von Rudd und Kollegen (2001; Chu u. a. 2015).

TABELLE 3 Schweregradkontinuum suizidaler Krisen

Schweregrad	Anzeichen (Indikatoren)
Leicht	Geringe Häufigkeit, geringe Dauer und Intensität von Suizidgedanken, keine Planung, keine Absicht, leichtgradige Symptombelastung, gute Selbstkontrolle, wenige Risikofaktoren, Schutzfaktoren vorhanden.
Moderat	Regelmäßige Suizidgedanken von mittlerer Intensität und Dauer, geringe Planung, keine Absicht, gute Selbstkontrolle, wenige Risikofaktoren, Schutzfaktoren vorhanden.
Stark	Regelmäßige, intensive und andauernde Suizidgedanken, konkrete Planung, keine subjektive Absicht (aber objektive Hinweise auf Absichtsbildung, z. B. Wahl der Methode, Verfügbarkeit der gewählten Methode, vorbereitende Verhaltensweisen), Hinweise auf eingeschränkte Selbstkontrolle, bedeutsame Symptombelastung, viele Risikofaktoren und wenig (wenn überhaupt) Schutzfaktoren vorhanden.
Extrem	Regelmäßige, intensive und andauernde Suizidgedanken, konkrete Planung, subjektive und objektivierbare Absicht, eingeschränkte Selbstkontrolle, bedeutsame Symptombelastung, viele Risikofaktoren und keine Schutzfaktoren vorhanden.

Auch wenn entsprechende Publikationen den Eindruck vermitteln, eine zuverlässige Risikokategorisierung und -einschätzung wäre möglich, ist es eine bekannte Tatsache, dass vergleichsweise seltene Verhaltensweisen nicht sicher vorhergesagt werden können (Rosen 1954).
In einer Reihe aktueller Überblicksarbeiten wurde zuletzt noch einmal sehr deutlich, dass trotz intensiver Forschungsbemühungen eine zuverlässige

Vorhersage oder Kategorisierung suizidalen Verhaltens in hohes, mittleres und niedriges Risiko nur unzureichend möglich ist (u. a. Belsher u. a. 2019; Carter u. a. 2017; Chu u. a. 2017b; Franklin u. a. 2017; Large u. a. 2016). Woodford und Kollegen (2019) gingen in einer Metaanalyse beispielsweise der Frage nach, inwieweit die von Klinikern auf Basis ihrer individuellen Risikoabschätzungen vorgenommene Klassifikationen in Hoch- oder Niedrigrisikogruppen prädiktiv sind für suizidale und nicht-suizidale Selbstverletzungen im Anschluss an einen stationären Aufenthalt. Insgesamt wurden sechs Studien in die Metaanalyse aufgenommen. Es zeigte sich, dass 70 Prozent der Patientinnen und Patienten, die nach einer stationären Behandlung erneut Selbstverletzungen vorgenommen haben, zuvor von Fachleuten als ungefährdet eingeschätzt wurden. Etwa 80 Prozent der Patientinnen und Patienten, die als hochgefährdet eingeschätzt wurden, unternahmen jedoch keine weiteren Selbstverletzungen. Das Ergebnismuster lässt sich vielseitig diskutieren, es bleibt jedoch unbestritten, dass es Fachleuten offensichtlich nicht möglich ist, eine ausreichend präzise Risikoabschätzung vorzunehmen.

Tatsächlich handelt es sich um eine hochkomplexe Aufgabe: Auf der einen Seite werden die allermeisten Personen – auch solche, bei denen viele Risikofaktoren und wenig Schutzfaktoren vorliegen – keine suizidalen Handlungen ausführen und auf der anderen Seite unterliegt suizidales Erleben erheblichen Intensitätsschwankungen (Hallensleben u. a. 2019), mit potenziell schnellen Übergängen von einer Entscheidung zum Suizid hin zu suizidalen Handlungen (Simon u. a. 2001): Einige Betroffene mögen daher nicht selten selbst von der Dynamik und Vehemenz einer sich zuspitzenden suizidalen Krise überrascht sein. Andere werden hingegen versuchen, suizidale Absichten vor Außenstehenden zu verbergen (Smith u. a. 2013).

Das komplexe Zusammenspiel überdauernder Faktoren mit mehr oder weniger zufälligen situativen Bedingungen schränkt die Kategorisierung und Vorhersage suizidaler Gefährdung auf fundamentale Weise ein. Die Tatsache, dass suizidales Erleben nur selten in suizidales Verhalten mündet, verhindert zudem, dass Behandelnde wirkliches Erfahrungswissen erwerben können: Wenn nur ein sehr geringer Teil der Patientinnen und Patienten, die unter Suizidgedanken leiden, suizidales Verhalten zeigt, dann kann bei Behandelnden leicht der Eindruck entstehen, sie hätten in aller Regel richtige Entscheidungen getroffen – ganz unabhängig davon, wie sie gehandelt haben. Tatsächlich aber stehen die therapeutische Entscheidung und deren Auswirkungen mit hoher Wahrscheinlichkeit in keiner engen kausalen Verbindung (Teismann, Wannemüller 2020).

Hinzu kommt, dass – insbesondere dann, wenn Informationen nicht strukturiert ausgewertet werden – das klinische Urteil über die Suizidgefährdung einer Person erheblichen Schwankungen unterliegt: PATERSON und Kollegen (2008) legten Psychiaterinnen und Psychiatern sowie psychiatrischem Pflegepersonal 130 kurze Fallbeschreibungen vor und baten sie, anzugeben, wie hoch sie die unmittelbare Suizidgefahr der beschriebenen Personen einschätzen würden. 15 Fälle wurden dabei – in exakt gleichem Wortlaut – zweimal vorgelegt. Es zeigte sich zum einen eine erheblich Bandbreite in der Risikobeurteilung der einzelnen Fallbeschreibungen und zum anderen eine äußerst geringe Retest-Reliabilität: Bei Psychiaterinnen und Psychiatern fand sich in 42 Prozent der Fälle keine Übereinstimmung zwischen der ersten und der zweiten Beurteilung desselben Falles, beim Pflegepersonal fand sich bei 78 Prozent keine Übereinstimmung. Es lässt sich vermuten, dass die Risikoabschätzung in erheblichem Maße durch Kontextfaktoren – wie unmittelbar zuvor verarbeitete Informationen – beeinflusst bzw. verzerrt wird. Man spricht hier von einem sogenannten Ankereffekt. Wie gefährdet eine Person eingeschätzt wird, hängt möglicherweise weniger von einem »absoluten Kriterium« ab als vielmehr von den Rahmenbedingungen, unter denen gearbeitet wird, der letzten Person in einer suizidalen Krise, mit der man Kontakt hatte, sowie dem eigenen Befinden.

In der klinischen Praxis stellt sich die Frage, wie mit dem Wissen um diese grundlegenden Schwierigkeiten bei der Risikoeinschätzung umgegangen werden sollte. RYAN und Kollegen (2010, S. 402) formulieren es sehr deutlich, wenn sie darauf hinweisen, dass von einer Risikokategorisierung grundsätzlich abgesehen werden sollte: »(...) risk categorization has no useful role to play as a guide to clinical decision-making and should be abandoned«. Ein derartiger Fokuswechsel bedeutet nun nicht, dass auf ein abklärendes Gespräch im Sinne der dargestellten Leitfaden und Fragebogendiagnostik verzichtet werden sollte. Der Fokus sollte aber weniger auf der Vorstellung liegen, am Ende des Gesprächs eine verlässliche Zuordnung vornehmen zu können, als vielmehr auf dem Ziel, herauszufinden, was die suizidale Person in der Krisensituation benötigt (TEISMANN u. a. 2019). Folgende Überlegungen sollten handlungsleitend sein:

- Was wünscht sich der Patient von der Behandlung?
- Welche modifizierbaren Risikofaktoren gibt es?
- Wie gefährdet schätzt sich der Patient selbst ein?
- Was braucht der Patient, um sich sicherer zu fühlen?

Das Gespräch mit einer Person mit suizidalem Erleben und Verhalten sollte analog zu einem vergleichbaren Gespräch mit Personen mit Depressivität, Angst- oder Suchterkrankungen gestaltet und verstanden werden: Im Vordergrund steht jeweils die Erfassung der Problembeschreibung und der Behandlungswunsch der Patientin oder des Patienten und weniger die Frage nach einer mittel- bis langfristigen Prognose. Patientinnen und Patienten in suizidalen Krisen sollten explizit in den Entscheidungsprozess um das weitere therapeutische Vorgehen einbezogen werden – nicht die Fachkraft bewertet und entscheidet auf Basis einer vermeintlichen Risikoabschätzung, sondern Patient und Therapeut entwickeln gemeinsam ein Konzept zum Umgang mit suizidalem Erleben und Verhalten. Der CAMS-Ansatz von JOBES (2016) bietet eine Vorlage für solch ein Vorgehen.

Eine partnerschaftliche Behandlungsplanung kann natürlich nur so lange verfolgt werden, wie Patientinnen und Patienten in der Lage sind, eigenverantwortliche Entscheidungen zu treffen. Alkohol- und Drogenkonsum, psychotische Symptome, schwere depressive Zustände, aber auch Übererregungssymptome im Kontext suizidaler Krisen können einen Zustand der Freiverantwortlichkeit ausschließen. In diesem Fall muss der Behandelnde für den Patienten entscheiden. Therapeutinnen und Therapeuten müssen sich im Gespräch also zunächst ein Bild davon machen, inwieweit ihr Gegenüber in der Lage ist, seine persönliche Situation und die vom Behandelnden gegebenen Informationen zu verstehen, abzuwägen und folgerichtige Schlüsse zu ziehen (APPELBAUM, GRISSO 1988). Anders als der mögliche Gefährdungsgrad kann ein (fehlender) Zustand der Freiverantwortlichkeit jedoch zuverlässig diagnostiziert werden (OKAI u.a. 2007).

Aktuelle Entwicklungen

Es werden verschiedenste Wege bestritten, um die Risikoabschätzung bei Menschen mit suizidalem Erleben und Verhalten zu verbessern. Zwei Beispiele sollen das illustrieren: Zum einen bemühen sich verschiedene Forschergruppen darum, akute Suizidalität als eigenständige Störung zu definieren (siehe Kapitel S. 9): So postuliert die Arbeitsgruppe um Joiner (ROGERS u.a. 2019) eine als akut suizidal-affektive Störung (engl. »acute suicidal affective disturbance«, ASAD) bezeichnete Störung, die durch eine rasche und drastische Zunahme der Absicht, sich zu suizidieren, sowie durch Selbstentfremdung,

soziale Entfremdung, Hoffnungslosigkeit und Übererregungssymptome (z. B. Agitiertheit, Reizbarkeit, Schlafstörungen, Albträume) gekennzeichnet sein soll. Galynker (2017) beschreibt ein Suicide Crisis Syndrome (SCS), das durch den anhaltenden Eindruck, in einer ausweglosen Situation gefangen zu sein (engl. »entrapment«), affektive Symptome (emotionaler Schmerz, extreme Stimmungsschwankungen, Panik, Dissoziation), kognitive Symptome (engl. »ruminative flooding«) und Übererregungssymptome (Agitiertheit, Schlafstörungen) definiert ist. Der Syndromcharakter beider Zustandsbilder ließ sich in verschiedenen Untersuchungen bestätigen (Claus, Teismann 2020; Schuck u. a. 2019). Erste Untersuchungen zur Genauigkeit der Vorhersage verweisen jedoch auf eine bestenfalls moderate Vorhersagekraft (Yaseen u. a. 2019). Nichtsdestotrotz ist es ein wichtiger Ansatz der Suizidprävention, den Fokus auf mögliche akute Warnzeichen einer suizidalen Krise zu richten.
Zum anderen besteht mit Blick auf die Komplexität suizidalen Erlebens und Verhaltens ein weiterer Weg in der Forschung darin, maschinelles Lernen (künstliche Intelligenz, KI) für die Risikoabschätzung nutzbar zu machen. Hinter dem Begriff Maschinenlernen verbirgt sich eine statistische Methode, die Hunderte von Einflussfaktoren sowie deren Wechselwirkung bei der Vorhersage bestimmter Ereignisse in einem selbst lernenden Analysesystem berücksichtigen kann. In ersten Studien ließ sich das Auftreten von Suizidversuchen (u. a. Ribeiro u. a. 2019; Walsh u. a. 2017) mithilfe des Maschinenlernens wesentlich genauer vorhersagen als unter Verwendung herkömmlicher statistischer Methoden – und dies über verschiedene Messzeiträume hinweg. Perspektivisch ist es daher vorstellbar, dass die klinische Risikoabschätzung zukünftig durch rechnergestützte Risikokalkulationen ergänzt werden wird. Erste entsprechende »Risikokalkulatoren« existieren bereits (http://oxrisk.com/oxmis); wenn auch noch nicht auf Basis von künstlicher Intelligenz (Fazel u. a. 2019). Grundsätzlich muss man sich jedoch darüber im Klaren sein, dass auch unter Einsatz von künstlicher Intelligenz hochgefährdete Personen – vor dem Hintergrund der relativ geringen Rate suizidalen Verhaltens – nicht präzise identifiziert werden können (Belsher u. a. 2019).

Fazit und Ausblick

Eine Vorhersage suizidalen Verhaltens ist – trotz intensiver Forschung – bislang nicht mit ausreichender Präzision möglich. Es wird daher empfohlen, in Gesprächen mit Patientinnen und Patienten mit suizidalem Erleben und Verhalten eine Fokusverlagerung vorzunehmen: Es geht weniger darum, auf Basis erfasster Informationen eine Risikoabschätzung vorzunehmen, als darum, Ansatzpunkte für Krisenintervention und Therapieplanung zu gewinnen. Es handelt sich um einen kollaborativen Patienten-Therapeuten-Prozess, in dem die behandelnde Person anerkennt, dass sie kein ausreichendes Expertenwissen zur Abschätzung des Gefährdungspotenzials einer Patientin oder eines Patienten besitzt. Auch durch die Verwendung von Fragebögen oder neue Ansätze – wie Syndromdiagnostik und maschinelles Lernen – lässt sich die Vorhersage suizidalen Verhaltens (bislang) nicht in klinisch notwendigem Maße verbessern. Dessen ungeachtet ist die Prävention suizidalen Verhaltens jedoch durchaus möglich.

Weiterführende Literatur

Forkmann, T.; Teismann, T.; Glaesmer, H. (2015): Diagnostik von Suizidalität. Göttingen: Hogrefe.

Jobes, D. (2016): Managing suicidal risk. A collaborative approach. New York, NY: Guilford Press.

Ribeiro, J.; Huang, X.; Fox, K. R.; Walsh, C. G.; Linthicum, K. P. (2019): Predicting imminent suicidal thoughts and nonfatal attempts. The role of complexity. In: Clinical Psychological Science, 7, S. 941–957. doi:10.1177/2167702619838464.

Shea, S. (2011): The practical art of suicide assessment. New York, NY: Wiley.

Teismann, T.; Forkmann, T.; Glaesmer, H. (2019): Risikoabschätzung bei suizidalen Patienten – Geht das überhaupt? In: Verhaltenstherapie, 29, S. 80–84. doi:10.1159/000493887.

Literatur

Appelbaum, P. S.; Grisso, T. (1988): Assessing patients' capacities to consent to treatment. In: New England Journal of Medicine, 319, S. 1635–1638. doi:10.1056/NEJM198812223192504.

Belsher, B. E.; Smolenski, D. J.; Prutt, L. D.; Bush, N. E.; Beech, E. H. u. a. (2019): Prediction models for suicide attempts and deaths. A systematic review and simulation. In: JAMA Psychiatry, 76, S. 642–651. doi:10.1001/jamapsychiatry.2019.0174.

Carter, G.; Milner, A.; McGill, K.; Pirkis, J.; Kapur, N. u.a. (2017): Predicting suicidal behaviours using clinical instruments. In: British Journal of Psychiatry, 210, S. 387–395. doi:10.1192/bjp.bp.116.182717.

Chan, M.K.Y.; Bhatti, H.; Meader, N.; Stockton, S.; Evans, J. u.a. (2016): Predicting suicide following self-harm. A systematic review of risk factors and risk scales. In: British Journal of Psychiatry, 209, S. 277–283. doi:10.1192/bjp.bp.115.170050.

Chu, C.; Buchman-Schmitt, J.M.; Stanley, I.C.H.; Hom, M.A.; Tucker, R.P.; Hagan, C.R.; Rogers, M.L. u.a. (2017b): The interpersonal theory of suicide. A systematic review and meta-analysis of a decade of cross-national research. In: Psychological Bulletin, 143, S. 1313–1345. doi:10.1037/bul0000123.

Chu, C.; Klein, K.M.; Buchman-Schmitt, J.M.; Hom, M.A.; Hagan, C.R. u.a. (2015): Routinized assessment of suicide risk in clinical practice: an empirically informed update. In: Journal of Clinical Psychology, 71, S. 1186–1200. doi:10.1002/jclp.22210.

Chu, C.; Orden, K.A. Van; Ribeiro, J.; Joiner, T.E. (2017a): Does the timing of suicide risk assessments influence ratings of risk severity. In: Professional Psychology, 48, S. 107–114. doi:10.1037/pro0000130.

Claus, C.; Teismann, T. (2020): Akut suizidal-affektive Störung: ein systematisches Review. In: Verhaltenstherapie, S. 1–7. doi.org/10.1159/000511922.

Cwik, J.C.; Siegmann, P.; Willutzki, U.; Nyhuis, P.; Wolter, M. u.a. (2017): Brief reasons for living inventory. A psychometric investigation. In: BMC Psychiatry, 17, S. 358. doi:10.1186/s12888-017-1521-x.

DeCou, C.R.; Schumann, M.E. (2018): On the iatrogenic risk of assessing suicidality. A meta-analysis. In: Suicide and Life-Threatening Behavior, 48, S. 531–543. doi:10.1111/sltb.12368.

Fazel, S.; Wolf, A.; Larsson, H.; Mallett, S.; Fanshaw, T.R. (2019): The prediction of suicide in severe mental illness. Development and validation of a clinical prediction rule (OxMIS). In: Translational Psychiatry, 9, S. 98. doi:10.1038/s41398-019-0428-3.

Fischer, G.; Ameis, N.; Parzer, P.; Plener, P.L.; Groschwitz, R. u.a. (2014): The German version of the self-injurious thoughts and behaviors interview (SITBI-G): A tool to assess non-suicidal self-injury and suicidal behavior disorder. In: BMC Psychiatry, 14, S. 265. doi:10.1186/s12888-014-0265-0.

Franklin, J.C.; Ribeiro, J.D.; Fox, K.R.; Bentley, K.H.; Kleiman, E.M. u.a. (2017): Risk factors for suicidal thoughts and behaviors. In: Psychology Bulletin, 143, S. 187–232. doi:10.1037/bul0000084.

Galynker, I. (2017): The suicidal crisis. New York, NY: Oxford University Press.

Glaesmer, H.; Kapusta, N.; Teismann, T.; Wagner, B.; Hallensleben, N. u. a. (2018): Psychometrische Eigenschaften der deutschen Version des Suicide Behaviors Questionnaire Revised (SBQ-R). In: Psychotherapie, Psychosomatik und medizinische Psychologie, 68, S. 346–353. doi:10.1055/s-0043-118335.

Glischinski, M. von; Teismann, T.; Prinz, S.; Gebauer, J., Hirschfeld, G. (2016): Depressive Symptom Inventory-Suicidality Subscale: Optimal cut points for clinical and non-clinical samples. In: Clinical Psychology and Psychotherapy, 23, S. 543–549. doi:10.1002/cpp.2007.

Hallensleben, N.; Glaesmer, H.; Forkmann, T.; Rath, D.; Strauss, M. u. a. (2019): Predicting suicidal ideation by interpersonal variables, hopelessness and depression in real-time. In: European Psychiatry, 56, S. 43–50. doi:10.1016/j.eurpsy.2018.11.003.

Hallensleben, N.; Spangenberg, L.; Kapusta, N. D.; Forkmann, T.; Glaesmer, H. (2016): The German version of the Interpersonal Needs Questionnaire (INQ). Dimensionality, psychometric properties and population-based norms. In: Journal of Affective Disorders, 195, S. 191–198. doi:10.1016/j.jad.2016.01.045.

Höller, I.; Teismann, T.; Cwik, J. C.; Glasemer, H.; Spangenberg, L. u. a. (2020): Short Defeat and Entrapment Scale. A psychometric investigation in three German samples. In: Comprehensive Psychiatry, 98, S. 152–160. doi:10.1016/j.comppsych.2020.152160.

Jobes, D. A.; Comtois, K. A.; Gutierrez, P. M.; Brenner, L. A.; Huh, D. u. a. (2017): A randomized controlled trial of the collaborative assessment and management of suicidality versus enhanced care as usual with suicidal soldiers. In: Psychiatry: Interpersonal and Biological Processes, 80, S. 339–356. doi:10.1080/00332747.2017.1354607.

Jobes, D.; Jacoby, A.; Cimbolic, P.; Hustead, L. (1997): Assessment and treatment of suicidal clients in a university counseling center. In: Journal of Counseling Psychology, 44, S. 368–377. doi:10.1037/0022-0167.44.4.368.

Joiner, T. E.; Walker, R.; Rudd, M.; Jobes, D. (1999): Scientizing and routinizing the assessment of suicidality in outpatient practice. In: Journal of Professional Psychology: Research, Practice, 30, S. 447–454. doi:10.1037/0735-7028.30.5.447.

Kliem, S.; Brähler, E. (2015): Beck-Suizidgedanken-Skala (BSS). Frankfurt: Pearson Assessment.

Large, M.; Kaneson, M.; Myles, N.; Myles, H.; Gunaratne, P.; Ryan, C. (2016): Meta-analysis of longitudinal cohort studies of suicide risk assessment among psychiatric patients. Heterogenity in results and lack of improvement over time. In: PLOS One, 11 (6), e0156322. doi:10.1371/journal.pone.0156322.

Linehan, M.; Comtois, K.A.; Brown, M.Z.; Heard, H.L.; Wagner, A. (2006): Suicide attempt self-injury interview (SASII). Development, reliability, and validity of a scale to assess suicide attempts and intentional self-injury. In: Psychological Assessment, 18, S. 303–312. doi:10.1037/1040-3590.18.3.303.

Nock, M.K.; Holmberg, E.B.; Photos, V.L.; Michel, B.D. (2007): Self-injurious thoughts and behaviors interview. Development, reliability, and validity in an adolescent sample. In: Psychological Assessment, 19, S. 309–317. doi:10.1037/1040-3590.19.3.309.

Okai, D.; Owen, G.; McGuire, H.; Singh, S.; Churchill, R. u.a. (2007): Mental capacity in psychiatric patients. In: British Journal of Psychiatry, 191, S. 291–297. doi:10.1192/bjp.bp.106.035162.

Paterson, B.; Dowding, D.; Harries, C.; Cassells, C.; Morrison, R. u.a. (2008): Managing the risk of suicide in acute psychiatric inpatients. A clinical judgement analysis of staff predictions of imminent suicide risk. In: Journal of Mental Health, 17, S. 410–423. doi:10.1080/09638230701530234.

Posner, K.; Oquendo, M.; Gould, M.; Stanley, B.; Davies, M. (2007): Columbia classification algorithm of suicide assessment (C-CASA). Classification of suicidal events in the FDA´s pediatric suicidal risk analysis of antidepressants. In: American Journal of Psychiatry, 164, S. 1035–1043. doi:10.1176/appi.ajp.164.7.1035.

Rogers, M.L.; Hom, M.A.; Joiner, T.E. (2019): Differentiating acute suicidal affective disturbance (ASAD) from anxiety and depression symptoms. A network analysis. In: Journal of Affective Disorders, 250, S. 333–340. doi:10.1016/j.jad.2019.03.005.

Rosen, A. (1954): Detection of suicidal patients. An example of some limitations in the prediction of infrequent events. In: Journal of Consulting Psychology, 18, S. 397–403. doi:10.1037/h0058579.

Rudd, M.D.; Joiner, T.; Rajab, M. (2001): Treating suicidal behavior. An effective time limited approach. New York, NY: Guilford Press.

Ryan, C.; Nielssen, O.; Paton, M.; Large, M. (2010): Clinical decisions in psychiatry should not be based on risk assessment. In: Australasian Psychiatry, 18, S. 398–403. doi:10.3109/10398562.2010.507816.

Schuck, A.; Calati, R.; Barzilay, S.; Bloch-Elkouby, S.; Galynker, I. (2019): Suicide Crisis Syndrome. In: Behavioral Sciences, the Law, 37, S. 223–239. doi:10.1002/bsl.2397.

Simon, T.; Swann, A.; Powell, K.; Potter, L.; Kresnow, M. u.a. (2001): Characteristics of impulsive suicide attempts and attempters. In: Suicide and Life-Threatening Behavior, 32, S. 49–59. doi:10.1521/suli.32.1.5.49.24212.

Smith, E.G.; Kim, H.M.; Ganoczy, D.; Stano, C.; Pfeiffer, P.N. u.a. (2013): Suicide risk assessment received prior to suicide death by veterans' health administrations patients with a history of depression. In: Journal of Clinical Psychiatry, 74, S. 226–232. doi:10.4088/JCP.12m07853.

Spangenberg, L.; Glaesmer, H.; Hallensleben, N.; Schönfelder, A.; Rath, D. u.a. (2019): Psychometric properties of the German version of the suicide cognitions scale in two clinical samples. In: Psychiatry Research, 274, S. 254–262. doi:10.1016/j.psychres.2019.02.047.

Steeg, S.; Quinlivan, L.; Nowland, R.; Caroll, R.; Casey, D. u.a. (2018): Accuracy of risk scales for predicting repeat self-harm and suicide. In: BMC Psychiatry, 18, S. 113. doi:10.1186/s12888-018-1693-z.

Teismann, T.; Forkmann, T; Glaesmer, H. (2017): Skala Suizidales Erleben und Verhalten (SSEV). Unveröffentlichtes Manuskript, Ruhr-Universität Bochum.

Teismann, T.; Wannemüller, A. (2020): »Ich habe da ein schlechtes Gefühl!« Intuition im Umgang mit suizidalen Patienten. In: Suizidprophylaxe, 47, S. 49–52.

Teismann, T.; Koban, C.; Illes, F.; Oermann, A. (2016): Psychotherapie suizidaler Patienten. Göttingen: Hogrefe.

Vannoy, S.D.; Robins, L.S. (2011): Suicide-related discussions with depressed primary care patients in the USA: Gender and quality gaps. A mixed methods analysis. In: BMJ, 1, e000198. doi:10.1136/bmjopen-2011-000198.

Walsh, C.G.; Ribeiro, J.D.; Franklin, J.C. (2017): Predicting risk of suicide attempt over time through machine learning. In: Clinical Psychology Science, 9, S. 457–469. doi:10.1177/2167702617691560.

Woodford, R.; Spittal, M.J.; Milner, A.; McGill, K.; Kapur, N. u.a. (2019): Accuracy of clinician predictions of future self-harm. In: Suicide and Life-Threatening Behavior, 49, S. 23–40. doi:10.1111/sltb.12395.

Yaseen, Z.S.; Hawes, M.; Barzilay, S.; Galynker, I. (2019): Predictive validity of proposed diagnostic criteria for the suicide crisis syndrome. An acute presuicidal state. In: Suicide and Life-Threatening Behavior, 49, S. 1124–1135. doi:10.1111/sltb.12495.

Evidenzbasierte Psychotherapie im Erwachsenenalter

Anja Gysin-Maillart

Trotz der Häufigkeit von Suizidgedanken und suizidalem Verhalten in der Allgemeinbevölkerung sind suizidspezifische Behandlungen bis heute nur selten Teil der Standardbehandlung. Die Arbeit mit Patientinnen und Patienten mit suizidalem Erleben und Verhalten fällt vielen Behandelnden schwer und der Übergang vom stationären ins ambulante Setting ist kritisch.

Menschen mit suizidalem Erleben und Verhalten fühlen sich oft nicht verstanden und Fachleute sind nicht selten mit dieser Verantwortung überfordert. In den letzten Jahren wurden verschiedene Ansätze für den Umgang mit Patientinnen und Patienten mit Suizidalität entwickelt und evaluiert. Nur wenige davon konnten zeigen, dass sie das Risiko für weitere Suizidhandlungen über einen längeren Zeitraum reduzieren.

Das folgende Kapitel gibt einen Überblick über evidenzbasierte Psychotherapieangebote, einzelne Interventionen und deren Wirkungsweise, mit dem Ziel, die Arbeit mit Menschen mit suizidalem Erleben und Verhalten für die professionelle Behandlung neu zu gestalten. Im Mittelpunkt stehen psychotherapeutische Ansätze, die sowohl Elemente aus der Kognitiven Verhaltenstherapie und der Dialektisch-Behavioralen Therapie beinhalten als auch das suizidale Erleben und Verhalten in den Fokus der Behandlung stellen. Ergänzend wird auf niederschwellige Kurzinterventionen eingegangen, die sich für die Behandlung in zeit- und ressourcenlimitierten Settings eignen oder einen kontinuierlichen Patientenkontakt zur Sicherung der Übergänge ermöglichen. Insbesondere die Kurztherapie »Attempted Suicide Short Intervention Program« (ASSIP) wird mit einer praxisnahen Beschreibung ausführlicher beleuchtet.

Eine effektive Behandlung für Menschen nach einem Suizidversuch hat oberste Priorität. Problematisch ist dabei, dass viele Betroffene nach einem Suizidversuch das Angebot einer Nachbehandlung nicht wahrnehmen wollen. Sie möchten so schnell wie möglich zur »Normalität« zurückkehren und fürchten sich nicht selten vor unfreiwilliger Hospitalisierung. Suizidgedanken sind etwas ganz Persönliches und viele Menschen fühlen sich von ihren Behandelnden nicht verstanden. Wenn diese Patientinnen und Patienten mit

unserem Gesundheitssystem in Kontakt kommen, sei es in Form einer Notfall-, stationären oder ambulanten Behandlung, ist es daher wichtig, diese Chance zu nutzen, um sie mit präventiven Maßnahmen und suizidspezifischen Therapieangeboten zu erreichen.
In der psychotherapeutischen Behandlung ist es wesentlich, zu verstehen, dass Suizidgedanken und suizidales Verhalten durch die persönlichen Ziele, Bedürfnisse und aktuelle Lebensumstände eines Menschen mitbestimmt werden. Insbesondere nach einem Suizidversuch ist ein Handlungsmuster hinterlegt, welches, sozusagen »als Lösung«, bei erneuten Krisen reaktiviert werden kann, um einen unerträglichen Zustand zu beenden, wenn wichtige Lebensziele und Bedürfnisse bedroht sind. Suizidgefährdete Menschen brauchen eine spezielle Art der Kommunikation, um offen über ihre Suizidalität sprechen zu können. Dabei ist der Aufbau einer vertrauensvollen Beziehung elementar.
Im Folgenden wird auf eine Auswahl von viel diskutierten und relevanten Ansätzen in der Suizidprävention eingegangen. Dabei handelt es sich nicht um ein systematisches Review. Im Vordergrund stehen psychotherapeutische Ansätze, welche sowohl Elemente der Kognitiven Verhaltenstherapie beinhalten als auch die Suizidalität in den Fokus der Behandlung stellen.

Herausforderungen in der Behandlung von Menschen mit suizidalem Erleben und Verhalten

Die Behandlung von Menschen mit suizidalem Erleben und Verhalten ist schwierig. Häufig nehmen Patientinnen und Patienten nach einem Suizidversuch Termine für die Nachbehandlung nicht wahr und davon brechen annähernd 50 Prozent der Menschen die Therapie frühzeitig ab (Monti u. a. 2014; Grimholt u. a. 2012; Lizardi, Stanley 2010). Gründe hierfür sind, dass sich viele von ihren Behandelnden nicht verstanden fühlen oder ihnen der Inhalt der Behandlung nicht relevant erscheint. Nicht selten äußern Betroffene den Wunsch, das Problem selbst zu lösen. Oft besteht die Furcht vor Stigmatisierung oder es fehlt die Einsicht in die Notwendigkeit der Behandlung, was nicht selten mit der Angst vor (unfreiwilliger) Hospitalisierung verbunden ist (Hom u. a. 2015; Lizardi, Stanley 2010). Hinzu kommt, dass viele Patientinnen und Patienten unter starker Scham und Schuldgefühlen leiden und die suizidale Handlung kurzfristig zu einem Spannungsabbau führt (Berk u. a. 2006; Hawton u. a. 2016). Diesen Schwierigkeiten stehen viele Gesundheitsfachkräfte hilflos gegenüber.

Kurz nach einem Klinikaufenthalt, besonders unmittelbar nach der Entlassung, ist das Risiko weiterer suizidaler Handlungen stark erhöht (Desai u. a. 2005; Horwitz u. a. 2015). Dabei sind die Übergänge und Wechsel im Behandlungssetting besonders riskant. Die Vernetzung zwischen Kliniken und Nachbehandelnden ist dabei oft unzureichend und Angehörige werden oft zu wenig einbezogen. Im ersten Jahr nach einem Suizidversuch versterben 1,6 Prozent der Patientinnen und Patienten und 3,9 Prozent nach fünf Jahren. Das heißt, dass eine von 25 Betroffenen, die sich nach einem Suizidversuch behandeln lassen, in den folgenden fünf Jahren an einem Suizid sterben wird (Carroll u. a. 2014). Das Risiko für einen wiederholten Suizidversuch ist um ein Vielfaches höher und wurde von Carroll und Kollegen (2014) auf 16,3 Prozent im ersten Jahr geschätzt. In Anbetracht der hohen Relevanz der Thematik fragen sich Gesundheitsfachkräfte seit Jahrzehnten, welche psychotherapeutischen Ansätze sich für die Behandlung von Menschen mit suizidalem Erleben und Verhalten besonders eignen.

Wirksame Interventionen

Eine große Anzahl von Behandlungsansätzen wurde in den letzten Jahren entwickelt und in verschiedenen Übersichtsarbeiten evaluiert (Hofstra u. a. 2019; McCabe u. a. 2018; Zalsman u. a. 2016). Dabei wird zwischen Interventionen in verschiedenen Settings unterschieden, wie beispielsweise solchen auf Gemeindeebene, Behandlungen im Krisen- und Notfallsetting oder einer vertieften, meist auch längerfristigen psychotherapeutischen Behandlung der Suizidalität (Teismann u. a. 2018). Neueste Befunde zeigen, dass der suizidpräventive Effekt ansteigt, je mehr Interventionsebenen einbezogen werden (z. B. Krisenintervention, Folgekontakte, Gemeindeebene). Solche Multilevel-Interventionen gelten daher als vielversprechend und stehen im Fokus vieler Forschungsarbeiten (Hofstra u. a. 2019).

Im Rahmen verschiedener Metaanalysen (Brodsky u. a. 2018; Hawton u. a. 2016; Hetrick u. a. 2016; Zalsman u. a. 2016) erweisen sich vorwiegend kognitiv-verhaltenstherapeutische Ansätze (KVT) hinsichtlich der Reduktion des Risikos weiterer suizidaler Handlungen als wirksam, wobei die

Dialektisch-Behaviorale Therapie (DBT) nachweislich die effektivste Behandlung von chronischem suizidalem Verhalten ist, insbesondere bei Menschen mit einer Borderline-Persönlichkeitsstörung. Auch längerfristige Kontaktangebote für den Übergang in die Nachsorge, sogenannte »Outreach-Elemente« (siehe »Outreach-Elemente zur Sicherung der Übergänge«, S. 144), sind hilfreich (Inagaki u.a. 2019). Dabei ist es elementar, suizidales Erleben und Verhalten in der Therapie direkt anzusprechen und zu bearbeiten. Indirekte Interventionen, die auf die Reduktion der assoziierten Psychopathologie abzielen, wie z.B. auf depressive Symptome, Hoffnungslosigkeit oder Angst, haben unmittelbar nach der Behandlung keinen suizidpräventiven Effekt im Vergleich zu den direkten psychosozialen und behavioralen Interventionen (Meerwijk u.a. 2016). Behandelnde sollen darin bestärkt werden, Suizidgedanken und suizidales Verhalten direkt zu thematisieren. Das Gespräch, vor allem das therapeutische, eröffnet neue Perspektiven (Michel, Jobes 2011).

Motivationale Aspekte

Die therapeutische Beziehung stellt in der Arbeit mit Menschen mit suizidalem Erleben und Verhalten einen wichtigen protektiven Faktor dar (Gysin-Maillart u.a. 2017). Wird die therapeutische Beziehung motiv- und ressourcenorientiert gestaltet und fühlen sich Patientinnen und Patienten ernst genommen, kann eine tragende Beziehung zu einem vertrauensvollen Gegenüber aufgebaut werden und die Auseinandersetzung mit schwierigen therapeutischen Themen stattfinden (Stucki, Grawe, 2007). Zur Herstellung einer guten therapeutischen Beziehung eignet sich besonders das narrative Interview. Jeder Mensch hat seine eigene persönliche Geschichte und ist Experte dieser. Michel und Kollegen (2004) konnten zeigen, dass die Bewertung der therapeutischen Beziehung signifikant besser ist, wenn Interviewende das Gespräch mit den Wörtern »erzählen«, oder »Geschichte« einleiten. Hierbei stellt die behandelnde Person entgegen der üblichen explorativen Befragung offene Fragen: »Erzählen Sie mir bitte Ihre Geschichte in Ihren eigenen Worten. Wie ist es zu diesem Suizidversuch gekommen?«

Patientinnen und Patienten mit einem erhöhten Suizidrisiko längerfristig in die Behandlung einzubinden ist eine Herausforderung. Menschen mit suizidalem Erleben und Verhalten berichten oftmals von einem unerträglichen psychischen Schmerz und von einer hohen Ambivalenz zwischen dem Wunsch zu sterben (»Ich möchte, dass der unerträgliche Schmerz aufhört«) und dem Wunsch zu leben (»Ich will leben, aber anders«). Dieser Ambivalenz kann mit der Technik der Motivierenden Gesprächsführung (engl. »Motivational Interviewing«, MI) begegnet werden, die ursprünglich für Personen mit einer Alkoholerkrankung entwickelt wurde (Miller, Rollnick 2002). Das MI wurde von Britton und Kollegen (2008, 2011) für die Arbeit mit Patientinnen und Patienten mit suizidalem Erleben und Verhalten adaptiert (Motivational Interviewing to Address Suicidal Ideation, MI-SI). Es können drei Phasen unterschieden werden:

- In **Phase 1** beleuchtet die behandelnde Person beide Seiten der Ambivalenz, indem sie sowohl die Gründe für das Leben als auch jene für den Tod bespricht.
- In **Phase 2** geht es darum, Lebensmotivation aufzubauen, indem die individuellen Gründe für das Leben gemeinsam erforscht werden.
- In **Phase 3** wird das Commitment ins Leben gestärkt, indem mit den Patientinnen und Patienten das Vertrauen aufgebaut wird, dass sie ein lebenswertes Leben erlangen können. Es wird beispielsweise über mögliches Veränderungsverhalten und die Teilnahme an einer längerfristigen Behandlung gesprochen.

In einer randomisierten Studie wurde die Effektivität des Motivational Interviewing to Address Suicidal Ideation (MI-SI) untersucht (Britton u.a. 2020). Während der Verlaufsstudie wurde der Behandlungsfokus dahingehend verändert, dass nun Gründe, die gegen das Leben sprechen, nicht länger als eine Schlüsselkomponente miteinbezogen wurden. Diese Änderung führte zur Modifikation des MI-SI zum MI-SI-R (engl. »revised«). Sowohl das MI-SI als auch das MI-SI-R wurde zusätzlich zu einer Standardbehandlung (z.B. Psychotherapie, medikamentöse Behandlung), dem sogenannten »Treatment as Usual« (TAU), angeboten. Beide Interventionsgruppen erhielten je zwei Therapiesitzungen im Krankenhaus und einen darauffolgenden Telefonkontakt zur Verstärkung. Die Studie ergab, dass sich in allen drei Gruppen die Suizidgedanken verringerten, aber keine signifikanten Unterschiede zwischen den Gruppen gefunden wurden. Dies lässt den Schluss zu, dass der Ansatz des Motivational Interviewing nicht ausreicht, um Suizidgedanken zu verringern. Ob dadurch Patientinnen und Patienten zu einer weiterführenden Behandlung motiviert werden können, bleibt weiter zu erforschen.

Kognitive Verhaltenstherapie

Eine empirisch-wissenschaftlich begründete Methode der Kognitiven Verhaltenstherapie (KVT) zur Behandlung suizidalen Verhaltens wurde von Wenzel u.a. (2009) entwickelt. Sie umfasst zehn Sitzungen, die in Ergänzung zur Standardbehandlung eingesetzt werden. Die Behandlung gliedert sich in vier Phasen: Die Eingangsphase, die kognitive Fallkonzeption und Behandlungsplanung, die Zwischenphase und die Abschlussphase.

Eingangsphase In der Eingangsphase findet eine Einschätzung der Suizidalität, die daraus resultierende Beurteilung des Suizidrisikos und eine Krisenintervention (engl. »safety planning«) statt.

Fallkonzeption und Behandlungsplanung Im nächsten Schritt erfolgt die Erstellung einer individuellen Fallkonzeption, die der anschließenden Behandlungsplanung zugrunde liegt.

Zwischenphase In dieser Therapiephase setzt die Behandlung nach der kognitiv-verhaltenstherapeutischen Vorgehensweise problemorientiert an. Dabei fließen standardisierte Techniken wie das Klären, Bearbeiten und Modifizieren dysfunktionaler Grundannahmen und Überzeugungen ein, die mit dem suizidalen Verhalten in Zusammenhang stehen. Darüber hinaus werden die Problemlösefähigkeiten im Hinblick auf zukünftige suizidale Krisen gestärkt. Dazu kann die Psychotherapeutin oder der Psychotherapeut den Hoffnungsbaukasten (engl. »hope kit«) oder andere Techniken zur Emotionsregulation einsetzen.

Abschlussphase Zum Ende hin wird das gemeinsam Erarbeitete zusammengefasst und mithilfe einer Imaginationsübung zur Rückfallprävention (engl. »relapse prevention task«) eingeübt. Die Evaluationsstudie der »Cognitive Therapy for Suicidal Patients« (Brown u.a. 2005) wählte als eine der ersten und wenigen Studien einen Nachfolgeuntersuchungszeitraum von 18 Monaten. Dabei wurde eine um nahezu 50 Prozent geringere Rate an Suizidversuchen in der Behandlungsgruppe (24 Prozent) im Vergleich zur Standardbehandlung (42 Prozent) gefunden. Es zeigte sich hingegen kein Unterschied zwischen den Gruppen in Bezug auf Suizidgedanken.

Rudd und Kollegen (2015) entwickelten das Angebot zur Brief Cognitive Behavioral Therapy (BCBT) für suizidales Verhalten weiter. In der auf zwölf Sitzungen ausgelegten Kurzzeittherapie steht die Bearbeitung des suizidalen Verhaltens und der Suizidgedanken unter Einbezug des sogenannten suizidalen Modus im Fokus.

In der **ersten Phase** geht es um Techniken zur Emotionsregulation und Krisenintervention.

Die **zweite Phase** dient der Analyse von dysfunktionalen Grundannahmen, indem sogenannte Kerngefühle, -gedanken, -verhaltensweisen und Körperempfindungen herausgearbeitet werden, die mit der Suizidalität im Zusammenhang stehen. Hieraus werden Warnzeichen und Strategien im Falle von Suizidgefahr abgeleitet.

Die **dritte Phase** fokussiert das Rückfallrisiko. Der Patient imaginiert eine erneut suizidale Krise und soll auf das erworbene Wissen und die erlernten Strategien zurückgreifen, um diese zu bewältigen (Bryan, Rudd 2018).

In einer Wirksamkeitsstudie zu dieser Kurzintervention reduzierte sich das Risiko für einen erneuten Suizidversuch durch BCBT im Vergleich zur Standardbehandlung innerhalb von 24 Monaten um 60 Prozent (Rudd u. a. 2015). Auch hier ließ sich kein Gruppenunterschied in Bezug auf die Suizidgedanken finden. Bryan und Kollegen (2018) unterzogen die Daten einer weiteren Analyse, um den Einfluss des Schweregrades der Suizidalität auf das Suizidrisiko zu prüfen. Dafür wurden drei Gruppen gebildet, in denen zwischen einem niedrigen, einem mittleren und einem hohen Suizidrisiko unterschieden wurde. Interessanterweise zeigte sich, dass die therapeutische Wirkung in der Standardbehandlung von der Schwere des Suizidrisikos abhing, wohingegen in der BCBT unabhängig vom Grad des Suizidrisikos konstant niedrigere Suizidraten auftraten.

Behandlung im zeit- oder ressourcenlimitierten Setting

Der Einsatz von niederschwelligen, kurzen psychotherapeutischen Interventionen eignet sich, um die Behandlungscompliance von Patientinnen und Patienten nach einem Suizidversuch zu verbessern (Teismann u. a. 2018). Diese können als Teil umfassender Behandlungsangebote oder im zeitlimitierten Setting einer Akutbehandlung angewandt werden. Eine der am weitesten verbreiteten Kurzinterventionen ist die von Stanley und Brown (2012) entwickelte Safety Planning Intervention (SPI: www.suicidesafetyplan.com). Die SPI umfasst sechs Schritte:

Schritt eins Identifizierung personalisierter Warnzeichen für zukünftige suizidale Krisen (z. B. Schlafstörungen, Gefühl der Wertlosigkeit, Gedanken an den Tod).

Schritt zwei Erarbeitung internaler Bewältigungsstrategien zur Ablenkung von suizidalen Krisen. Dinge, die die Patientin oder der Patient anwenden kann, ohne andere zu kontaktieren (z. B. Gitarre spielen, spazieren gehen, Sport).

Schritt drei Benennung von sozialen Situationen oder Menschen, die von suizidalen Krisen ablenken (z. B. Fußballspiel, Kaffeebude an der Ecke).

Schritt vier Identifizierung von hilfreichen Menschen aus dem eigenen Umfeld (z. B. Mutter, Cousine).

Schritt fünf Auflistung von professionellen Helferinnen und Helfern, die kontaktiert werden können (z. B. niedergelassener Behandler, Notfallstation einer Klinik).

Schritt sechs Durchführung von Sicherheitsmaßnahmen, die die eigene Umgebung sicher machen (z. B. Entfernung von Medikamenten aus der Wohnung).

Aktuell laufen verschiedenen Studien, die die SPI, meist in Kombination mit zusätzlichen Behandlungselementen, in den verschiedensten Settings untersuchen. Vergleicht man dessen Wirksamkeit beispielsweise mit einem mündlichen Nonsuizid-Vertrag, zeigt die Interventionsgruppe mit dem Krisenplan nach sechs Monaten ein um 76 Prozent geringeres Risiko eines Suizidversuchs (Bryan u. a. 2017).

Stanley und Kollegen (2018) wiederum konnten zeigen, dass eine Kombination aus SPI und telefonischem Folgekontakt (SPI+) nach sechs Monaten zu einer Verringerung suizidalen Verhaltens um 45 Prozent gegenüber TAU führte. Diese Befunde lassen darauf schließen, dass sich solche Kurzinterventionen eignen, wenn die Umstände kein umfassenderes therapeutisches Handeln erlauben (z. B. Notfall- oder Akutbehandlung).

Analog wurde in der multizentrischen ED-SAFE-Studie eine Kurzintervention für die Arbeit auf der Notfallaufnahme untersucht (Miller u. a. 2017). Dabei wurde eine allgemeine Suizidrisikoeinschätzung allein und in Kombination mit einer Intervention (engl. »Intervention-Universal-Screening«) mit TAU verglichen. Die Intervention umfasste eine Suizidrisikoeinschätzung durch die Notfallärztin oder den Notfallarzt, das Klären von Ressourcen nach der Entlassung und Nachfolgetelefonate. Die Ergebnisse zeigten, dass sich nur die Interventionsgruppe von TAU unterschied. Die Probandinnen und Probanden in der Interventionsgruppe hatten nach einem Jahr ein 30 Prozent niedrigeres Risiko, einen Suizidversuch zu unternehmen. Dies lässt den Schluss zu, dass die alleinige Einschätzung der Suizidalität nicht suizidpräventiv, ja sogar vergleichbar mit einer Standardbehandlung ist. Wird der Einschätzung hingegen noch eine kurze Intervention angefügt, so kann das Risiko weiterer suizidaler

Handlungen bei Patientinnen, die nur zu einer Notfallbehandlung kommen, reduziert werden.

Ein weiterer Ansatz für den Umgang mit Suizidalität ist das Collaborative Assessment and Management of Suicidality (CAMS), das von Jobes entwickelt und evaluiert wurde (Jobes 2012; Jobes u. a. 2016; Jobes 2021). CAMS adressiert unter anderem assoziierte Symptome der Suizidalität, z. B. Hoffnungslosigkeit und Selbsthass, sowie Probleme, die mit dem Suizidrisiko in Verbindung stehen. In einer Untersuchung mit stationären Patientinnen verringerte CAMS in einer Verlaufsdauer von sechs Monaten die Suizidgedanken im Vergleich zu TAU, hatte jedoch keinen Einfluss auf das suizidale Verhalten (Ellis u. a. 2017). Ähnliche Befunde wurde in der »Operation Worth Living« (OWL)-Studie gefunden (Jobes u. a. 2017), in der CAMS im Vergleich zu einem Enhanced Care as Usual (E-CAU) nach drei Monaten Suizidgedanken reduzierte, der Effekt im weiteren Verlauf jedoch verschwand. Hier bedarf es weiterführender Studien, um die Wirksamkeit von CAMS auf das suizidale Verhalten zu untersuchen.

Der Brief Intervention Contact (BIC) wurde als Kurzintervention für Länder mit niedrigem und mittlerem Einkommen entwickelt und evaluiert (Fleischmann u. a. 2008). BIC beinhaltet eine einstündige individuelle Informationssitzung, die möglichst kurz vor der Entlassung aus einem Notfallsetting stattfindet, sowie neun Folgekontakte (Telefonate oder Besuche) über 18 Monate hinweg. In der individuellen Informationssitzung werden u. a. Inhalte zu suizidalem Verhalten als Zeichen psychologischer und/oder sozialer Belastung, Risiko- und Schutzfaktoren und Alternativen zu suizidalen Verhaltensweisen vermittelt. Fleischmann und Kollegen (2008) zeigten in einem internationalen Multicenterstudie (Brasilien, Indien, Sri Lanka, Iran und China) auf, dass die Interventionsgruppe nach 18 Monaten ein signifikant niedrigeres Suizidrisiko als die TAU-Gruppe aufwies (0,2 Prozent vs. 2,2 Prozent). Diese kostengünstige Kurzintervention ist demnach eine vielversprechende Ergänzung für Suizidpräventionsprogramme.

Outreach-Elemente zur Sicherung der Übergänge

Die Praxis der kontinuierlichen Kontaktaufnahme und Unterstützung nach der Entlassung aus dem Notfallsetting reduziert das Risiko für suizidales Verhalten nachweislich (Inagaki u. a. 2019; Zalsman u. a. 2016). Diese Methode

der sogenannten Outreach Interventions eignet sich besonders, um eine therapeutische Verankerung bei Menschen mit erhöhtem Suizidrisiko herzustellen, die keine weitere Behandlung wünschen (De Leo u. a. 2002; Milner u. a. 2015). Die aktive Kontaktaufnahme durch die behandelnde Person kann zum Beispiel durch Hausbesuche oder Telefonanrufe, aber auch durch das Zusenden von Postkarten, Briefen, E-Mails oder SMS geschehen.
Motto und Bostrom (2001) untersuchten, ob die Aufrechterhaltung von Langzeitkontakten mittels Briefe bei Patientinnen und Patienten hilfreich sein kann, um das Risiko für zukünftige Suizidhandlungen zu reduzieren. Dabei fanden während fünf Jahren mindestens zwanzig Kontakte mit regelmäßigen kurzen Briefen statt, in denen die Sorge um das Wohlergehen der Person zum Ausdruck gebracht und diese zu einer Antwort aufgefordert wurden. Interessanterweise zeigte diese minimale Intervention eine signifikante Verringerung der Suizidraten für mindestens zwei Jahre nach der Entlassung aus dem stationären Umfeld. Auch Carter und Kollegen (2005, 2013) konnten eine Reduktion von suizidalem Verhalten nachweisen, indem sie den Patientinnen und Patienten in regelmäßigen Abständen Postkarten in einem versiegelten Umschlag zusandten.
Hassanian-Moghaddam und Kollegen (2017) bestätigten diese Befunde, indem sie zeigen konnten, dass es in der Interventionsgruppe durch das Zusenden von Postkarten für den Zeitraum von ein bis zwei Jahren zu einer Reduktion von 11,9 Prozent der Suizidgedanken und zu einer Reduktion von 2,9 Prozent von suizidalem Verhalten gegenüber der TAU-Gruppe kam.
In der sogenannten Green-Card-Studie (Morgan u. a. 1993) erhielten Patientinnen und Patienten eine Karte von der Größe einer Kreditkarte mit einer Telefonnummer, die einen einfachen 24-Stunden-Kontakt zu einem Gesundheitsdienst ermöglicht. Dabei wurde ein schneller und einfacher Zugang zum Helfersystem im Falle weiterer Krisen angeboten, und die Betroffenen wurden ermutigt, frühzeitig Hilfe zu suchen. Die nach einem Jahr gewonnenen Folgedaten zeigten eine Reduktion der Selbstschädigungen in der Green-Card-Gruppe. Diese stellte im Vergleich zur Kontrollgruppe auch deutlich weniger Anforderungen an medizinische und psychiatrische Dienste.
Comtois und Kollegen (2019) untersuchten, ob das Zusenden von kurzen Textnachrichten, sogenannten caring contacts, die Standardversorgung für Armeeangehörige verbessert. Die Interventionsgruppe bekam elf Textnachrichten zugesandt. Entgegen den bisherigen Befunden konnten die Autorinnen und Autoren nach zwölf Monaten weder hinsichtlich der Suizidgedanken (80 Prozent vs. 88 Prozent) noch des suizidalen Verhaltens (9 Prozent vs. 15 Prozent) einen signifikanten Unterschied zwischen caring contacts und TAU erkennen.

In einer Studie von Guthrie und Kollegen (2001) wurde eine kurze *psychodynamisch-interpersonelle Therapie* bei Patientinnen und Patienten zu Hause durchgeführt. Dabei wurden vier Hausbesuche mit TAU verglichen. Es zeigte sich, dass die Menschen mit den aufsuchenden Kontakten nach sechs Monaten signifikant weniger Suizidgedanken hatten. Die Patientinnen und Patienten waren zufriedener mit ihrer Behandlung und berichteten von weniger Suizidhandlungen im Vergleich zur Kontrollgruppe (9 Prozent vs. 28 Prozent). Mousavi und Kollegen (2016) untersuchten ihrerseits, ob die Art und Weise des Kontaktes dabei eine Rolle spielt und verglichen direkte Face-to-Face-Kontakte mit Telefonkontakten. Dabei zeigte sich, dass beide Gruppen mit dem Outreach-Element hoffnungsvoller gestimmt und interessierter waren. Suizidgedanken nahmen in beiden Gruppen im Laufe der Zeit ab, wobei die Abnahme in der Face-to-Face-Gruppe größer war. Allerdings gab es keinen Unterschied in der Häufigkeit die Suizidversuche zwischen den zwei Gruppen. Daraus lässt sich schließen, dass sowohl Face-to-Face- als auch telefonische Folgekontakte für suizidale Patientinnen und Patienten bedeutsam sind. Erstaunlich ist die langfristige Wirkung dieser doch minimalen Intervention. Eine systematische Metaanalyse über die Wirkungsweise von Briefen, »Green Cards«, Telefonanrufen und Postkarten ergab jedoch ein inkonsistentes Bild (Milner u. a. 2015). Der Nutzen solch ultrakurzer Interventionen muss daher weiter erforscht werden.

ASSIP – Kurztherapie nach Suizidversuch

Das Attempted Suicide Short Intervention Program (ASSIP) ist eine Kurztherapie für Patientinnen und Patienten nach einem Suizidversuch (Gysin-Maillart, Michel 2013; Gysin-Maillart 2021). Es vereint Aspekte der Kognitiven Verhaltenstherapie und der Bindungs- und der Handlungstheorie. ASSIP ist als Zusatz zu einer stationären oder ambulanten Behandlung gedacht. In einer 24-monatigen randomisierten kontrollierten Verlaufsstudie konnte gezeigt werden, dass ASSIP das Risiko für suizidale Handlungen um annähernd 80 Prozent senkt und dabei kosteneffektiv die Anzahl der stationären Behandlungstage verringert (Gysin-Maillart u. a. 2016; Park u. a. 2018). Zudem wird die therapeutische Beziehung in der Interventionsgruppe signifikant besser beurteilt, es werden problemfokussierte Bewältigungsstrategien aufgebaut sowie dysfunktionale Strategien reduziert (Gysin-Maillart u. a.

2020). Weitere Replikationsstudien werden derzeit in verschiedenen Ländern durchgeführt. Die Kurztherapie beinhaltet drei bis vier Therapiesitzungen mit einem anhaltenden Briefangebot über zwei Jahre hinweg.

In einer ersten Sitzung wird ein narratives Interview über die Hintergründe des Suizidversuchs durchgeführt. Das Gespräch wird auf Video aufgezeichnet. Ziel ist es, die persönliche Geschichte, die zum Suizidversuch führte, zu verstehen. Dabei wird die behandelte Person als Expertin ihrer Geschichte verstanden. Durch das »Teilen« der suizidalen Geschichte findet eine frühe therapeutische Verankerung statt.

Beispiel Narratives Interview

THERAPEUTIN »Erzählen Sie mir bitte Ihre Geschichte in Ihren eigenen Worten. Wie ist es zu diesem Suizidversuch gekommen?«

PATIENTIN »Wo soll ich beginnen? Eigentlich begann alles viel früher, als ich zum ersten Mal sexuell missbraucht worden bin. Ich konnte mich nicht wehren und bei niemandem Hilfe holen. Zu groß war meine Angst und Verzweiflung. Ich sah keinen Ausweg, und in diesen Momenten wünschte ich mir, dem allen ein Ende zu setzen. Weil das auszuhalten und niemandem erzählen zu können war furchtbar. Ich habe mich dann immer mehr zurückgezogen in die Isolation, schon als Kind. All die alten Gefühle, die Angst, die Ohnmacht, die Todessehnsucht. Das hat mich all die Jahre begleitet. Ich lernte mich anzupassen und erarbeitete mir eine Position als erfolgreiche, starke Frau (...). Vor meinem Suizidversuch ging es mir schon länger schlecht. Alles war dunkel, ich hatte keine Kraft mehr, fühlte mich wertlos und hatte große Angst, verlassen zu werden. Ich konnte immer weniger arbeiten und fühlte mich nur noch schwach. Immer mehr brach der alte Schmerz in mir auf. Der Druck auf der Arbeit stieg und das Gefühl, dass ich alles so nicht mehr aushalten kann, dass ich es nicht ertragen werde ... (schüttelt den Kopf) ... einen Ausweg brauche ... wurde immer stärker. Immer öfter stellte ich mir die Frage: Wofür bin ich eigentlich noch da? (Gedankenpause) Ich habe alles hinterfragt ... Der Schmerz ... und bevor ich das noch einmal erleben musste, wollte ich es lieber selbst beenden.« ×

In einer zweiten Sitzung, dem Video-Playback, wird das aufgezeichnete Interview zusammen mit den Patientinnen und Patienten angeschaut. Die behandelnde Person sitzt dabei Seite an Seite mit der Patientin oder dem Patienten und unterbricht die Aufnahme des narrativen Interviews in kurzen Abständen (alle zwei bis drei Minuten). Ziel ist es, die persönliche Geschichte in einem gemeinsamen Prozess zu rekonstruieren, um ein besseres Verständnis der individuellen Vulnerabilität und der bedrohten Lebensziele zu erlangen, die mit dem Suizidversuch in Zusammenhang stehen. Der suizidale Prozess wird Schritt für Schritt analysiert, um persönliche Warnzeichen aufzudecken und Bewältigungsstrategien für zukünftige suizidale Krisen zu erarbeiten.

In einer dritten Sitzung geht es um das kollaborative Überarbeiten der persönlichen Fallkonzeption. Die Psychotherapeutin oder der Psychotherapeut bereitet eine schriftliche Zusammenfassung der Muster und Abläufe vor, die aus der ersten und zweiten ASSIP-Sitzung abgeleitet worden sind. Ziel ist es, die Hintergründe der suizidalen Krise, längerfristige Maßnahmen/(Therapie-)Ziele und suizidspezifische Warnzeichen festzuhalten sowie einen individualisierten Krisenplan gemeinsam zu überarbeiten und abschließend zu formulieren. Im Anschluss wird u. a. der Krisenplan auf ein Leporello kopiert und die Patientin oder der Patient darum gebeten, dieses von nun an bei sich zu tragen.

In einer vierten (optionalen) Sitzung, der Mini-Exposition, übt die behandelte Person anhand des Videos aus der ersten Sitzung Strategien für zukünftige suizidale Krisen ein. Sie soll sich erneut in den suizidalen Modus versetzen und konkret benennen, mit welchen Strategien sie den suizidalen Prozess hätte unterbrechen können. Dadurch werden die bisher erarbeiteten Bewältigungsstrategien weiter verfeinert und eingeübt.

Psychoedukation Die Patientin oder der Patient bekommt am Ende der ersten oder der zweiten Sitzung einen schriftlichen Hausaufgabentext zum Thema Suizid (Psychoedukation: »Suizid ist keine überlegte Handlung«), der in der darauffolgenden Sitzung gemeinsam bearbeitet wird.

Briefliche Kontaktaufnahme In der letzten Konsultation wird die Patientin oder der Patient darüber informiert, dass von nun an eine schriftliche Kontaktaufnahme über mindestens zwei Jahre stattfinden wird. Im ersten Jahr werden alle drei Monate, im zweiten Jahr alle sechs Monate halbstandardisierte Briefe an die Patientin oder den Patienten versendet. Dadurch soll eine therapeutische Verankerung aufrechterhalten und im Falle einer erneuten suizidalen Krise ein möglichst einfacher Zugang zum professionellen Helfersystem ermöglicht werden.

BEISPIELBRIEF »Es sind wiederum drei Monate seit dem letzten Brief vergangen und ich hoffe, dass es Ihnen so weit gut geht. Wir schreiben Ihnen, weil wir wissen, dass Suizidgedanken auch in Zukunft auftreten können. Es ist uns wichtig, dass Sie wissen, was Sie im Falle einer erneuten Krise tun können. Wir sind davon überzeugt, dass Suizid oder Suizidversuche nicht sein müssen.« ×

Behandlung chronisch suizidaler Menschen

Die Behandlung chronisch suizidaler Patientinnen und Patienten mit multiplen Suizidversuchen stellt eine große Herausforderung dar. Die bis heute am besten untersuchte Therapieform zur Behandlung dieser Hochrisikogruppe ist die von LINEHAN entwickelte Dialektisch-Behaviorale Therapie (DBT) (LINEHAN 1993). Dabei handelt es sich um ein ambulantes Behandlungskonzept für chronisch suizidale Patientinnen und Patienten mit einer Borderline-Persönlichkeitsstörung. Die DBT wurde in den darauffolgenden Jahren für den stationären Bereich und verschiedene Patientengruppen weiterentwickelt. Die DBT integriert Elemente aus der Kognitiven Verhaltenstherapie, Dialektik, dem Zen-Buddhismus. Sie umfasst eine Kombination aus Einzel- und Gruppentherapie sowie Telefonkontakten im Notfall. Von zentraler Bedeutung sind sowohl eine tragfähige therapeutische Beziehung wie auch Achtsamkeits- und Akzeptanzstrategien. Hierbei wird dynamisch (dialektisch) zwischen veränderungsorientierten und akzeptierenden Strategien gewechselt.

In der Vorbereitungsphase geht es um Diagnostik, Vermittlung von Informationen zum Krankheitsbild, Ziel- und Motivationsanalyse, detaillierte Verhaltens- und Bedingungsanalysen sowie um die Identifikation von therapiegefährdendem Verhalten. Auf dieser Grundlage werden die Therapieziele und konkrete Rahmenbedingungen mit sogenannten Therapievereinbarungen abgeleitet.

In der ersten Therapiephase werden die zuvor festgelegten Problembereiche hierarchisch geordnet und bearbeitet. Anschließend werden Verhaltensfertigkeiten vermittelt, die zur Therapieerreichung notwendig sind.

In der zweiten und dritten Therapiephase werden je nach Problemverhalten und dessen Ausmaß unterschiedliche Behandlungsziele verfolgt. Die Therapeutin oder der Therapeut erarbeitet gemeinsam mit der behandelten Person eine adäquate Problemlösung und übt Strategien zur Stresstoleranz, Emotionsregulation, Selbstwertsteigerung, Körperwahrnehmung sowie zum zwischenmenschlichen Umgang ein.

Die Effektivität der Dialektisch-Behavioralen Therapie (DBT) wurde u.a. in einer Untersuchung von LINEHAN u.a. (2006) nachgewiesen. In dieser Studie wurde die DBT mit einer psychotherapeutischen Versorgung durch erfahrene, hauptsächlich psychodynamisch arbeitende Therapeutinnen verglichen. Nach einem zweijährigen Untersuchungszeitraum trat in der DBT-Behandlungsgruppe eine gegenüber der Vergleichsgruppe um 50 Prozent geringere Suizidversuchsrate auf. Interessanterweise scheint es im Hinblick auf die

Reduktion von suizidalem Verhalten unerheblich, ob die Patientinnen und Patienten eine Standard-DBT oder nur ein Skillstraining mit Case Management machen (Linehan u.a. 2006). Dabei ist die Behandlungscompliance in der Standard-DBT am höchsten und das Skillstraining trägt dazu bei, das nicht-suizidale selbstverletzende Verhalten zu reduzieren.

Verschiedene Metaanalysen (DeCou u.a. 2019; Hawton u.a. 2016) konnten zeigen, dass eine DBT-Behandlung das suizidale Verhalten nachweislich reduziert und gleichzeitig die Häufigkeit von Notfallkonsultationen verringert werden kann. McMain und Kollegen (McMain u.a. 2017) untersuchten die klinische Wirksamkeit einer Kurzform der Dialektisch-Behavioralen Therapie (B-DBT), die sich auf das Skillstraining fokussiert. Die Ergebnisse zeigten, dass die B-DBT suizidales Verhalten effektiver reduziert als TAU (Gruppe auf der Warteliste). Die Kurzform der DBT scheint somit eine praktikable Option und möglicherweise auch sinnvolle Ergänzung zur Behandlung dieser Hochrisikogruppe zu sein.

Die Effektivität der DBT wurde in verschiedenen weiteren Studien repliziert. Auch wenn sie nicht allen anderen Ansätzen überlegen war, reduzierte sie doch stets das suizidale Verhalten (McMain u.a. 2017). Die einzelnen Elemente der DBT sind mithilfe des Manuals in der klinischen Praxis gut umsetzbar, wohingegen die Durchführung einer vollständigen DBT an hohe Anforderungen gebunden ist, wie die Ausbildung der Therapeutin oder des Therapeuten, die Mindestdauer der Behandlung von einem Jahr sowie die Erreichbarkeit der Therapeutinnen und Therapeuten.

Fazit und Ausblick

Evidenzbasierte Therapieverfahren leisten einen wichtigen Beitrag zur Behandlung von Menschen mit einem erhöhten Suizidrisiko. Insbesondere kognitiv-verhaltenstherapeutische Ansätze und die Dialektisch-Behaviorale Therapie haben sich in Studien bewährt. Dabei ist von grundsätzlicher Bedeutung, dass suizidales Erleben und Verhalten im Fokus der Behandlung stehen. Gemeinsam ist den effektiven Behandlungen, dass sie verschiedene psychotherapeutische Elemente einbeziehen. So erweisen sich gerade die Kurzinterventionen in Kombination mit Outreach-Elementen zur aktiven und kontinuierlichen Kontaktaufnahme als besonders vielversprechend.

Im Fokus einer suizidspezifischen Behandlung sollte das Erarbeiten eines gemeinsamen Verständnisses des suizidalen Erlebens und Verhaltens stehen. Patientinnen und Patienten sollten darin unterstützt werden, individuelle Warnzeichen frühzeitig zu erkennen und persönliche Strategien aufzubauen, um suizidale Krisen unterbrechen zu können. Dabei ist immer zu berücksichtigen, dass eine gute therapeutische Beziehung die Grundlage des therapeutischen Prozesses darstellt und in hohem Maße protektiv wirkt. Die Arbeit mit Menschen mit suizidalem Erleben und Verhalten bleibt jedoch schwierig. Bis heute werden Gesundheitsfachkräfte zu wenig darin geschult, die betroffenen Menschen zu einer spezifischen Behandlung zu motivieren und diese durchzuführen. Zudem ist ein wesentliches Hindernis für die wirksame Behandlung von Menschen nach einem Suizidversuch die unzureichende Implementierung suizidspezifischer Angebote in der Regelversorgung.

Die empirischen Belege zur Wirksamkeit von suizidpräventiven Psychotherapieinterventionen ist weiterhin lückenhaft. Es gibt bis heute verhältnismäßig wenig randomisiert-kontrollierte Studien und entsprechende Replikationsstudien. Hinzu kommt, dass es kaum Langzeitstudien gibt, die zeigen, dass sich das Risiko weiterer Suizidhandlungen über einen längeren Zeitraum (> 18 Monate) senken lässt.

Die Suizidprävention befindet sich an einem Scheideweg. Es zeichnet sich immer mehr ab, dass nicht alle Therapien gleich wirken. Interventionen, die das suizidale Verhalten reduzieren, haben wenig bis keinen Einfluss auf die Suizidgedanken und umgekehrt. Es braucht eine interventionsübergreifende Prozessforschung, um die therapeutischen Wirkfaktoren zur Prävention von suizidalem Verhalten im Unterschied zu Suizidgedanken genauer zu verstehen. Im klinischen Alltag müssen die Behandelnden lernen, angemessen mit Menschen mit suizidalem Erleben und Verhalten umzugehen. Dabei sollten sie die Kommunikation mit den Patientinnen und Patienten in Not verbessern und ein kollaboratives Verständnis suizidalen Verhaltens und Erlebens anstreben. Menschen aus der Isolation ihres suizidalen Erlebens zu helfen und neue Wege aufzuzeigen, eröffnet neue Perspektiven und beugt Suizid(versuch)en vor.

Weiterführende Literatur

DeCou, C.R. ; Comtois, K.A.; Landes, S.J. (2019): Dialectical behavior therapy is effective for the treatment of suicidal behavior. A meta-analysis. In: Behavior Therapy, 50 (1), S. 60–72. doi:10.1016/j.beth.2018.03.009.

Hofstra, E.; Nieuwenhuizen, C. van; Bakker, M.; Özgül, D.; Elfeddali, I. u.a. (2019): Effectiveness of suicide prevention interventions. In: General Hospital Psychiatry, 63, S. 127–140. doi:10.1016/j.genhosppsych.2019.04.011.

Inagaki, M.; Kawashima, Y.; Yonemoto, N.; Yamada, M. (2019): Active contact and follow-up interventions to prevent repeat suicide attempts during high-risk periods among patients admitted to emergency departments for suicidal behavior. A systematic review and meta-analysis. In: BMC Psychiatry, 19 (1), S. 44. doi:10.1186/s12888-019-2017-7.

Milner, A.J.; Carter, G.; Pirkis, J.; Robinson, J.; Spittal, M.J. (2015): Letters, green cards, telephone calls and postcards. Systematic and meta-analytic review of brief contact interventions for reducing self-harm, suicide attempts and suicide. In: The British Journal of Psychiatry, 206 (3), S. 184–190. doi:10.1192/bjp.bp.114.147819.

Zalsman, G.; Hawton, K.; Wasserman, D.; van Heeringen, K.; Arensman, E. u.a. (2016): Suicide prevention strategies revisited. In: The Lancet Psychiatry, 3 (7), S. 646–659. doi:10.1016/S2215-0366(16)30030-X.

Literatur

Berk, M.S.; Henriques, G.R.; Warman, D.M.; Brown, G.K.; Beck, A.T. (2004): A cognitive therapy intervention for suicide attempters: An overview of the treatment and case examples. In: Cognitive and Behavioral Practice, 11 (3), S. 265–277. doi:10.1016/S1077-7229(04)80041-5.

Britton, P.C.; Conner, K.R.; Chapman, B.P.; Maisto, S.A. (2020): Motivational interviewing to address suicidal ideation. A randomized controlled trial in veterans. In: Suicide and Life-Threatening Behavior, 50 (1), S. 233–248. doi:10.1111/sltb.12581.

Britton, P.C.; Patrick, H.; Wenzel, A.; Williams, G.C. (2011): Integrating motivational interviewing and self-determination theory with cognitive behavioral therapy to prevent suicide. In: Cognitive and Behavioral Practice, 18 (1), S. 16–27. doi:10.1016/j.cbpra.2009.06.004.

BRITTON, P.C.; WILLIAMS, G.C.; CONNER, K.R. (2008): Self determination theory, motivational interviewing, and the treatment of clients with acute suicidal ideation. In: Journal of Clinical Psychology, 64 (1), S. 52–66. doi:10.1002/jclp.20430.

BRODSKY, B.S.; SPRUCH-FEINER, A.; STANLEY, B. (2018): The zero suicide model. Applying evidence-based suicide prevention practices to clinical care. In: Frontiers in Psychiatry, 9, S. 33. doi:10.3389/fpsyt.2018.00033.

BROWN, G.K.; TEN HAVE, T.; HENRIQUES, G.R.; XIE, S.X.; HOLLANDER, J.E. u.a. (2005): Cognitive therapy for the prevention of suicide attempts. In: JAMA, 294 (5), S. 563–570. doi:10.1001/jama.294.5.563.

BRUFFAERTS, R.; DEMYTTENAERE, K.; HWANG, I.; CHIU, W.-T.; SAMPSON, N. u.a. (2011): Treatment of suicidal people around the world. In: The British Journal of Psychiatry, 199 (1), S. 64–70. doi:10.1192/bjp.bp.110.084129.

BRYAN, C..; MINTZ, J.; CLEMANS, T.A.; LEESON, B.; BURCH, T.S. u.a. (2017): Effect of crisis response planning vs. contracts for safety on suicide risk in US Army soldiers. A randomized clinical trial. In: Journal of Affective Disorders, 212, S. 64–72. doi:10.1016/j.jad.2017.01.028.

BRYAN, C.J.; PETERSON, A.L.; RUDD, M.D. (2018): Differential effects of brief CBT versus treatment as usual on posttreatment suicide attempts among groups of suicidal patients. In: Psychiatric Services, 69 (6), S. 703–709. doi:10.1176/appi.ps.201700452.

BRYAN, C.J.; RUDD, M.D. (2018): Brief cognitive-behavioral therapy for suicide prevention. New York: Guilford Publications.

CARROLL, R.; METCALFE, C.; GUNNELL, D. (2014): Hospital presenting self-harm and risk of fatal and non-fatal repetition. In: PLOS One, 9 (2), e89944. doi:10.1371/journal.pone.0089944.

CARTER, G.L.; CLOVER, K.; WHYTE, I.M.; DAWSON, A.H.; D'ESTE, C. (2005): Postcards from the EDge project. In: British Medical Journal, 331 (7520), S. 805. doi:10.1136/bmj.38579.455266.E0.

CARTER, G.L.; CLOVER, K.; WHYTE, I.M.; DAWSON, A.H.; D'ESTE, C. (2013): Postcards from the EDge. In: British Journal of Psychiatry, 202 (5), S. 372–380. doi:10.1192/bjp.bp.112.112664.

COMTOIS, K.A.; KERBRAT, A.H.; DECOU, C.R.; ATKINS, D.C.; MAJERES, J.J.; BAKER, J.C. u.a. (2019): Effect of augmenting standard care for military personnel with brief caring text messages for suicide prevention. A randomized clinical trial. In: JAMA Psychiatry, 76 (5), S. 474–483. doi:10.1001/jamapsychiatry.2018.4530.

DE LEO, D.; BUONO, M. D.; DWYER, J. (2002): Suicide among the elderly. The long-term impact of a telephone support and assessment intervention in northern Italy. In: The British Journal of Psychiatry, 181 (3), S. 226–229. doi:10.1192/bjp.181.3.226.

Desai, R.A.; Dausey, D.J.; Rosenheck, R.A. (2005): Mental health service delivery and suicide risk. In: American Journal of Psychiatry, 162 (2), S. 311–318. doi:10.1176/appi.ajp.162.2.311.

Ellis, T.E.; Rufino, K.A.; Allen, J.G. (2017): A controlled comparison trial of the Collaborative Assessment and Management of Suicidality (CAMS) in an inpatient setting. Outcomes at discharge and six-month follow-up. In: Psychiatry Research, 249, S. 252–260. doi:10.1016/j.psychres.2017.01.032.

Fleischmann, A.; Bertolote, J.M.; Wasserman, D.; Leo, D. De; Bolhari, J. u.a. (2008): Effectiveness of brief intervention and contact for suicide attempters. A randomized controlled trial in five countries. In: Bulletin of the World Health Organization, 86 (9), S. 703–709. doi:10.2471/blt.07.046995.

Grimholt, T.K., Bjornaas, M.A., Jacobsen, D., Dieserud, G.; Ekeberg, O. (2012): Treatment received, satisfaction with health care services, and psychiatric symptoms 3 months after hospitalization for self-poisoning. In: Annals of General Psychiatry, 11 (10), S. 1–8. doi:10.1186/1744-859X-11-10.

Guthrie, E.; Kapur, N.; Mackway-Jones, K.; Chew-Graham, C.; Moorey, J.; Mendel, E. u.a. (2001): Randomised controlled trial of brief psychological intervention after deliberate self poisoning. Commentary: Another kind of talk that works? In: British Medical Journal, 323 (7305), S. 135. doi:10.1136/bmj.323.7305.135.

Gysin-Maillart, A. (2021): ASSIP – Kurztherapie nach Suizidversuch. Attempted Sucide Short Intervention Program. Bern: Hogrefe.

Gysin-Maillart, A.C.; Soravia, L.M.; Gemperli, A.; Michel, K. (2017): Suicide ideation is related to therapeutic alliance in a brief therapy for attempted suicide. In: Archives of Suicide Research, 21 (1), S. 113–126. doi:10.1080/13811118.2016.1162242.

Gysin-Maillart, A.; Michel, K. (2013): Kurztherapie nach Suizidversuch. ASSIP, Attempted Suicide Short Intervention Program. Bern: Verlag Hans Huber.

Gysin-Maillart, A.; Schwab, S.; Soravia, L.; Megert, M.; Michel, K.J. (2016): A novel brief therapy for patients who attempt suicide. A 24-months follow-up randomized controlled study of the attempted suicide short intervention program (ASSIP). In: PLOS medicine, 13 (3), e1001968. doi:10.1371/journal.pmed.1001968.

Gysin-Maillart, A.; Soravia, L; Schwab, S. (2020): Attempted suicide short intervention program influences coping among patients with a history of attempted suicide. In: Journal of Affective Disorders, 264, S. 393–399. doi:10.1016/j.jad.2019.11.059.

Hassanian-Moghaddam, H.; Sarjami, S.; Kolahi, A.-A.; Lewin, T.; Carter, G. (2017): Postcards in Persia. A twelve to twenty-four month follow-up of a randomized controlled trial for hospital-treated deliberate self-poisoning. In: Archives of Suicide Research, 21 (1), S. 138–154. doi:10.1080/13811118.2015.1004473.

Hawton, K.; Witt, K.G.; Salisbury, T.L.T.; Arensman, E.; Gunnell, D. u.a. (2016): Psychosocial interventions following self-harm in adults: a systematic review and meta-analysis. In: The Lancet Psychiatry, 3 (8), S. 740–750. doi:10.1016/S2215-0366(16)30070-0.

Hetrick, S.E.; Robinson, J.; Spittal, M.J.; Carter, G. (2016): Effective psychological and psychosocial approaches to reduce repetition of self-harm. In: British Medical Journal Open, 6 (9). doi: 10.1136/ bmjopen-2016-011024.

Hom, M.A.; Stanley, I.H.; Joiner, T.E., Jr. (2015): Evaluating factors and interventions that influence help-seeking and mental health service utilization among suicidal individuals. A review of the literature. In: Clinical Psychology Review, 40, S. 28–39. doi:10.1016/j.cpr.2015.05.006.

Horwitz, A.G.; Czyz, E.K.; King, C.A. (2015): Predicting future suicide attempts among adolescent and emerging adult psychiatric emergency patients. In: Journal of Clinical Child & Adolescent Psychology, 44 (5), S. 751–761. doi:10.1080/15374416.2014.910789.

Jobes, D.A. (2012): The Collaborative Assessment and Management of Suicidality (CAMS). In: Suicide and Life-Threatening Behavior, 42 (6), S. 640–653. doi:10.1111/j.1943-278X.2012.00119.x.

Jobes, D. A. (2021): Suizidalität im Fokus. Der CAMS-Ansatz für eine Behandlung auf Augenhöhe. Köln: Psychiatrie Verlag.

Jobes, D.A.; Comtois, K.A.; Brenner, L.A.; Gutierrez, P.M.; O'Connor, S.S. (2016): Lessons learned from clinical trials of the Collaborative Assessment and Management of Suicidality (CAMS). In: O'Connor, R.; Pirkis, J. (Hg.): International handbook of suicide prevention. S. 431–449. Hoboken: John Wiley & Sons, Ltd.

Jobes, D.A.; Comtois, K.A.; Gutierrez, P.M.; Brenner, L.A.; Huh, D.; Chalker, S.A. u.a. (2017): A randomized controlled trial of the collaborative assessment and management of suicidality versus enhanced care as usual with suicidal soldiers. In: Psychiatry, 80 (4), S. 339–356. doi:10.1080/00332747.2017.1354607.

LINEHAN, M. (1993): Cognitive behavioural therapy of borderline personality disorder. New York: Guilford.

LINEHAN, M.M.; COMTOIS, K.A.; MURRAY, A.M.; BROWN, M.Z.; GALLOP, R.J.; HEARD, H.L. u.a. (2006): Two-year randomized controlled trial and follow-up of dialectical behavior therapy vs therapy by experts for suicidal behaviors and borderline personality disorder. In: Archives of General Psychiatry, 63 (7), S. 757–766. doi:10.1001/archpsyc.63.7.757.

LIZARDI, D.; STANLEY, B. (2010): Treatment engagement. In: Psychiatric Services, 61 (12), S. 1183–1191.

MCCABE, R.; GARSIDE, R.; BACKHOUSE, A.; XANTHOPOULOU, P. (2018): Effectiveness of brief psychological interventions for suicidal presentations. In: BMC Psychiatry, 18 (1), S. 120. doi:10.1186/s12888-018-1663-5.

MCMAIN, S.F.; GUIMOND, T.; BARNHART, R.; HABINSKI, L.; STREINER, D. L. (2017): A randomized trial of brief dialectical behaviour therapy skills training in suicidal patients suffering from borderline disorder. In: Acta Psychiatrica Scandinavica, 135 (2), S. 138–148. doi:10.1111/acps.12664.

MEERWIJK, E.L.; PAREKH, A.; OQUENDO, M.A.; ALLEN, I.E.; FRANCK, L.S. u.a. (2016): Direct versus indirect psychosocial and behavioural interventions to prevent suicide and suicide attempts. In: The Lancet Psychiatry, 3 (6), S. 544–554. doi:10.1016/S2215-0366(16)00064-X.

MICHEL, K.E.; JOBES, D.A. (2011): Building a therapeutic alliance with the suicidal patient. Washington: American Psychological Association.

MICHEL, K.; DEY, P.; STADLER, K.; VALACH, L. (2004): Therapist sensitivity towards emotional life-career issues and the working alliance with suicide attempters. In: Archives of Suicide Research, 8 (3), S. 203–213. doi:10.1080/13811110490436792.

MILLER, I.W.; CAMARGO, C.A.; ARIAS, S.A.; SULLIVAN, A.F.; ALLEN, M.H.; GOLDSTEIN, A.B. u.a. (2017): Suicide prevention in an emergency department population. The ED-SAFE study. In: JAMA Psychiatry, 74 (6), S. 563–570. doi:10.1001/jamapsychiatry.2017.0678.

MILLER, W.R.; ROLLNICK, S. (2002): Motivational interviewing: preparing people for change. New York: Guilford.

MONTI, K.; CEDEREKE, M.; OJEHAGEN A. (2003): Treatment attendance and suicidal behavior 1 month and 3 months after a suicide attempt. In: Archives of Suicide Research, (7), S. 167–174. doi:10.1080/13811110301581.

MORGAN, H.; JONES, E.; OWEN, J.H. (1993): Secondary prevention of non-fatal deliberate self-harm. The green card study. In: The British Journal of Psychiatry, 163 (1), S. 111–112. doi:10.1192/bjp.163.1.111.

Motto, J.A.; Bostrom, A.G. (2001): A randomized controlled trial of postcrisis suicide prevention. In: Psychiatric Services, 52 (6), S. 828–833. doi:10.1176/appi.ps.52.6.828.

Mousavi, S.G.; Amini, M.; Mahaki, B.; Bagherian-Sararoudi, R. (2016): Effect of phone call versus face-to-face follow-up on recurrent suicide attempts prevention in individuals with a history of multiple suicide attempts. In: Advanced Biomedical Research, 5, 184, S. 5. doi:10.4103/2277-9175.190990.

Park, A.-L.; Gysin-Maillart, A.; Müller, T.J.; Exadaktylos, A.; Michel, K. (2018): Cost-effectiveness of a brief structured intervention program aimed at preventing repeat suicide attempts among those who previously attempted suicide. A secondary analysis of the ASSIP randomized clinical trial. In: JAMA Network Open, 1 (6), e183680-e183680. doi:10.1001/jamanetworkopen.2018.3680.

Rudd, M.D.; Bryan, C.J.; Wertenberger, E.G.; Peterson, A.L.; Young-McCaughan, S. u.a. (2015): Brief cognitive-behavioral therapy effects on post-treatment suicide attempts in a military sample. Results of a randomized clinical trial with 2-year follow-up. In: American Journal of Psychiatry, 172 (5), S. 441–449. doi:10.1176/appi.ajp.2014.14070843.

Slee, N.; Garnefski, N.; Leeden, R. van der; Arensman, E.; Spinhoven, P. (2008): Cognitive–behavioural intervention for self-harm: randomised controlled trial. In: The British Journal of Psychiatry, 192 (3), S. 202–211. doi:10.1192/bjp.bp.107.037564.

Stanley, B.; Brown, G.K. (2012): Safety planning intervention. A brief intervention to mitigate suicide risk. In: Cognitive and Behavioral Practice, 19 (2), S. 256–264. doi:10.1016/j.cbpra.2011.01.001.

Stanley, B.; Brown, G.K.; Brenner, L.A.; Galfalvy, H.C.; Currier, G.W. u.a. (2018): Comparison of the safety planning intervention with follow-up vs usual care of suicidal patients treated in the emergency department. In: JAMA Psychiatry, 75 (9), S. 894–900. doi:10.1001/jamapsychiatry.2018.1776.

Stucki, C.; Grawe, K. (2007): Bedürfnis-und motivorientierte Beziehungsgestaltung. In: Psychotherapeut, 52 (1), S. 16–23. doi:10.1007/s00278-006-0507-9.

Teismann, T.; Forkmann, T.; Gysin-Maillart, A.; Glaesmer, H. (2018): Nach einem Suizidversuch. Verhaltenstherapeutische Behandlungsoptionen. In: Psychotherapeutenjournal, 1, S. 4–10.

Wenzel, A.; Brown, G.K.; Beck, A.T. (2009): Cognitive therapy for suicidal patients. Scientific and clinical applications. Washington: American Psychological Association. doi:10.1037/11862-000.

Evidenzbasierte Psychotherapie im Kindes- und Jugendalter

Paul L. Plener

Während Suizide im Jugendalter im Vergleich zum Erwachsenenalter seltener vorkommen, häufen sich hingegen Suizidgedanken und Suizidversuche in dieser Altersspanne. In den letzten Jahren sind mehrere Studien erschienen, die sich mit psychotherapeutischen Interventionen bei Jugendlichen mit suizidalen Erlebens- und Verhaltensweisen auseinandergesetzt haben. Dabei zeigt sich, dass sich Suizidgedanken und Suizidversuche unter Anwendung manualisierter Programme verringern lassen. Gleichzeitig führen auch unspezifische Kontrollinterventionen zu einer Reduktion suizidalen Verhaltens. Wirksame Interventionen weisen in der Regel eine Beteiligung familiärer Ressourcen sowie eine aktive, strukturierte therapeutische Herangehensweise auf.
Nach einer kurzen Auffrischung der theoretischen Grundlagen stellt dieses Kapitel vielversprechende Behandlungsansätze für Kinder und Jugendliche vor.

Insbesondere das Jugendalter zeigt im Hinblick auf suizidales Erleben und Verhalten ein von anderen Altersgruppen distinktes Muster. Während Suizidgedanken meistens um das 13. bis 14. Lebensjahr beginnen, nehmen Suizidversuche in ihrer Häufigkeit erst mit dem 14. bis 15. Lebensjahr zu, wobei das Umschlagen von Suizidplänen in einen Suizidversuch bei etwa 60 Prozent innerhalb eines Jahres geschieht (Nock u. a. 2013).
Trotz der im Vergleich mit dem Erwachsenenalter geringen Suizidraten sind Suizidgedanken und Suizidversuche ein häufiges Phänomen in dieser Altersgruppe. So wurden Suizidgedanken mit einer 12-Monatsprävalenz von 14,4 Prozent, bis hin zu einer Lebenszeitprävalenz von 39,4 Prozent bei Jugendlichen um das 15. Lebensjahr beschrieben. Suizidversuche wurden in Schulstudien von 6,5 Prozent bis zu 9 Prozent der Befragten angegeben (Donath u. a. 2014; Brunner u. a. 2007; Plener u. a. 2009). Die aktuellen Suizidraten aus Deutschland beziehen sich auf das Jahr 2019 (Statistisches Bundesamt 2020). Auch hier zeigt sich, dass die Suizidrate im Kindes- und Jugendalter deutlich geringer ist als in höheren Altersgruppen. Während sich in der Altersgruppe der unter 15-Jährigen 22 Suizide in ganz Deutschland finden, sind es in der Altersgruppe der 15- bis unter 20-Jährigen bereits 163 Suizide. Die häufigste

Suizidart in Deutschland bei unter 18-Jährigen ist geschlechterübergreifend das Erhängen.
Die Zahl der Suizide in Deutschland ist seit 1990 generell zurückgegangen (OECD 2019). Ein ähnlicher Trend lässt sich aus der »Global Burden of Disease Study« 2016 der Weltgesundheitsorganisation ersehen (Naghavi u.a. 2019): Auch hier findet sich eine deutliche Abnahme der altersadjustierten Mortalitätsrate für Suizid um 32,7 Prozent. Weltweit überwiegen Suizide beim männlichen Geschlecht gegenüber Suiziden beim weiblichen Geschlecht; wobei sich als einzige Ausnahme die Altersgruppe der 15- bis 19-Jährigen darstellt, in der sich kein signifikanter Geschlechterunterschied feststellen lässt. Bei Betrachtung der Suizide in der Altersgruppe der 15- bis 29-Jährigen zeigt sich seit 1990 ein Rückgang der Suizidrate von ursprünglich 8,5 pro 100.000 auf 7,4 pro 100.000 (OECD 2019).
Anhand longitudinaler Daten aus der amerikanischen »Great Smokey Mountains Study« (N = 1420) wird deutlich, dass – nach Kontrolle für alle psychischen Erkrankungen im Kindesalter – Suizidversuche im Jugendalter einen wichtigen Prädiktor für Suizidversuche im Erwachsenenalter darstellten (OR: 6,4). Weiter waren Suizidversuche im Jugendalter ein relevanter Prädiktor für Angststörungen im Erwachsenenalter (OR: 2,8). Auch zeigten Jugendliche, die einen Suizidversuch unternommen hatten, ein deutlich schlechteres Funktionsniveau in den Bereichen somatische Gesundheit und soziale Kontakte, ebenso wie ein gehäuftes Risiko für illegales Verhalten und schlechtere finanzielle Ressourcen (Copeland u.a. 2017).

Suizidalität und nicht-suizidales selbstverletzendes Verhalten

Im Jugendalter finden sich neben den bereits in ihrer Häufigkeit beschriebenen Suizidgedanken und Suizidversuchen auch häufig selbst zugefügte Verletzungen ohne suizidale Absicht, die eine diagnostische Herausforderung darstellen können. Nicht-suizidales selbstverletzendes Verhalten (NSSV) ist definiert als selbst zugefügte, direkte, repetitive, sozial nicht akzeptierte Schädigung von Körpergewebe ohne suizidale Absicht (Plener u.a. 2018). Auch wenn nicht-suizidales selbstverletzendes Verhalten ohne suizidale Intention ausgeführt wird, können sich doch in ein und derselben Person NSSV und suizidales Verhalten finden. Tatsächlich zeigen Jugendliche mit NSSV auch ein erhöhtes

Risiko für spätere Suizidgedanken (AOR: 2,95) (Coppersmith u. a. 2017) und Suizidversuche (HR: 2,00) (Chesin u. a. 2017). In einer Metaanalyse konnte gezeigt werden, dass insbesondere in der Altersgruppe der 12- bis 26-Jährigen Suizide stark mit NSSV und Gedanken an NSSV in Verbindung stehen (OR: 22,53) (Castellvi u. a. 2017). Zusammenfassend kann daher festgehalten werden, dass nicht-suizidales selbstverletzendes Verhalten, auch wenn die Handlung nicht mit einer suizidalen Absicht in Zusammenhang steht, dennoch als Risikofaktor für suizidales Verhalten verstanden werden muss.

Modelle für suizidales Verhalten: Relevanz für die Therapie

Beschäftigt man sich mit der psychotherapeutischen Behandlung von Suizidalität, so ist eine Auseinandersetzung mit den vorliegenden theoretischen Modellen ein guter Ausgangspunk (siehe Kapitel »Psychologische Erklärungsmodelle suizidalen Erlebens und Verhaltens«, S. 69). Mit Blick auf die *Interpersonale psychologische Theorie suizidalen Verhaltens* von Joiner (2005) finden sich drei Konstellationen, die das Suizidrisiko erhöhen:

- das Gefühl, eine Belastung für andere zu sein (engl. »perceived burdensomeness«);
- das Gefühl, von anderen isoliert zu sein (engl. »thwarted belongingness«), sowie
- die erworbene Fähigkeit, sich selbst zu verletzen (engl. »capability for suicide«.

Die Modellkomponenten von Joiner finden sich im *Integrativen Motivational-Volitionalen Modell* (IMV-Modell) des suizidalen Verhaltens von O'Connor und Kirtley (2018) wieder. Dabei wird zwischen drei Phasen unterschieden:

- In der ersten, **prämotivationalen Phase** finden die Umweltbedingungen, frühere Lebensereignisse und das Vulnerabilitäts-Stress-Modell Berücksichtigung.
- In der zweiten, **motivationalen Phase** entwickelt sich aus einem Gefühl der Erniedrigung (engl. »defeat«) und der Niederlage eine Einengung, die letztendlich zu Suizidgedanken führt.
- In der anschließenden **volitionalen Phase** schlagen die suizidalen Gedanken in suizidales Verhalten um.

Das Besondere an diesem Modell sind verschiedene Moderatoren auf dem Weg zum suizidalen Verhalten. So wird das Umschlagen in das Gefühl des Gefangenseins (engl. »entrapment«) vor allem durch Moderatoren beeinflusst, die eine Bedrohung für das Selbst darstellen, wie Defizite in sozialen Problemlösefertigkeiten, aber auch gedankliches Ruminieren.
Motivationale Moderatoren wie die Isolation von anderen (engl. »thwarted belongingness«), oder das Gefühl, für andere eine Belastung zu sein (engl. »perceived burdensomeness«), bedingen nach Joiner (2005) ein Umschlagen.
Das Umschlagen von suizidalen Gedanken zu suizidalem Verhalten wird durch volitionale Moderatoren bedingt, wie dem Zugang zu entsprechenden Suizidmitteln, dem Erstellen von Plänen, dem Erleben von suizidalem Verhalten in Familie oder Freundeskreis, einer erhöhten Impulsivität, einer höheren Schmerztoleranz, einer erhöhten Furchtlosigkeit gegenüber dem Tod, dem mentalen Durchspielen des Suizids, oder auch vergangenem suizidalen Verhalten (siehe Kapitel »Psychologische Erklärungsmodelle suizidalen Erlebens und Verhaltens, S. 69).
Mögliche Ansatzpunkte in der Therapie suizidalen Verhaltens sind vergangene Lebenserfahrungen. Dazu gehören etwa belastende Kindheitserlebnisse, der generelle Umgang mit Problemen oder auch der Umgang mit Stress. Auch länger bestehende Muster, Annahmen über sich selbst sowie automatische Gedanken können eine große Rolle spielen und Fokus der Therapie sein. Ebenso scheint der soziale Kontakt zu Freunden oder Familie ein wesentlicher Faktor in Bezug auf die Entwicklung suizidaler Gedanken oder suizidalen Verhaltens zu sein und sollte dementsprechend einen wichtigen Stellenwert in der Therapie einnehmen. Auf der Handlungsebene sind die Vorbereitung des Suizids oder der Zugang zu suizidalen Methoden wesentliche Elemente.
Mögliche Therapieziele können also sein:

- (Soziale) Problemlösefertigkeiten,
- Umgang mit Stressoren und emotionaler Dysregulation,
- Umgang mit belastenden Erfahrungen,
- gedankliche Rumination,
- kognitive Verzerrungen bearbeiten,
- automatische Gedanken (engl. »core beliefs«),
- soziale Unterstützung bekommen, soziale Isolation beenden,
- Gedanken und Fantasien über den Tod.

Studienlage

Beschäftigt man sich mit der aktuellen Studienlage zur Therapie suizidalen Verhaltens, so sind in den letzten Jahren verschiedene Übersichtsarbeiten für verschiedene Altersgruppen erschienen. In einem generellen Überblick über alle Altersgruppen wurden im Rahmen eines systematisch Reviews vierzig Studien, vor allem aus den Bereichen der Dialektisch-Behavioralen Therapie (DBT) und der Kognitiven Verhaltenstherapie (KVT) eingeschlossen. Hier zeigt sich insgesamt eine hohe Heterogenität bezüglich des Outcomes, wobei sich in der großen Mehrzahl aller Studien (95,7 Prozent) eine Reduktion von Suizidgedanken zeigen ließ. Auch konnte in 88,2 Prozent der betreffenden Studien eine Reduktion von Suizidversuchen durch psychotherapeutische Intervention erzielt werden (Mendes-Bustos u.a. 2019).
In der Literatur finden sich vielerorts Hinweise auf die Wirksamkeit von kurz angelegten Interventionen. Ein systematischer Review konnte hier vier kontrollierte Studien identifizieren, wovon eine mit Jugendlichen durchgeführt wurde (McCabe u.a. 2018). Diesen Kurzinterventionen ist gemeinsam, dass sie

- ein schnelles therapeutisches Engagement vorsehen,
- häufig bereits in der Notfallaufnahme beginnen,
- in aller Regel zunächst eine Informationsweitergabe bzw. Psychoedukation im Fokus haben und
- sich einer »safety planning« Intervention (siehe Absatz S. 167) bedienen.

In zwei dieser vier Studien, die meistens telefonische oder postalische Follow-up-Kontakte mindestens bis zu zwölf Monate nach dem Suizidversuch beinhalteten, zeigte sich kein Einfluss auf Suizidgedanken, in weiteren zwei Studien reduzierte sich die Anzahl von Suizidversuchen und in einer auch die von erneuten Suiziden (McCabe u.a. 2018).
Betrachtet man die Zielgruppe der Jugendlichen, so konnte hier in einer Metaanalyse von 19 Studien zu »self-harm« eine stärkere Abnahme in den Interventionsbedingungen im Vergleich zu den Kontrollbedingungen gezeigt werden. Bei getrennter Analyse nach Suizidversuchen und nicht-suizidalem selbstverletzendem Verhalten (NSSV) zeigte sich jedoch keine Überlegenheit der Interventionsbedingungen gegenüber den Kontrollbedingungen hinsichtlich der Risikominimierung des entsprechenden Verhaltens (Ougrin u.a. 2015).
Ein systematischer Review aus 21 randomisiert-kontrollierten Studien konnte zeigen, dass es zu einer Abnahme von Suizidversuchen und »self-harm« kam,

allerdings häufig sowohl in der Interventions- als auch in der Kontrollgruppe. Lediglich in fünf Studien zeigte sich, dass die Interventionsgruppe der jeweiligen Kontrollgruppe (meist bestehend aus »Treatment as usual« = TAU) signifikant überlegen war (Iyengar u. a. 2018). Nur bei Kognitiver Verhaltenstherapie (KVT) und Dialektisch-Behavioraler Therapie für Adoleszente (DBT-A) zeigte sich eine unabhängige Replikation der Studieneffekte bezüglich Suizidversuchen und »self-harm«. Mehrere Verfahren wie die mentalisierungsbasierte Therapie für Adoleszente (MBT-A), das DBT-A und das Ressourceful Adolescent Parent Program waren in der Reduktion von Suizidgedanken erfolgreich. Betrachtet man die Gemeinsamkeiten der erfolgreichen Interventionen, so lassen sich ähnliche Elemente identifizieren: der Einbezug von Familie oder Bezugspersonen, die Arbeit an der Emotionsregulation ebenso wie an Problemlöse- und Kommunikationsfertigkeiten (Iyengar u. a. 2018).

In einer aktuellen Metaanalyse von 25 Studien (darunter 21 RCT zu Suizidgedanken) zeigte sich mit mittlerem Effektstärken (Cohens d = 0,31) eine deutliche Reduktion von Suizidgedanken bei Jugendlichen im Vergleich der Interventions- und Kontrollbedingungen. Die Interventionen waren hier der »Treatment as usual« Bedingung (TAU) überlegen. Auch die TAU-Bedingung, die zusätzlich separat analysiert wurde, wies – für sich genommen – eine Reduktion von Suizidgedanken auf (Cohens d = 0,87). Die besten Effekte wurden mittels DBT-A (Cohens d = 0,48), sowie familienzentrierter Therapie (Cohens d = 0,58) erzielt (Kothgassner u. a. 2020).

Aus der Studienlage kann geschlossen werden, dass dem Einbezug von Familie und Bezugspersonen in der Therapie mit Jugendlichen ein hoher Stellenwert zukommt, ebenso wie dem Angebot eines Trainings zur Verbesserung der Emotionsregulation und der Problemlösefertigkeiten. Dies entspricht auch den Empfehlungen der AWMF-Leitlinie zur Suizidalität im Kindes- und Jugendalter (DGKJP 2016). Hier wird darauf hingewiesen, dass eine psychotherapeutische Intervention bei Kindern und Jugendlichen mit suizidalem Erleben und Verhalten die folgenden Punkte berücksichtigen soll:

- Einbezug der Familie in die psychotherapeutische Intervention,
- Kontinuität der Therapeutin oder des Therapeuten,
- Erstellung eines Krisenplans mit klaren Absprachen zur Suizidalität,
- Reduktion von Belastungsfaktoren,
- leitliniengerechte Behandlung assoziierter psychischer Störungen.

Klinischer Umgang mit Kindern und Jugendlichen mit suizidalem Erleben und Verhalten

Gemäß der AWMF-Leitlinie soll die Einschätzung der Suizidalität durch einen »Arzt für Kinder- und Jugendpsychiatrie, einen Kinder- und Jugendlichen-Psychotherapeut oder einen Arzt oder psychologischen Psychotherapeuten, der über besondere Erfahrungen auf dem Fachgebiet seelischer Störungen bei Kinder und Jugendlichen verfügt«, erfolgen (DGKJP 2016). Bei entsprechender Absprachefähigkeit, einem hinreichend stabilen Umfeld sowie einer ausreichenden Therapieadhärenz bei den betroffenen Jugendlichen und deren Familien, sollte prinzipiell einer ambulanten Behandlung der Vorzug gegeben werden. Selbstverständlich muss der Schweregrad der Suizidalität angemessen berücksichtigt werden, da bei akuter Suizidalität umgehend eine stationäre Behandlung erfolgen sollte (DGKJP 2016).

Betrachtet man verschiedene Konzepte zur Behandlung von suizidalem Verhalten über mehrere psychotherapeutische »Schulen« hinweg, so lassen sich bei den manualbasierten Ansätzen (DBT, MBT, schemafokussierte Therapie, Übertragungsfokussierte Therapie, KVT) verschiedene Gemeinsamkeiten feststellen: Es finden sich in aller Regel klar definierte Bedingungen sowie eine definierte Strategie zum Umgang mit suizidalen Krisen. In allen genannten Verfahren steht der Umgang mit Emotionen und der Emotionsregulation im Fokus und es findet sich ein aktiver Stil der Therapeutin oder des Therapeuten. Die behandelnde Person geht in der Regel zunächst explorierend vor und sucht dabei nach Klärung, um die Bedeutung der Suizidalität für den individuellen Menschen zu verstehen (Weinberg u. a. 2010).

In der KVT zu suizidalem Verhalten wird versucht, dessen Funktionalität zu ergründen. Dabei werden Organismusvariablen und typische Annahmen, die Patientinnen und Patienten eventuell im Lauf ihres Lebens übernommen haben (z. B. »Ich bin wertlos«; »Mich kann man nicht gernhaben«; »Ich bin an allem schuld«) beachtet. Diese Annahmen können Produkte von invalidierenden Beziehungserfahrungen oder Erlebnissen der frühen Kindheit sein, welche im akuten Fall durch interne oder externe Reize ausgelöst werden. In einem solchen Modell wird das Denken an Suizidalität zum Ausweg aus einer derzeit nicht aushaltbaren Situation und kann dabei helfen, emotionalen Stress auszuhalten (Hennings 2020). Mit der Zeit wird suizidales Verhalten durch die erlebte Entlastung zu einer Methode, intensiv erlebte negative Emotionen zu vermeiden. Das suizidale Verhalten kann dann einen beruhigenden Effekt haben und ein Gefühl der Kontrolle in Situationen vermitteln, in denen es emotionaler Regulation bedarf (Hennings 2020). Vor diesem Hintergrund können im Rahmen der KVT verschiedene Therapieziele identifiziert werden:

- die Erstellung eines individuellen Modells zur Suizidalität;
- das Bearbeiten von Annahmen und kognitiven Verzerrungen;
- die Arbeit an traumatischen Erlebnissen, auch im Sinne einer traumafokussierten, expositionsbasierten Psychotherapie;
- die Akzeptanz des Vergangenen, nicht mehr zu Ändernden;
- die Identifikation und Erprobung von Verhaltensalternativen;
- die Identifikation von und Umgang mit Barrieren;
- der Aufbau unterstützender sozialer Kontakte;
- die Scham über die suizidalen Gedanken zu reduzieren, indem auch ihre Funktionalität anerkannt wird (Hennings 2020).

Darauf aufbauend können sich verschiedene Interventionen ergeben. So können primäre Emotionen, die beim Auftreten eines Stimulus von den betroffenen Jugendlichen wahrgenommen werden, in einem ersten Schritt, vor dem Hintergrund der individuellen Vulnerabilität, die möglicherweise aufgrund früher gemachter Erfahrungen besteht, validiert werden. Auch die mögliche emotionale Entlastung, die sich aus den Suizidgedanken ergibt, kann besprochen werden. Im Rahmen der Psychoedukation geht es darum, zunächst eine Begrifflichkeit für emotionale Zustände zu entwickeln, um diese identifizieren und benennen zu können. Weiter muss geklärt werden, wo eine eventuelle individuelle Vulnerabilität der Patientin oder des Patienten vorliegt: »Was macht mich anfällig für suizidales Erleben und Verhalten?« In diesem Rahmen können Erklärungsmodelle für Suizidalität angeboten (z. B. als Regulationskreislauf bei aggressiven Emotionen) und mit sogenannten Teufelskreisen gearbeitet werden.

Ein wichtiger Baustein in der Arbeit mit Suizidalität sind kognitive Techniken. Es kann zu einer kognitiven Neubewertung dysfunktionaler Annahmen kommen, es können Pro- und Contralisten zu suizidalen und alternativen Verhaltensweisen erstellt werden, eine positive Zukunft kann in Gedanken und Bildern konstruiert werden, die Wahrnehmung automatischer Gedanken kann über Achtsamkeitstechniken ebenso geschärft werden wie die physiologischer Reaktionen. Zur Emotionsregulation können Vorgehensweisen trainiert werden, die auch in einer expositionsbasierten Traumatherapie die erlebte Bedrohung verringern. In der Therapie wird geübt, sich potenziellen

Triggersituationen emotional auszusetzen und erlernte Regulationsmechanismen (z.B. durch ein Skillstraining) zur Anwendung kommen zu lassen. Die emotionale Selbstregulation kann auch zur Unterbrechung von Teufelskreisen eingesetzt werden. Es geht also hier auch darum, alternative Verhaltensweisen aufzubauen, die der Selbstberuhigung oder einer vermehrten Selbstsicherheit dienen. Insgesamt sollte daran gearbeitet werden, ein »Vermeidungsverhalten zu vermeiden«.

Situationen, die als belastend erlebt werden, sollen als solche erkannt und adäquat emotional benannt werden. Hier geht es auch darum, in der weiteren Therapie alternative Problemlösestrategien durch die Therapeutin oder den Therapeuten zu verstärken, sodass sich mit der Zeit über den Aufbau von alternativen funktionalen Verhaltensweisen, wie vermehrte soziale Kontakte oder Verantwortungsübernahme für Dinge, ein erhöhter Widerstand gegen die Suizidalität ergibt.

Einen besonderen Stellenwert in der Therapie von Kindern und Jugendlichen nimmt der Einbezug von Familienmitgliedern ein. Dieser Wirkfaktor psychotherapeutischen Handelns in der Arbeit mit Kindern und Jugendlichen mit suizidalem Erleben und Verhalten sollte nicht vernachlässigt werden. So kann es – immer in Absprache und mit Zustimmung der Patientin bzw. des Patienten – darum gehen, Triggersituationen zu identifizieren oder die Erziehungsberechtigten auch als Partner für das Skillstraining zu gewinnen. Mitunter wird es aber auch notwendig sein, länger bestehende dysfunktionale Familiendynamiken oder Probleme anzusprechen und den Versuch zu unternehmen, diese zu klären.

Aufbau von Therapiemotivation und Überwinden von Barrieren der Inanspruchnahme

Häufig zeigt sich in der Therapie mit Kindern und Jugendlichen, dass die Inanspruchnahme psychotherapeutischer Interventionen nach einem Erstkontakt zum Helfersystem nicht überzeugend gelingt.

Mit dieser Problematik setzt sich das sogenannte Therapeutic Assessment auseinander. In dieser Kurzintervention, die von Ougrin und Kollegen (2010) entwickelt wurde, liegt im Erstkontakt der Fokus darauf, die Motivation der

Jugendlichen für eine Inanspruchnahme weiterer Hilfen zu verstärken. In einer randomisierten kontrollierten Studie konnte gezeigt werden, dass die Teilnehmerinnen und Teilnehmer der Interventionsgruppe im Vergleich zur TAU-Gruppe signifikant häufiger einer anschließenden Psychotherapie zustimmten und dort auch mehr Sitzungen wahrgenommen haben (Ougrin u.a. 2011).

Diese Intervention bedient sich nach einer eingehenden Exploration und Sicherheitsabschätzung dem Modell des Teufelskreises. Hierbei wird angenommen, dass ein zumeist durch interpersonale Schwierigkeiten verursachter Grundschmerz (engl. »core pain«) aktiviert wird, der zu maladaptivem Verhalten führt. Dieses Verhalten führt kurzzeitig zu einer Besserung des Zustands, zieht langfristig jedoch negative Konsequenzen nach sich, die wiederrum im Sinne des Teufelskreismodells eine Verstärkung des »core pains« verursachen. In diesem Modell werden suizidale Verhaltensweisen als maladaptiv angesehen. Sie werden angewendet, um den Grundschmerz zu beeinflussen und kurzfristig zu einer Besserung zu gelangen, ohne dabei jedoch längerfristig die Muster durchbrechen zu können. Nach einer Visualisierung dieses Teufelskreises werden mit den Jugendlichen mögliche »Exits« besprochen, um den Teufelskreis zu durchbrechen. Mit zeitlichem Versatz erhalten die Jugendlichen einen Brief mit der Abbildung des Teufelskreismodells nach Hause gesandt. Diese Gesamtintervention ist sehr kurz, kann aber vor allem im Aufbau der Therapiemotivation eine entscheidende Rolle spielen.

Eine weitere ausgesprochen kurze Intervention ist die des safety plannings (Sicherheitsplanung). Diese Maßnahme zielt darauf ab, Patientinnen und Patienten, die Suizidgedanken beschreiben, jedoch ambulant weiterbehandelt werden, mit einem Sicherheitsplan auszustatten, der in sehr kurzer Form mögliche alternative Verhaltensweisen aufführt (Abbildung 1, S. 168).

In einer aktuellen Studie ist es bei Anwendung des »safety plans« in einer Notfallaufnahme und der anschließenden mindestens zweimaligen telefonischen Kontaktaufnahme nach sechs Monaten zu weniger suizidalem Verhalten gekommen. Auch stieg die Bereitschaft, mindestens einen weiteren psychiatrischen oder psychotherapeutischen Kontakt wahrzunehmen (Stanley u.a. 2018).

Im Kontext der Behandlung von Jugendlichen mit suizidalem Erleben und Verhalten konnte gezeigt werden, dass safety planning in Kombination mit einer App-Anwendung bei stationär behandelten Jugendlichen nach Entlassung zu einer Reduktion an Suizidversuchen führte (Kennard u.a. 2018), sodass hier ein positiver Anhaltspunkt für weitere Studien ausgemacht werden konnte.

ABBILDUNG 1 Sicherheitsplan

Schritt 1 Warnzeichen:

1. ……………………………………………………
2. ……………………………………………………
3. ……………………………………………………

Schritt 2 Persönliche Bewältigungsstrategien – Dinge, die ich tun kann, um mich von Problemen abzulenken, ohne, dass ich eine andere Person kontaktiere:

1. ……………………………………………………
2. ……………………………………………………
3. ……………………………………………………

Schritt 3 Personen und soziales Umfeld, die Ablenkung schaffen:

1. Name ……………………………………………………
Telefon ……………………………………………………
2. Name ……………………………………………………
Telefon ……………………………………………………
3. Ort ……………………………………………………
4. Ort ……………………………………………………

Schritt 4 Personen, die ich um Hilfe bitten kann:

1. Name ……………………………………………………
Telefon ……………………………………………………
2. Name ……………………………………………………
Telefon ……………………………………………………
3. Name ……………………………………………………
Telefon ……………………………………………………

Fazit und Ausblick

In der Gesamtschau der Forschungsliteratur bei Kindern und Jugendlichen gibt es bislang eine eher überschaubare Zahl an randomisiert-kontrollierten Studien zur Untersuchung der Wirksamkeit psychotherapeutischer Interventionen

ABBILDUNG 1 **Sicherheitsplan** (Fortsetzung)

Schritt 5 Professionelle Helfende oder Organisationen, die ich in einer Krise kontaktieren kann:

1. Name der helfenden Person ……………………………………………

Telefon ……………………………………………

Notfallrufnummer ……………………………………………

2. Name der helfenden Person ……………………………………………

Telefon ……………………………………………

Notfallrufnummer ……………………………………………

Nummer der Telefonseelsorge:

Anlaufstelle für Krisen vor Ort ……………………………………………

Adresse ……………………………………………

Telefon ……………………………………………

Schritt 6 Das Umfeld sicherer machen

1. ……………………………………………
2. ……………………………………………
3. ……………………………………………

auf eine Reduktion von Suizidgedanken und Suizidversuchen. Es existieren deutliche Wirksamkeitshinweise für psychotherapeutische Interventionen bei Jugendlichen mit suizidalen Erlebens- und Verhaltensweisen. Langzeitstudien zur Reduktion von Suiziden in dieser Altersgruppe fehlen gänzlich, vermutlich da Suizide im Vergleich zum Erwachsenenalter hier vergleichsweise selten

vorkommen. Unabhängige Replikationen von Studienergebnissen liegen vor allem im Bereich der Kognitiven Verhaltenstherapie (KVT) und der Dialektisch-Behavioralen Therapie für Adoleszente (DBT-A) vor.
In entsprechenden Metaanalysen wurde wiederholt auf die Bedeutung des Einbezugs des familiären und sozialen Systems bei der Therapie von Kindern und Jugendlichen hingewiesen. Die geringe Zahl an zur Verfügung stehenden Studien macht deutlich, dass im Feld der Behandlung von Kindern und Jugendlichen weitere Interventionsstudien ausstehen. Hier wird es auch darum gehen, Barrieren für die Inanspruchnahme von Hilfen zu überwinden. Die Auseinandersetzung mit Formen der Onlinetherapie, die in den letzten Jahren in anderen Feldern der Psychotherapie stattgefunden hat, wird in der Literatur zur Therapie von suizidalen Verhaltensweisen bei Kindern und Jugendlichen bislang noch wenig beschrieben. Für klinische Kontakte ist es wichtig, klare Absprachen hinsichtlich des Auftretens suizidaler Verhaltensweisen zu treffen sowie im Rahmen einer Sicherheitsplanung vorauszudenken.
Eine genauere Betrachtung verdienen auch verschiedene Formen des »Treatment as usual« (TAU), das vielfach als Kontrollbedingung in Studien zur Anwendung kommt. Mitunter zeigt sich auch unter diesen Kontrollbedingungen, die häufig aus ambulanten, nicht manualisierten Kontakten bestehen, eine Reduktion suizidalen Verhaltens. Auch wenn hier nicht ausgeschlossen werden kann, dass es sich um eine natürliche Abnahme suizidalen Verhaltens handelt, wäre ein besseres Verständnis etwaiger Wirkmechanismen des TAU von Vorteil.

Weiterführende Literatur

Chehil, S.; Kutcher, S. (2013): Das Suizidrisiko. Bern: Verlag Hans Huber.
Plener, P. L. (2015): Suizidales Verhalten und nichtsuizidale Selbstverletzungen. Berlin, Heidelberg: Springer.

Literatur

BRUNNER, R.; PARZER, P.; HAFFNER, J.; STEHEN, R.; ROOS, J. u.a. (2007): Prevalence and psychological correlates of occasional and repetitive deliberate self-harm in adolescents. In: Archives of Pediatric Adolescent Medicine, 161 (7), S. 641–649. doi:10.1001/archpedi.161.7.641.

CASTELLVÍ, P.; LUCAS ROMERO, E.; MIRANDA-MENDIZÁBAL, A.; PÁRES-BADELL, O.; ALMENARA, J. u.a. (2017): Longitudinal association between self-injurious thoughts and behaviors and suicidal behavior in adolescents and young adults. A systematic review with meta-analysis. In: Journal of Affective Disorders, 215, S. 37–48. doi:10.1016/j.jad.2017.03.035.

CHESIN, M.S.; GALFAVY, H.; SONMEZ, C.C.; WONG, A.; OQUENDO, M.A. u.a. (2017): Nonsuicidal self-injury is predictive of suicide attempts among individuals with mood disorders. In: Suicide and Life-Threatening Behavior, 47, S. 567–579. doi:10.1111/sltb.12331.

COPELAND, W.E.; GOLDSTON, D.B.; COSTELLO, E.J. (2017): Adult associations of childhood suicidal thoughts and behaviors. A prospective, longitudinal analysis. In: Journal of the American Academy of Child and Adolescent Psychiatry, 56, S. 958–965. doi:10.1016/j.jaac.2017.08.015.

COPPERSMITH, D.D.L.; NADA-RAJA, S.; BEAUTRAIS, A.L. (2017): Non-suicidal self-injury and suicide attempts in a New Zealand birth cohort. In: Journal of Affective Disorders, 221, S. 89–96. doi:10.1016/j.jad.2017.06.029.

DGKJP (2016): Suizidalität im Kindes- und Jugendalter. Online verfügbar unter: https://www.awmf.org/leitlinien/detail/ll/028-031.html (Abruf 19.05.2020).

DONATH, C.; GRAESSEL, E.; BAIER, D.; BLEICH, S.; HILLEMACHER, T. u.a. (2014): Is parenting style a predictor of suicide attempts in a representative sample of adolescents? In: BMC Pediatrics, 14 (1), S. 1–13. doi:10.1186/1471-2431-14-113.

HENNINGS, J.M. (2020): Function and psychotherapy of chronic suicidality in borderline personality disorder. Using the reinforcement model of suicidality. In: Frontiers of Psychiatry, 11, S. 199. doi:10.3389/fpsyt.2020.00199.

IYENGAR, U.; SNOWDEN, N.; ASARNOW, J.R.; MORAN, P.; TRANAH, T. u.a. (2018): A further look at therapeutic interventions for suicide attempts and self-harm in adolescents. An updated systematic review of randomized controlled trials. In: Frontiers of Psychiatry, 9, S. 583. doi:10.3389/fpsyt.2018.00583.

Joiner, T. (2005): Why people die by suicide. Cambridge, London: Harvard University Press.

Kennard, B.D.; Goldstein, T.; Foxwell, A.A.; McMakin, D.L.; Wolfe, K. u.a. (2018): As safe as possible (ASAP). A brief app-supported inpatient intervention to prevent postdischarge suicidal behavior in hospitalized, suicidal adolescents. In: American Journal of Psychiatry, 175, S. 864–872. doi:10.1176/appi.ajp.2018.17101151.

Kothgassner, O.D.; Robinson, K.; Goreis, A.; Ougrin, D.; Plener, P.L. (2020): Does treatment method matter? A meta-analysis of the past 20 years of research on therapeutic interventions for self-harm and suicidal ideation in adolescents. In: Borderline Personality Disorder and Emotion Dysregulation, 7, 9. S. 1–16. doi:10.1186/s40479-020-00123-9.

McCabe, R.; Garside, R.; Backhouse, A.; Xanthopoulou, P. (2018): Effectiveness of brief psychological interventions for suicidal presentations. A systematic review. In: BMC Psychiatry, 18, 120. doi:10.1186/s12888-018-1663-5.

Méndez-Bustos, P.; Calati, R.; Rubio-Ramírez, F.; Olié, E.; Courtet, P. u.a. (2019): Effectiveness of psychotherapy on suicidal risk. A systematic review of observational studies. In: Frontiers of Psychololy, 10, S. 277. doi:10.3389/fpsyg.2019.00277.

Naghavi, M.; Global Burden of Disease Self-Harm Collaborators (2019): Global, regional, and national burden of suicide mortality 1990 to 2016. Systematic analysis for the Global Burden of Disease Study 2016. In: British Medical Journal, 364. doi:10.1136/bmj.l94.

Nock, M.K.; Green, J.G.; Hwang, I.; McLaughlin, K.A.; Sampson, N.A.; u.a. (2013): Prevalence, correlates, and treatment of lifetime suicidal behavior among adolescents: results from the National Comorbidity Survey Replication Adolescent Supplement. In: JAMA Psychiatry, 70 (3), S. 300–310. doi:10.1001/2013.jamapsychiatry.55.

O'Connor, R.C.; Kirtley, O.J. (2018): The integrated motivational-volitional model of suicidal behaviour. In: Philosophical Transactions of the Royal Society B: Biological Sciences, 373, 1754. doi:10.1098/rstb.2017.0268.

OECD (2019): Society at a Glance 2019. Online verfügbar unter: https://read.oecd-ilibrary.org/social-issues-migration-health/suicide-rates-have-been-falling-on-average-but-countries-display-a-diverse-trend-pattern_394b43b0-en#page1 (Abruf 18.05.2020).

Ougrin, D.; Tranah, T.; Stahl, D.; Moran, P.; Asarnow, J.R. (2015): Therapeutic interventions for suicide attempts and self-harm in adolescents.

Systematic review and meta-analysis. In:Journal of the American Academy of Child and Adolescent, 54, S. 97–107. doi:10.1016/j.jaac.2014.10.009.

Ougrin, D.; Zundel, T.; Ng, A.V. (2010): Self-harm in young people. A therapeutic assessment manual. London: Hodder Arnold.

Ougrin, D.; Zundel, T.; Ng, A.; Banarsee, R.; Bottle, A. u.a. (2011): Trial of therapeutic assessment in London. Randomised controlled trial of therapeutic assessment versus standard psychosocial assessment in adolescents presenting with self-harm. In:Archives of Disease in Childhood, 96, S. 148–153. doi:10.1136/adc.2010.188755.

Plener, P.L.; Kaess, M.; Schmahl, C.; Pollak, S.; Fegert, J.M. u.a. (2018): Non-suicidal self-injury in adolescents. In: Deutsches Arzteblatt International, 115, S. 23–30. doi:10.3238/arztebl.2018.0023.

Plener, P.L.; Libal, G.; Keller, F.; Fegert, J.M.; Muehlenkamp, J.J. (2009): An international comparison of adolescent non-suicidal self-injury (NSSI) and suicide attempts: Germany and the USA. In: Psychological Medicine, 39 (9), S. 1549–1558. doi:10.1017/S0033291708005114.

Stanley, B.; Brown, G.K. (2012): Safety planning intervention. A brief intervention to mitigate suicide risk. In: Cognitive and Behavioral Practice, 19, S. 256–264. doi:10.1016/j.cbpra.2011.01.001.

Stanley, B.; Brown, G.K.; Brenner, L.A.; Galfalvy, H.C.; Currier, G.W. u.a. (2018): Comparison of the safety planning intervention with follow-up vs usual care of suicidal patients treated in the emergency department. In: JAMA Psychiatry, 75, S. 894–900. doi:10.1001/jamapsychiatry.2018.1776.

Statistisches Bundesamt (2020): Todesursachenstatistik. Online verfügbar unter https://www.destatis.de/DE/Themen/Gesellschaft-Umwelt/Gesundheit/Todesursachen/Tabellen/suizide.html (Abruf 18.05.2020).

Weinberg, I.; Ronningstam, E.; Goldblatt, M.J.; Schechter, M.; Wheelis, J. u.a. (2010): Strategies in treatment of suicidality. Identification of common and treatment-specific interventions in empirically supported treatment manuals. In: J Clin Psychiatry, 71, S. 699–706. In: Journal of Clinical Psychiatry, 71, S. 699–706. doi:10.4088/JCP.08m04840blu.

Medikamentöse Behandlung suizidalen Erlebens und Verhaltens

Theodor Lorenzen und Tom Bschor

Suizidversuche stellen ein großes Risiko für Leben und Gesundheit der Betroffenen dar. Akute Suizidalität erfordert daher unmittelbare Intervention. Neben verschiedenen psychotherapeutischen Maßnahmen kann auch eine Medikation sinnvoll sein. Obwohl der überwiegende Anteil der Suizidversuche und Suizide von Menschen mit depressiver Grunderkrankung verübt werden, senken Antidepressiva nicht das Suizidrisiko und der Einsatz von Antidepressiva wird gemäß der S3-Leitlinie für unipolare Depressionen nicht zur akuten und spezifischen Behandlung von Suizidalität empfohlen. Antidepressiva können allerdings im Rahmen der allgemeinen Empfehlungen zur Behandlung von suizidalen depressiven Patientinnen und Patienten verwendet werden. In der klinischen Praxis hat sich in der Akutsituation eine Kombinationstherapie aus Antidepressivum und Benzodiazepin etabliert, auch wenn für einen spezifisch antisuizidalen Effekt von Benzodiazepinen keine ausreichende Evidenz vorliegt.
Das einzige Medikament mit einer nachgewiesenen antisuizidalen Wirkung im Rahmen affektiver Erkrankungen ist Lithium. Für andere Stimmungsstabilisierer liegen keine vergleichbaren Daten vor und ihr Einsatz zur Behandlung von Suizidalität wird nicht empfohlen. In den letzten Jahren wurde ein rasch einsetzender antidepressiver Effekt von Ketamin in etlichen Studien bestätigt. Ob Ketamin auch suizidpräventiv wirkt, ist bisher unklar. Für den Einsatz von Antipsychotika zur Behandlung von Suizidalität im Rahmen von schizophrenen Grunderkrankungen liegen vergleichsweise wenig Daten vor. Am ehesten hat Clozapin einen antisuizidalen Effekt.

Suizidgedanken sind für Betroffene mit einem immensen Leidensdruck verbunden und Suizidversuche stellen eine Gefahr für Leben und Gesundheit der Patientinnen und Patienten dar. Offenbaren sich Anzeichen für Suizidalität, so ergibt sich für Behandlerinnen und Behandler daher die Notwendigkeit der diagnostischen Abklärung und der therapeutischen Intervention (Bschor 2019). Insbesondere wenn die Suizidalität nach Klärung der Risikofaktoren als akut eingeschätzt wird, bedarf es konsequenter und wirksamer therapeutischer Entscheidungen, um das Leben der Betroffenen zu schützen.

Psychische Symptome im Allgemeinen sind ätiologisch und phänomenologisch komplex. Dies trifft besonders für Suizidalität zu, die sich keinem eindeutigen neurobiologischen Korrelat zuordnen lässt. Einen besonderen Stellenwert hat die Beachtung der Suizidalität im Rahmen der Depressionstherapie, denn 30–90 Prozent aller Suizide werden durch depressiv Erkrankte verübt (CHENG 1995; LÖNNQVIST 2000). Jedoch besteht auch im Rahmen anderer Grunderkrankungen, wie beispielsweise bipolar affektiver Erkrankungen, Schizophrenien, Abhängigkeitserkrankungen und Persönlichkeitsstörungen ein erhöhtes Suizidrisiko. Wie also kann ein derart komplexes Phänomen, das im Kontext verschiedenartiger Krankheitsbilder auftritt, gezielt medikamentös behandelt werden?

Antidepressiva

Die häufigste psychische Erkrankung, die Suiziden zugrunde liegt, ist die Depression (HAWTON u.a. 2013). Neben Kardinalmaßnahmen und psychotherapeutischen Verfahren stehen zur Depressionsbehandlung verschiedene Wirkstoffe zur Verfügung, unter denen die Antidepressiva einen großen Stellenwert haben.

Antidepressiva gehören zu den am häufigsten genutzten Medikamenten überhaupt. Innerhalb der letzten zwanzig Jahre verfünffachte sich die Zahl ihrer Verordnungen (SCHWABE u.a. 2019). Ihre Wirksamkeit ist in umfangreichen Studien detailliert untersucht (BSCHOR 2018) und zumindest bei schweren depressiven Episoden wird nach aktueller S3-Leitline/Nationaler Versorgungsleitlinie Unipolare Depression (DGPPN u.a. 2015) eine antidepressive Medikation empfohlen. Die Suizidalität ist eines der Kardinalsymptome der Depression. Somit mag die Vermutung naheliegen, dass eine konsequente antidepressive Medikation auch die Zahl der suizidalen Handlungen (Suizidversuche und Suizide) senkt.

Der Einfluss von Antidepressiva auf Suizide und Suizidversuche ist umfassend untersucht, da Hunderte von randomisierten, placebokontrollierten und doppelblinden Studien mit insgesamt mehreren Hunderttausend depressiv Erkrankten vorliegen. Derartige Studien gelten als der methodisch hochwertigste Standard zur Untersuchung eines Medikamenteneffekts. Methodisch ist die Frage nach dem Einfluss einer Antidepressiva-Medikation auf die Zahl der suizidalen Handlungen eine klassische Frage nach einem Medikamenteneffekt.

Die genannten Studien waren nicht primär zur Untersuchung antisuizidaler Effekte konzipiert, sondern vielmehr auf die Untersuchung der antidepressiven Wirkung ausgerichtet. Suizide und Suizidversuche wurden jedoch als sogenannte schwerwiegende unerwünschte Ereignisse systematisch registriert, sodass ein gezielter Vergleich der Zahl suizidaler Handlungen zwischen antidepressiva- und placebobehandelten Patientinnen und Patienten möglich war. Angesichts der Vielzahl der Studien ist eine metaanalytische Betrachtung sinnvoll.

Es liegen sieben große Metaanalysen vor, die jeweils 20.000 bis 99.000 Patientinnen und Patienten umfassten. Sie zeigen übereinstimmend, dass Antidepressiva bezüglich der Verhinderung suizidaler Handlungen nicht wirksamer sind als ein Placebo (Khan u.a. 2000, 2001, 2003; Fergusson u.a. 2005; Gunnell u.a. 2005; Hammad u.a. 2006; Stone u.a. 2009). In einer dieser Metaanalysen ergab sich sogar ein signifikant erhöhtes Risiko suizidaler Handlungen unter der Behandlung mit selektiven Serotonin-Wiederaufnahmehemmern (SSRI) im Vergleich zu Placebo (Fergusson 2005).

Wiederholt wurde argumentiert, dass Antidepressiva erst bei einer mehrmonatigen Anwendung, wie es dem Behandlungsalltag entspricht, suizidprotektive Effekte entfalten und dass sich diese in den randomisierten kontrollierten Studien von wenigen Wochen Dauer entsprechend nicht nachweisen lassen. Eine aktuelle systematische Metaanalyse wertete daher ausschließlich randomisierte placebokontrollierte Langzeitstudien von mindestens zwölf Wochen Dauer aus. In den herangezogenen 29 Studien zeigte sich ein fünffach erhöhtes Suizidrisiko für die Patientinnen und Patienten, die der Antidepressivagruppe zugelost worden waren (rate ratio 5,03; 95 Prozent-Konfidenzintervall [CI]: 0,78 bis 114,1; nicht signifikant mit $p = 0{,}102$) und ein neunfach erhöhtes Risiko für Suizidversuche (rate ratio 9,02; 95 Prozent-CI: 1,58 bis 193,6; signifikant mit $p = 0{,}007$) (Braun u.a. 2016).

Auf methodisch höchstem Niveau und auf einer sehr großen Datenbasis ist also festzustellen, dass Antidepressiva das Risiko für Suizidversuche und Suizide nicht senken (Bschor, Munk 2014). Daher wird in der aktuellen S3-Leitlinie/Nationalen Versorgungsleitlinie Unipolare Depression vom Einsatz von Antidepressiva zur speziellen akuten Behandlung von Suizidalität abgeraten (DGPPN u.a. 2015).

Es existieren verschiedene Ansätze zur Erklärung des Widerspruchs, dass eine Medikation gegen Depressionen keine positive Auswirkung auf suizidale Handlungen hat. Eine Hypothese besagt, dass Antidepressiva durch einen antriebssteigernden Effekt Suizidhandlungen fördern (Pfennig u.a. 2005; Healy,

Whitaker 2003). Eine weitere Hypothese postuliert, dass Patientinnen und Patienten mit einer unerkannten bipolaren Erkrankung durch die Antidepressiva-Behandlung in einen affektiv gemischten Zustand gebracht werden können, in welchem aus dem gleichzeitigen Vorliegen depressiver Hoffnungslosigkeit und manischer Entschlusskraft ein erhöhtes Suizidrisiko resultiert. Ebenso wurden mögliche Nebenwirkungen von SSRI und anderen Antidepressiva, unter anderem innere Unruhe, Agitation und Schlafstörungen, mit einem erhöhten Suizidrisiko in Verbindung gebracht. Eine weitere Erklärung für den fehlenden suizidpräventiven Effekt könnte die geringe oder sogar zweifelhafte antidepressive Wirkung sein (Bschor 2016; Bschor, Kilarski 2016).

Es zeigte sich, dass in diesem Zusammenhang das Patientenalter eine entscheidende Rolle spielt. In einer Metaanalyse mit fast 100.000 Patientinnen und Patienten zeigte sich bei mindestens 25-Jährigen mit einer Odds Ratio (OR) von 0,87 (95 Prozent-CI: 0,58 bis 1,29) kein Unterschied in der Rate von Suiziden und Suizidversuchen zwischen antidepressiva- und placebobehandelten Studienteilnehmerinnen und -teilnehmern. Im Gegensatz dazu war das Risiko für eine suizidale Handlung bei jungen Patientinnen und Patienten unter 25 Jahren unter der Gabe eines Antidepressivums 2,3-fach erhöht (OR 2,30; 95 Prozent-CI: 1,04 bis 5,09) (Stone u. a. 2019).

Mit Blick auf Suizidgedanken oder Suizidalität in einem breiten Sinn (einschließlich Lebensüberdruss, Wunsch nach Ruhe und einer indifferenten Haltung gegenüber einem natürlichen Tod) fanden Untersuchungen einen positiven Einfluss von Antidepressiva im Vergleich zu Placebo (Gibbons u. a. 2012). Dies wurde insbesondere für Menschen über 65 Jahre festgestellt (Stone u. a. 2009). Suizidgedanken oder Suizidalität in einem breiten Sinn sind allerdings weniger eindeutig zu messen oder zu quantifizieren als Suizidhandlungen und weniger patientenrelevant. Es gibt keinen unmittelbaren Zusammenhang zwischen Suizidgedanken und tatsächlich hieraus resultierenden Suizidhandlungen (siehe Kapitel »Epidemiologie, Risiko- und Protektivfaktoren suizidalen Erlebens und Verhaltens«, S. 26). Die mögliche Reduktion von Suizidgedanken durch Antidepressiva kann als Teil des antidepressiven Effekts bewertet werden (Bschor, Munk 2014).

Kontrovers diskutiert wird die Frage, ob sich die verschiedenen Wirkstoffklassen in ihrem Einfluss auf Suizidalität unterscheiden. In epidemiologischen Untersuchungen wurde einer Behandlung mit SSRI ein höheres Suizidrisiko im Vergleich zu trizyklischen Antidepressiva (TZA) zugeordnet (Donovan u. a. 1999). Allerdings wurde angeführt, dass sich insbesondere SSRI durch eine hohe Sicherheit bei Überdosierung auszeichnen und daher im Falle eines erhöhten Suizidrisikos möglicherweise bevorzugt verordnet werden. Laut eines Reports des englischen »Committee on Safety of Medicines« zur Sicherheit von SSRI gibt es keine deutlichen Unterschiede hinsichtlich des Risikos für Suizidversuche innerhalb der Gruppe der SSRI oder zwischen SSRI und anderen Wirkstoffklassen, insbesondere TZA (Cipriani u.a. 2005; Fergusson u.a. 2005; Gunnell u.a. 2005; Martinez u.a. 2005).

Lithium

In Metaanalysen randomisierter, placebokontrollierter Studien und großen Vergleichsuntersuchungen mit Alltagsdaten wurde wiederholt die antisuizidale Wirkung von Lithium belegt. Lithium ist das einzige Medikament mit einer nachgewiesenen spezifisch antisuizidalen Wirkung im Rahmen affektiver Erkrankungen (Bschor u.a. 2014).

Zwei Metaanalysen der gleichen Arbeitsgruppe mit 22 bzw. 34 Studien (Vergleich: mit versus ohne Lithium) bei insgesamt über 16.000 Patientinnen und Patienten mit unipolarer Depression oder bipolarer affektiver Erkrankung zeigten, dass das Risiko suizidaler Handlungen im Rahmen affektiver Erkrankungen durch eine Behandlung mit Lithium auf das Niveau der Allgemeinbevölkerung gesenkt wird (Tondo u.a. 2001; Baldessarini u.a. 2003). Dabei wurde das Risiko für suizidale Handlungen unter Lithiumtherapie um 93 Prozent reduziert (Baldessarini u.a. 2003). Besonders ausgeprägt war der Effekt bei der Behandlung unipolarer Depressionen. Diese Erkenntnisse bestätigten sich in einer weiteren Metaanalyse, die ausschließlich Studiendaten zu schweren depressiven Episoden im Rahmen unipolarer Depressionen einschloss (engl. »pooled risk ratio« für suizidale Handlungen: 4,24 zuungunsten der Zeiten ohne Lithium; 95 Prozent-CI: 1,49 bis 12,0; $p = 0{,}007$) (Guzzetta u.a. 2007).

Eine weitere Metaanalyse beschränkte sich auf randomisierte kontrollierte Studien, die Lithium direkt mit einem Placebo oder einem anderen Wirkstoff verglichen (Cipriani u.a. 2013). In die Metaanalyse wurden 48 randomisierte kontrollierte Studien mit insgesamt mehr als 6.500 Patientinnen und Patienten einbezogen. Es bestätigte sich auf Evidenzgrad I-Niveau ein signifikant niedrigeres Risiko für Suizide unter Lithiumtherapie im Vergleich zu Placebo (OR 0,13; 95 Prozent-CI: 0,03 bis 0,66). Während es in den Placebogruppen sechs Suizide gab, starb in den Lithiumgruppen niemand durch eigene Hand.

In der einzigen prospektiven, randomisierten, placebokontrollierten Studie mit dem primären Ziel der Verhütung suizidaler Handlungen wurden 167 Patientinnen und Patienten mit kurz zurückliegendem Suizidversuch im Rahmen einer affektiven Erkrankung über einen Zeitraum von zwölf Monaten randomisiert mit Lithium oder Placebo behandelt. Ein vorangegangener Suizidversuch ist der bedeutendste Risikofaktor für weitere Suizidhandlungen (siehe Kapitel »Epidemiologie, Risiko- und Protektivfaktoren suizidalen Erlebens und Verhaltens«, S. 26). Die Gruppen unterschieden sich nicht in der Anzahl der Suizidversuche. Allerdings wurden innerhalb des Beobachtungszeitraums drei Suizide vollzogen – alle in der Placebogruppe (Lauterbach u. a. 2008). Der Unterschied war statistisch signifikant ($p = 0{,}049$). Als Erklärung für die antisuizidale Wirkung von Lithium werden einerseits die phasenprophylaktische und die antidepressive Wirkung (Bschor u. a. 2014) diskutiert, andererseits auf mögliche weitere Mechanismen hingewiesen, die eine Reduktion von Aggressivität und Impulsivität bewirken (Cipriani u. a. 2013).

Skandinavische Länder verfügen über Gesundheitsregister, die nahezu vollständig alle Informationen über ambulante und stationäre Behandlungen der gesamten Bevölkerung erfassen. Diese Register eignen sich hervorragend, um in Ergänzung zu randomisierten kontrollierten Studien Informationen über Medikamenteneffekte im Behandlungsalltag zu gewinnen. Aus Dänemark liegt eine derartige Studie über einen Beobachtungszeitraum von fünf Jahren und 13.186 Patientinnen und Patienten vor, denen Lithium verschrieben wurde. Diese wurden mit 1,2 Millionen Menschen aus der dänischen Allgemeinbevölkerung verglichen. Personen mit Lithiumverschreibung hatten ein höheres Suizidrisiko als die Allgemeinbevölkerung, vermutlich als Ausdruck der zugrunde liegenden psychiatrischen Erkrankung. Bemerkenswert war aber, dass eine regelmäßige Lithiumeinnahme, operationalisiert als eine mindestens zweimal erfolgte Verschreibung des Medikaments, zu einer auf 0,44 reduzierten Suizidrate im Vergleich zu den ebenfalls psychisch erkrankten Patientinnen und Patienten führte, die Lithium nur einmal verschrieben bekamen, Lithium also nur kurzfristig oder fast gar nicht eingenommen hatten. Die Studie stellte einen Zusammenhang zwischen der Abnahme des Suizidrisikos und der Anzahl der Lithiumverschreibungen fest (Kessing u. a. 2005).

Eine andere anhand des Gesundheitsregisters des National Health Service aus Großbritannien durchgeführte Studie untersuchte 6.671 bipolar affektiv erkrankte Menschen über einen Zeitraum von 18 Jahren. 2.148 von ihnen erhielten zur Phasenprophylaxe Lithium, 1.670 Valproat, 1.477 Olanzapin und

1.376 Quetiapin. Die Rate an Suiziden (pro 10.000 Patientenjahre) lag unter der Lithiummedikation bei sieben und unter den anderen drei Medikamenten zusammengefasst bei 19 (Quetiapin: 22; Olanzapin: 20; Valproat: 17) (Hayes u.a. 2016).

Wenn randomisierte kontrollierte Studien und Registerstudien zum gleichen Ergebnis kommen, kann ein Medikamenteneffekt in aller Regel als gesichert angesehen werden.

Zu anderen Stimmungsstabilisierern wie Valproinsäure, Carbamazepin oder Lamotrigin liegen keine vergleichbaren Daten vor. Ihr Einsatz zur Behandlung von Suizidalität im Rahmen von affektiven Erkrankungen wird nicht empfohlen (DGPPN u.a. 2015).

Goodwin und Kollegen (2003) verglichen in einer retrospektiven Kohortenstudie mit mehr als 20.000 Patientinnen und Patienten die Effekte von Lithium und Valproinsäure auf suizidale Handlungen im Rahmen von bipolaren affektiven Erkrankungen. Es zeigte sich nach Adjustierung für Risikofaktoren ein 2,7-fach erhöhtes Risiko für Suizide unter Behandlung mit Valproinsäure im Vergleich zu Lithium (95 Prozent CI: 1,1 bis 6,3; $p = 0{,}03$).

Ketamin

Ketamin ist ein 1962 erstmals synthetisiertes Narkosemittel. Es wirkt, indem es die Rezeptoren des exzitatorischen Neurotransmitters Glutamat (NMDA-Rezeptoren) blockiert. Ketamin führt zu einer sogenannten dissoziativen Anästhesie, bei der die Schutzreflexe erhalten bleiben, sodass keine maschinelle Beatmung erforderlich ist. Aufgrund dieser dissoziativen Effekte wird es auch missbräuchlich konsumiert.

Nach ersten Untersuchungen Anfang der 2000er-Jahre zeigten in den letzten Jahren viele Studien eine akut antidepressive Wirkung einer einmaligen Ketamin-Infusion auf. Hierbei wurden niedrigere Dosierungen verwendet als für eine Narkose üblich. Der Effekt tritt innerhalb weniger Stunden ein und klingt nach einigen Tagen wieder ab. In jüngeren Studien wurde das sogenannte S-Enantiomer des Ketamins, Esketamin, eingesetzt, das eine stärkere Bindung an den Rezeptor aufweist und als Nasenspray statt als Infusion appliziert wird (eine orale Gabe ist nur wenig wirksam). Studien mit anfangs zweimal wöchentlicher Gabe des Nasensprays zeigten, dass der Effekt über ein halbes Jahr aufrechterhalten werden kann (Bschor 2018).

Aufgrund der im Unterschied zu den Antidepressiva rasch einsetzenden antidepressiven Wirkung wurde besonderes Augenmerk auf antisuizidale Effekte gerichtet. In eine aktuelle Metaanalyse wurde die Wirkung einer einmaligen Ketamin-Infusion auf Suizidgedanken, gemessen mit den Suizidalitäts-Items der verwendeten Depressionsskalen (zum Beispiel der Hamilton-Depressionsskala) im Vergleich zu den Kontrollgruppen (Placebo oder Benzodiazepin) ausgewertet. Methodisch ist zu bedenken, dass die Depressionsskalen nicht für eine Auswertung auf Einzel-Item-Ebene validiert sind. Die Metaanalyse schloss zehn Studien mit insgesamt 167 Patientinnen und Patienten ein. In den Fremdbeurteilungsskalen zeigte sich ein stärkerer Rückgang der Suizidalitätswerte unter Ketamin als unter Placebo, nicht aber in der Selbstbeurteilungsskala Beck Depressionsinventar (BDI). Aussagen zu suizidalen Handlungen ließen sich nicht treffen (Wilkinson u.a. 2018). Eine abschließende Bewertung, ob (Es-)Ketamin zur spezifischen Behandlung suizidaler Gedanken eingesetzt werden und insbesondere, welches längerfristige Regime empfohlen werden kann, liegt noch nicht vor.

Benzodiazepine

Gemäß der S3-Leitlinie für Unipolare Depressionen sollen Antidepressiva nicht zur speziellen akuten Behandlung von Suizidalität eingesetzt werden. Zur Depressionsbehandlung kann jedoch ein Antidepressivum auch in der Therapie suizidaler depressiver Menschen verordnet werden (DGPPN u.a. 2015). In der klinischen Praxis hat sich daher eine Kombination aus Antidepressivum und Benzodiazepin etabliert. Empfohlen wird diese Kombination häufig in der Übergangsphase bis zum Eintreten des antidepressiven Effekts. Durch kurzfristige Sedierung und Anxiolyse wird eine emotionale Distanzierung und Entaktualisierung mit einem günstigen Effekt auf das Suizidrisiko erwartet. Ogawa und Kollegen (2019) werteten in einer Metaanalyse zehn randomisierte kontrollierte Studien mit insgesamt 731 Patientinnen und Patienten aus und verglichen die antidepressive Wirksamkeit einer Antidepressiva-Monotherapie mit einer Kombination aus Antidepressivum und Benzodiazepin. Die Kombinationstherapie erwies sich in den ersten vier Behandlungswochen als überlegen bezüglich des antidepressiven Effekts (standardized mean difference: -0,25; 95 Prozent CI: -0,46 bis -0,03). Zu einer möglichen antisuizidalen Wirkung liegen keine entsprechenden Daten vor.

Randomisierte Untersuchungen, die das Risiko suizidaler Handlungen unter einer Benzodiazepin-Monotherapie auswerten, existieren leider nicht. Eine aktuelle Fallkontrollstudie verglich 154 durch Suizid verstorbene psychiatrische Patientinnen und Patienten mit bezüglich Diagnose, Alter und Geschlecht passend zugeordneten (engl. »matched«) Personen ohne Suizid. 42,2 Prozent der Suizidenten, aber nur 27,9 Prozent der Kontrollen hatten ein Benzodiazepin verschrieben bekommen (OR 1,89; 95 Prozent CI: 1,17 bis 3,03; $p = 0{,}009$), was von den Autoren als ein möglicher Hinweis auf ein erhöhtes Suizidrisiko unter Benzodiazepinen gewertet wurde. Eine mögliche Verzerrung des Ergebnisses könnte durch eine häufigere Benzodiazepinverschreibung bei suizidgefährdeten Patientinnen und Patienten bedingt sein (Cato u. a. 2019). Ein zugrunde liegender Mechanismus für eine Erhöhung der Suizidgefährdung durch Benzodiazepine könnte die Reduktion von Angst und Hemmung sein.
Aufgrund des Abhängigkeitspotenzials sollten Benzodiazepine nicht länger als zwei Wochen eingenommen werden. Auch mit Blick auf eine versehentliche oder absichtliche Überdosierung sollten Benzodiazepine mit besonderer Vorsicht verordnet werden.

Antipsychotika

Schizophren erkrankte Menschen haben ein deutlich erhöhtes Risiko, durch einen Suizid zu versterben (siehe Kapitel »Suizidales Erleben und Verhalten im Kontext psychischer Erkrankungen«, S. 46). Dennoch liegen wenige Erkenntnisse über den Einfluss von Antipsychotika (Neuroleptika) auf suizidale Handlungen vor. In einer landesweiten Registerstudie über elf Jahre, die die gesamte Bevölkerung Finnlands einschloss, wiesen nur clozapinbehandelte Patientinnen und Patienten eine reduzierte Suizidmortalität auf, während die anderen berücksichtigten Antipsychotika (unter ihnen Haloperidol, Thioridazin, Olanzapin, Perphenazin, Risperidon, Quetiapin und Polypharmazie) keinen signifikanten Zusammenhang mit der Suizidsterblichkeit hatten (Tiihonen u. a. 2009). Eine randomisierte Studie verglich bei 980 schizophren erkrankten Patientinnen und Patienten Clozapin mit Olanzapin und fand, dass clozapinbehandelte Studienteilnehmer eine signifikant geringere Rate an suizidalen Handlungen aufwiesen (hazard ratio 0,76; 95 Prozent CI: 0,58 bis 0,97). Suizide kamen in der Clozapingruppe fünfmal und in der Olanzapingruppe dreimal vor (kein signifikanter Unterschied) (Meltzer u. a. 2003).

Somit gibt es unter den Antipsychotika nur für Clozapin Hinweise auf eine antisuizidale Wirkung. Die S3-Leitlinie Schizophrenie spricht entsprechend eine B-Empfehlung aus: »Bei stark und kontinuierlich erhöhter Suizidalität sollte eine Behandlung mit Clozapin nach Risiko-Nutzen-Evaluation angeboten werden.« (DGPPN u. a. 2019)

Fazit und Ausblick

Auf der Basis von groß angelegten Studien gilt es als wissenschaftlich erwiesen, dass die Einnahme von Antidepressiva im Vergleich zu Placebo das Risiko für einen Suizidversuch oder einen Suizid nicht senkt. Wissenschaftliche Daten geben Anlass zur Sorge, dass bei jungen Menschen unter 25 Jahren das Risiko für suizidale Handlungen durch die Einnahme von Antidepressiva (insbesondere SSRI) sogar erhöht sein könnte. Lithium ist das einzige Medikament zur Behandlung affektiver Erkrankungen, für das in randomisierten kontrollierten Studien und in Registerstudien konsistent ein suizidverhütender Effekt nachgewiesen werden konnte. Bei den Antipsychotika gibt es nur für Clozapin Hinweise auf suizidpräventive Effekte. Die wichtigste antisuizidale Maßnahme ist die enge und vertrauensvolle therapeutische Beziehung.

Weiterführende Literatur

Bschor, T. (2015): 66 Jahre moderne Psychopharmakotherapie. In: Nervenheilkunde, (9), S. 710–714. doi:10.1055/s-0038-1627620.

Bschor, T. (2015): Antidepressiva verhindern nicht Suizidversuche oder Suizide. In: Nervenarzt, 86, S. 1168–1169. doi:10.1007/s00115-015-4256-2.

Bschor, T. (2016): Psychopharmaka 2016. Eine kritische Bestandsanalyse. In: Die Psychiatrie, 13 (4), S. 180–186. doi:10.1055/s-0038-1672300.

Bschor, T. (2018): Antidepressiva. Wie man sie richtig anwendet und wer sie nicht nehmen sollte. München: Südwest Verlag.

D'Anci, K. E.; Uhl, S.; Giradi, G.; Martin, C. (2019): Treatments for the prevention and management of suicide. A systematic review. In: Annals of Internal Medicine, 171, S. 334–342. doi:10.7326/M19-0869.

Plöderl, M. (2019): Antidepressiva in der Suizidprävention. Eine kritische Bestandsaufnahme. In: Suizidprophylaxe, 46, S. 53–65.

Literatur

Baldessarini, R. J.; Tondo, L.; Hennen, J. (2003): Lithium treatment and suicide risk in major affective disorders. Update and new findings. In: The Journal of Clinical Psychiatry, 64 (5), S. 44–52.

Braun, C.; Bschor, T.; Franklin, J. u. a. (2016): Suicides and suicide attempts during long-term treatment with antidepressants. A meta-analysis of 29 placebo-controlled studies including 6,934 patients with major depressive disorder. In: Psychotherapy and Psychosomatics, 85, S. 171–179. doi:10.1159/000442293.

Bschor, T. (2014): Lithium in the treatment of major depressive disorder. In: Drugs, 74, S. 855–862. doi:10.1007/s40265-014-0220-x.

Bschor, T. (2019): Psychiatrie fast. Grünwald bei München: Börm Bruckmeier Verlag.

Bschor, T.; Kilarski, L. L. (2016): Are antidepressants effective? A debate on their efficacy for the treatment of major depression in adults. In: Expert Review of Neurotherapeutics , 16, S. 367–374. doi:10.1586/14737175.2016.1155985.

Bschor, T.; Müller-Oerlinghausen, B.; Stoppe, G. u. a. (2014): Neue Fakten zur Phasenprophylaxe der bipolar affektiven Erkrankung. In: Nervenarzt, 85, S. 1166–1170. doi:10.1007/s00115-014-4083-x.

Bschor, T.; Munk, I. (2014): Antidepressiva verringern nicht die Rate an Suizidversuchen oder Suiziden. In: Psychiatrische Praxis, 41, S. 55–56.

Cato, V.; Holländare, F.; Nordenskjöld, A.; Sellin, T. (2019): Association between benzodiazepines and suicide risk. A matched case-control study. In: BMC Psychiatry, 19, S. 317. doi:10.1186/s12888-019-2312-3.

Cheng, A. T. (1995): Mental illness and suicide. A case-control study in east Taiwan. In: Archives of General Psychiatry , 52, S. 594–603. doi:10.1001/archpsyc.1995.03950190076011.

Cipriani, A.; Barbui, C.; Geddes, J. R. (2005): Suicide, depression, and antidepressants. In: British Medical Journal, 330 (7488), S. 373–374. doi:10.1136/bmj.330.7488.373.

Cipriani, A.; Hawton, K.; Stockton, S.; Geddes, J. R. (2013): Lithium in the prevention of suicide in mood disorders. Updated systematic review and meta-analysis.In: British Medical Journal, 346. doi:10.1136/bmj.f3646.

DGPPN e. V. (Hg.): S3-Leitlinie Schizophrenie, Langfassung. Online verfügbar unter www.awmf.org/uploads/tx_szleitlinien/038-009l_S3_Schizophrenie_2019-03.pdf (Abruf 19.04.2021).

DGPPN, BÄK, KBV, AWMF (Hg.) (2015): S3-Leitlinie/Nationale Versorgungs-Leitlinie Unipolare Depression – Langfassung, 2. Auflage, Version 5. Online verfügbar unter www.awmf.org/uploads/ tx_szleitlinien/nvl-005l_ S3_Unipolare_ Depression_2017-05.pdf (Abruf 24.03.2021).

Donovan, S.; Kelleher, M.J.; Lambourn, J. u.a. (1999): The occurrence of suicide following the prescription of antidepressant drugs. In: Archives of Suicide Research, 5, S. 181–192. doi:10.1080/13811119908258328.

Fergusson, D.; Doucette, S.; Glass, K.C. u.a. (2005): Association between suicide attempts and selective serotonin reuptake inhibitors. Systematic review of randomised controlled trials. In: British Medical Journal, 330 (7488), S. 396. doi:10.1136/bmj.330.7488.396.

Gibbons, R.D.; Brown, C.H.; Hur, K. u.a. (2012): Suicidal thoughts and behavior with antidepressant treatment. Reanalysis of the randomized placebo-controlled studies of fluoxetine and venlafaxine. In: Archives of General Psychiatry, 69, S. 580–587. doi:10.1001/archgenpsychiatry.2011.2048.

Goodwin, F.K.; Fireman, B.; Simon, G.E. u.a. (2003): Suicide risk in bipolar disorder during treatment with lithium and divalproex. In: JAMA, 290, S. 1467–1473. doi:10.1001/jama.290.11.1467.

Gunnell, D.; Saperia, J.; Ashby, D. (2005): Selective serotonin reuptake inhibitors (SSRIs) and suicide in adults. Meta-analysis of drug company data from placebo controlled, randomised controlled trials submitted to the MHRA's safety review. In: British Medical Journal, 330 (7488), S. 385. doi:10.1136/bmj.330.7488.385.

Guzzetta, F.; Tondo, L.; Centorrino, F.; Baldessarini, R.J. (2007): Lithium treatment reduces suicide risk in recurrent major depressive disorder. In: The Journal of Clinical Psychiatry, 68, S. 380–383. doi:10.4088/jcp.v68n0304.

Hammad, T.A.; Laughren, T.P.; Racoosin, J.A. (2006): Suicide rates in short-term randomized controlled trials of newer antidepressants. In: Journal of Clinical Psychopharmacology, 26, S. 203–207. doi:10.1097/01.jcp.0000203198.11453.95.

Hawton, K.; Casañas i Comabella, C.; Haw, C.; Saunders, K. (2013): Risk factors for suicide in individuals with depression. A systematic review. In: Journal of Affective Disorders, 147, S. 17–28. doi:10.1016/j.jad.2013.01.004.

Hayes, J.F.; Pitman, A.; Marston, L. u.a. (2016): Self-harm, unintentional injury, and suicide in bipolar disorder during maintenance mood stabilizer treatment. A UK population-based electronic health records study. In: JAMA Psychiatry, 73, S. 630–637. doi:10.1001/jamapsychiatry.2016.0432.

HEALY, D.; WHITAKER, C. (2003): Antidepressants and suicide. Risk-benefit conundrums. In: Journal of Psychiatry & Neuroscience, 28, S. 331–337.

KESSING, L.V.; SONDERGARD, L.; KVIST, K. u.a. (2005): Suicide risk in patients treated with lithium. In: Archives of General Psychiatry, 62, S. 860–866.

KHAN, A.; KHAN, S.; KOLTS, R. u.a. (2003): Suicide rates in clinical trials of SSRIs, other antidepressants, and placebo. Analysis of FDA reports. In: American Journal of Psychiatry, 160, S. 790–792. doi:10.1176/appi.ajp.160.4.790.

KHAN, A.; KHAN, S.; LEVENTHAL, R.M. u.a. (2001): Symptom reduction and suicide risk in patients treated with placebo in antidepressant clinical trials. A replication analysis of the Food and Drug Administration Database. In: International Journal of Neuropsychopharmacololy, 4, S. 113–118. doi:10.1017/S1461145701002322.

KHAN, A.; WARNER, H.A.; BROWN, W.A. (2000): Symptom reduction and suicide risk in patients treated with placebo in antidepressant clinical trials. An analysis of the Food and Drug Administration database. In: Archives of General Psychiatry, 57, S. 311–317. doi:10.1001/archpsyc.57.4.311.

LAUTERBACH, E.; FELBER, W.; MÜLLER-OERLINGHAUSEN, B. u.a. (2008): Adjunctive lithium treatment in the prevention of suicidal behaviour in depressive disorders. A randomised, placebo-controlled, 1-year trial. In: Acta Psychiatrica Scandinavica, 118, S. 469–479. doi:10.1111/j.1600-0447.2008.01266.x.

LÖNNQVIST, J. (2000): Psychiatric aspects of suicidal behaviour. Depression. In: HAWTON, K.; VAN HEERINGEN, K. (Hg.): The international handbook of suicide and attempted suicide. Chichester: Wiley.

MARTINEZ, C.; RIETBROCK, S.; WISE, L. u.a. (2005): Antidepressant treatment and the risk of fatal and non-fatal self harm in first episode depression. Nested case-control study. In: British Medical Journal, 330 (7488), S. 389. doi:10.1136/bmj.330.7488.389.

MELTZER, H.Y.; ALPHS, L.; GREEN, A.I. u.a. (2003): Clozapine treatment for suicidality in schizophrenia. International Suicide Prevention Trial. In: Archives of General Psychiatry, 60, S. 82–91. doi:10.1001/archpsyc.60.1.82.

OGAWA, Y.; TAKESHIMA, N.; HAYASAKA, Y. u.a. (2019): Antidepressants plus benzodiazepines for adults with major depression. In: The Cochrane Database of systematic Reviews, 6. doi:10.1002/14651858.CD001026.pub2.

PFENNIG, A.; BERGHÖFER, A.; BAUER, M. (2005): Medikamentöse Behandlung der Suizidalität. In: Verhaltenstherapie, 15, S. 29–37. doi:DOI:10.1159/000083490.

SCHWABE, U.; PAFFRATH, D.; LUDWIG, W. D. u. a. (Hg.) (2019): Arzneiverordnungs-Report 2019. Berlin, Heidelberg: Springer.

STONE, M.; LAUGHREN, T.; JONES, M. L. u. a. (2009): Risk of suicidality in clinical trials of antidepressants in adults. Analysis of proprietary data submitted to US Food and Drug Administration. In: British Medical Journal, 339, b2880. doi:10.1136/bmj.b2880

TIIHONEN, J.; LONNQVIST, J.; WAHLBECK, K. u. a. (2009): 11-year follow-up of mortality in patients with schizophrenia. A population-based cohort study (FIN11 study). In: The Lancet, 374, S. 620–627. doi:10.1016/S0140-6736(09)60742-X.

TONDO, L.; HENNEN, J.; BALDESSARINI, R. J. (2001): Lower suicide risk with long-term lithium treatment in major affective illness. A meta-analysis. In: Acta Psychiatrica Scandinavica, 104, S. 163–72. doi:10.1034/j.1600-0447.2001.00464.x.

WILKINSON, S. T.; BALLARD, E. D.; BLOCH, M. H.; MATHEW, S. J.; MURROUGH, J. W. u. a. (2018): The effect of a single dose of intravenous ketamine on suicidal ideation. A systematic review and individual participant data meta-analysis. In: American Journal of Psychiatry, 175, S. 150–158. doi:10.1176/appi.ajp.2017.17040472.

Suizidalität in der stationären Versorgung

Bernd Kozel

Die Begleitung von Menschen mit suizidalem Erleben und Verhalten ist eine sehr anspruchsvolle Praxissituation für alle in der Psychiatrie tätigen Berufsgruppen, die ein hohes Maß an Verantwortung erfordert. Psychiatrische Gesundheitsfachpersonen benötigen für den Umgang mit den Betroffenen neben Erfahrung und Intuition auch evidenzbasiertes Wissen.
In diesem Kapitel werden zentrale und wichtige Elemente der interdisziplinären Begleitung von Menschen mit suizidalem Erleben und Verhalten in einem stationären Setting vorgestellt. Dazu gehören unter anderem Konzepte zur Einschätzung der Suizidgefährdung, Techniken zur Krisenintervention, milieutherapeutische Ansätze und Konzepte zur Beziehungsgestaltung. Ein weiterer Schwerpunkt besteht darin, Patientinnen und Patienten für zukünftige suizidale Krisen so vorzubereiten, dass sie mit dieser Situation nachfolgend besser umgehen können. Ein weiterer wichtiger Aspekt ist die Aufrechterhaltung der therapeutischen Beziehung nach der Entlassung durch Angebote zur Übergangsbegleitung.

Suizidalität tritt bei vielen Menschen in Zusammenhang mit einer psychischen Erkrankung oder während einer Lebenskrise auf. Menschen mit suizidalem Erleben und Verhalten befinden sich meist in einer Krise, in der sie Verzweiflung, Hoffnungslosigkeit, Selbsthass und andere schmerzhafte Gefühle erleben, die sie keinen Ausweg mehr erkennen lassen. Diese Krise kann sich so zuspitzen, dass das Leben unerträglich wird und der Suizid als vermeintlich einzige »Lösung« erscheint. Diese Situation der Betroffenen führt dann häufig zu einer Hospitalisierung in einer psychiatrischen Klinik.

Epidemiologische Daten

Die Diagnose einer psychiatrischen Erkrankung ist grundsätzlich mit einem erhöhten Suizidrisiko verbunden (Harris, Barraclough 1997). Beispielsweise treten Suizide bei Menschen mit einer psychischen Erkrankung etwa sechsmal

häufiger auf als bei Menschen, die keine psychische Erkrankung haben (Nordentoft 2011). Baxter und Appleby (1999) fanden sogar ein zehnfach erhöhtes Risiko für Suizid bei Menschen mit einer psychischen Erkrankung.
Demnach sind die Suizidraten in psychiatrischen Kliniken wesentlich höher als in der Allgemeinbevölkerung. Die Suizidraten in psychiatrischen Kliniken unterscheiden sich je nach Land und Jahr. In einer Studie aus dem Jahr 2008 wurden Suizidraten aus 17 verschiedenen Ländern, unter anderem Australien, Finnland, Deutschland, Schweiz, England und USA zusammengetragen. In den Jahren 1970 bis 2004 lagen die Suizidraten in den aufgeführten psychiatrischen Kliniken zwischen 40 und 566 Suiziden pro 100.000 Aufnahmen (Bowers 2008). Eine aktuellere Metaanalyse von 27 Studien ergab eine Suizidrate von 147 pro 100.000 Aufnahmen (Walsh 2015). In einer auf dem dänischen Zentralregister für Psychiatrie beruhenden Untersuchung wurden für den Zeitraum von 1997 bis 2006 durchschnittliche Suizidraten von 86 pro 100.000 Aufnahmen für alle psychiatrischen Kliniken in Dänemark berechnet (Madsen 2012).
In Deutschland sind vor allem Zahlen aus psychiatrischen Kliniken in Bayern publiziert worden. Zwischen 1980 und 1999 wurde beispielsweise eine durchschnittliche Suizidrate von 187 pro 100.000 Aufnahmen in zehn psychiatrischen Kliniken in Bayern festgestellt (Wolfersdorf 2003). Eine Studie aus der Schweiz weist für alle psychiatrischen Einrichtungen des Kantons Zürich im Zeitraum von 1992 bis 2004 eine durchschnittliche Suizidrate von 161 Suiziden pro 100.000 Aufnahmen aus (Ajdacic-Gross 2009).
Die meisten Suizide ereignen sich allerdings nicht auf den Stationen psychiatrischer Einrichtungen, sondern außerhalb der Klinik, zum Beispiel während des regulären Ausgangs oder während des Wochenendurlaubs (Ajdacic-Gross 2009; Hübner-Liebermann 2001; Appleby 1999). Beispielsweise konnte in einer schweizerischen Studie festgestellt werden, dass nur ungefähr ein Drittel der Suizide während einer psychiatrischen Behandlung innerhalb der Kliniken stattfand (Ruff 2018). Dabei stellen die erste Woche nach einer Klinikaufnahme sowie die erste Woche nach einer Entlassung einen kritischen Zeitraum dar, in dem sich die meisten Suizide ereignen (Qin, Nordentoft 2005).
In der ersten Woche und innerhalb des ersten Monats nach der Entlassung aus der Klinik sind dabei besonders hohe Suizidraten zu beobachten. In der ersten Woche beträgt die Suizidrate etwa 3.000 pro 100.000 Aufnahmen, innerhalb des ersten Monates nach der Entlassung immer noch ungefähr 2.000 pro 100.000 Aufnahmen (Chung 2019). Dieser Umstand zeigt, dass eine professionelle Beurteilung der Suizidgefährdung vor der Entlassung besonders wichtig ist.

Auch muss während des Aufenthaltes auf der Station das Selbstmanagement der Patientinnen und Patienten durch Wissensvermittlung, Sicherheitspläne und Bewältigungsstrategien im Fokus stehen und entwickelt werden, um zukünftigen suizidalen Krisen zu begegnen.

Indikation für eine stationäre Behandlung

Gemäß der S3-Versorgungsleitlinie für unipolare Depression (DGPPN 2015) gibt es bisher nur wenige empirische Daten für die Indikationsstellung eines stationären Aufenthaltes bei Suizidalität. Ein stationärer Aufenthalt sollte gegebenenfalls dann erwogen werden, wenn:

- eine akute Suizidgefährdung vorliegt;
- nach einem Suizidversuch medizinische Versorgung benötigt wird;
- eine zugrunde liegende psychiatrische Erkrankung einer intensiven psychiatrischen und/oder psychotherapeutischen Behandlung bedarf;
- eine hinreichend zuverlässige Einschätzung des Weiterbestehens der Suizidgefährdung nicht möglich ist;
- die Etablierung einer tragfähigen therapeutischen Beziehung nicht gelingt und die Person trotz initialer Behandlung akut suizidal bleibt.

Grundsätzlich sollte eine notwendige stationäre Behandlung mit der betroffenen Person besprochen werden und mit ihrem Einverständnis erfolgen. Wenn eine akute Suizidgefährdung besteht und die Einsicht für eine stationäre Behandlung eingeschränkt ist, wird eine Unterbringung unter Umständen auch gegen den Willen der Patientin oder des Patienten notwendig. Dabei sollte darauf geachtet werden, nur so viel Zwang wie unbedingt nötig anzuwenden. Unter Umständen ist es hilfreich, Angehörigen oder Bekannten die Begleitung in die Klinik zu ermöglichen.

Letztendlich bleibt es eine Tatsache, dass sich Suizide während einer psychiatrischen Behandlung auch dann ereignen, wenn sehr stark auf Sicherheit und Risikominimierung geachtet wird. Wolfersdorf und Etzersdorfer (2011) stellen zu Recht fest, dass es auch in einer psychiatrischen Klinik keine Garantie für eine absolute Suizidprävention geben kann. Ein Suizid kann immer vorkommen, auch innerhalb einer psychiatrischen Klinik.

Einschätzung der Suizidgefährdung

Ein wichtiger interdisziplinärer Beitrag zur Verhinderung von Suiziden in der Psychiatrie ist die Früherkennung der Suizidgefährdung bei psychiatrischen Patientinnen und Patienten (siehe Kapitel »Risikoabschätzung und Diagnostik«, S. 115). Dabei ist es nicht die Aufgabe der Gesundheitsfachpersonen, Suizide exakt vorauszusagen, sondern ein erhöhtes Suizidrisiko zu erkennen, um dann angemessen reagieren zu können (Kozel 2015). Dies ist darin begründet, dass eine exakte Voraussage von Suiziden oder Suizidversuchen in dieser Absolutheit nicht möglich ist, weil es beim Phänomen Suizidalität zu viele »falsch-positive« und »falsch-negative« Fälle gibt (McHugh 2019; Large 2018). Unter »falsch-positiv« werden die Menschen verstanden, die als suizidgefährdet beurteilt wurden, aber keinen Suizid begehen. Die »falsch-negativen« Fälle sind demnach die Menschen, die als nicht suizidgefährdet beurteilt wurden, aber trotzdem einen Suizid begehen. Aufgrund der beschriebenen Problematik kann man sich bei der Einschätzung der Suizidgefährdung nicht allein auf standardisierte Einschätzungsinstrumente verlassen, es muss immer auch der klinische Gesamtkontext berücksichtigt werden. Das heißt, Gespräche und Verhaltensbeobachtungen müssen unbedingt eine professionelle und differenzierte Einschätzung der Suizidgefährdung ergänzen (Department of Veteran Affairs/Department of Defense 2019; Bryan, Rudd 2011; Victorian Department of Health 2010). Einschätzungsinstrumente sind zur Unterstützung eines strukturierten, systematischen Vorgehens im stationären Bereich geeignet.

Bezugnehmend auf verschiedene klinische Leitlinien kann für das prozesshafte Vorgehen beim Suizidassessment in der klinischen Praxis die folgende Empfehlung gegeben werden (Department of Veteran Affairs/Department of Defense 2019; Bryan, Rudd 2011; Victorian Department of Health 2010):

Screening der Suizidgefährdung bei allen Aufnahmen zur Identifikation von Risikopatientinnen und -patienten In der klinischen Praxis sollte zum Beispiel durch das systematische Erfassen der wichtigsten Risikofaktoren überprüft werden, ob die Patientin oder der Patient besonders suizidgefährdet ist (engl. »screening«). Ein Screening ist keine Diagnose im eigentlichen Sinne, sondern zunächst eine relativ oberflächliche Erfassung von diagnoserelevanten Daten (Woike 2003). Bei einem positiven Ergebnis müssen weitere diagnostische Maßnahmen erfolgen, um eine Diagnose bestätigen oder ausschließen zu können (Stieglitz 2007). Ein Screening kann grundsätzlich in allen klinischen Settings (stationär, tagesklinisch, ambulant) zur Anwendung kommen.

Zur strukturierten Erfassung der wichtigsten Risikofaktoren eignen sich vor allem standardisierte Instrumente wie Checklisten. Entsprechende Instrumente arbeiten mit einer überschaubaren Zahl von Kriterien und lassen sich gut und schnell in der klinischen Praxis anwenden. Als Beispiele sind hier die »SAD Persons Scale« (Patterson u. a. 1983), die »Suicide Assessment Checklist« SAC (Rogers 2002) oder die im deutschsprachigen Raum weitverbreitete »Nurses' Global Assessment of Suicide Risk Scale« NGASR-Skala zu nennen (Kozel 2016; Rabenschlag 2013; Abderhalden 2005; Cutcliffe, Barker 2004). An dieser Stelle ist es wichtig zu betonen, dass entsprechende Checklisten lediglich Hilfsmittel bei der Einschätzung der Suizidgefährdung zur strukturierten Erfassung von Risikofaktoren sein können. Die Vorhersagekraft der Instrumente für einen Suizid oder Suizidversuch ist sehr eingeschränkt und man kann sich nicht ausschließlich auf die Punktwerte der Skalen verlassen. Das direkte Ansprechen von Suizidalität im Gespräch bei Hinweisen für eine Suizidgefährdung kann nicht durch diese Instrumente ersetzt werden.

Eine aktuelle amerikanische Leitlinie (Department of Veteran Affairs/Department of Defense 2019) empfiehlt die Frage neun des »Gesundheitsfragebogens für Patienten« (PHQ-9), ein kurzes Screeninginstrument für den Schweregrad einer Depression, als Screeninginstrument für suizidales Verhalten (Kroenke 2001). Demnach konnte gezeigt werden, dass eine »positive« Beantwortung der Frage neun: »Gedanken, dass sie lieber tot wären oder sich Leid zufügen möchten« (Antwortmöglichkeiten: überhaupt nicht/an einzelnen Tagen/an mehr als der Hälfte der Tage/beinahe jeden Tag) mit einem erhöhten Risiko für Suizid und Suizidversuch verbunden war (Louzon 2016; Simon 2013).

Nur aufgrund von Risikofaktoren kann wie bereits erwähnt keine differenzierte Beurteilung der Suizidgefährdung vorgenommen werden. Sie stellen als ein Repräsentant des Langzeitrisikos ein wichtiges Hilfsmittel für die klinische Praxis dar. Es kommt vor allem darauf an, systematisch die wichtigsten Risikofaktoren bzw. spezielle Kombinationen und Häufungen von Risikofaktoren zu erkennen, um dieses Wissen über ein mögliches Langzeitrisiko bei der Einschätzung der Suizidgefährdung mit einfließen zu lassen. Einerseits wird dadurch der Kontext der im Gespräch mit der Patientin oder dem Patienten vorgenommen Beurteilung sinnvoll erweitert, indem beispielsweise Risikofaktoren wie »Suizid in der Familie« oder »mit Stress verbundene Lebensereignisse« thematisiert werden. Andererseits wird dadurch die Möglichkeit geboten, frühzeitig auf mögliche Bereiche der Bewältigung bzw. des persönlichen Umgangs mit spezifischen Risikofaktoren zu fokussieren. Bei der Beurteilung von Risikofaktoren sind somit drei Aspekte von Bedeutung:

- Der Fokus muss vor allem auf die Risikofaktoren gelegt werden, die den höchsten Vorhersagewert für ein Suizidrisiko haben und deren Vorhandensein das Suizidrisiko exponentiell ansteigen lässt. Wichtige Risikofaktoren während der stationären Behandlung sind:
  - früherer Suizidversuch,
  - Hoffnungslosigkeit,
  - Depressivität,
  - Schuld- und Unzulänglichkeitsgefühle (Large 2011).
- Das Vorliegen spezieller Kombinationen von Risikofaktoren muss berücksichtigt werden, da dies eine besonders hohe Risikogefährdung bedeuten kann (zum Beispiel früherer Suizidversuch und Suizid in der Familienanamnese).
- Es ist wichtig, eine grundsätzliche Häufung von Risikofaktoren für Suizid und Suizidversuch zu erkennen, da das Risiko für einen Suizid beim Vorliegen multipler Risikofaktoren etwa um das Zehnfache erhöht ist (Large 2011).

Ausführliches Fokusassessment der Suizidgefährdung Bei einem positiven Befund im Screening und/oder bei deutlichen Hinweisen für eine Suizidgefährdung muss zum Beispiel im Rahmen eines einfühlsamen Gesprächs eine vertiefte Einschätzung der Suizidgefährdung vorgenommen werden (Fokusassessment). Im Vordergrund steht die Exploration von

- Suizidgedanken (Häufigkeit, Dauer, Intensität, Erleben und Gefühl der Kontrollierbarkeit);
- Suizidabsichten (Motivation, Druck, Wille zur Ausführung suizidaler Handlungen);
- Plänen zur Suizidausführung (Vorbereitungen, Methoden, gedankliches Durchspielen);
- früheren Suizidversuchen (kurz zurückliegend, bedauert oder nicht bedauert);
- aktuellem Befinden (psychischer Schmerz, Verzweiflung, Selbsthass, Sinnlosigkeit, Ausweglosigkeit, Hoffnungslosigkeit);
- erleichtertem Zugang zu Suizidmethoden im sozialen Umfeld nach der Entlassung (Waffen, Medikamente, hohe Gebäude, Bahnlinie) und protektive Faktoren.

Das Erfassen und Beurteilen von protektiven Faktoren sollte immer Bestandteil eines entsprechenden Gesprächs sein. Wichtige protektive Faktoren können sein:

- soziale Unterstützung,
- soziale Einbindung,

- zu versorgende Kinder im Haushalt,
- Schwangerschaft,
- Religiosität,
- Problemlösefertigkeiten,
- positiver Attributionsstil,
- Selbstwirksamkeit,
- Selbstwert,
- Angst vor Tod und Sterben (Forkmann u. a. 2016).

Dokumentation der Risikobeurteilung Zur Einschätzung der Suizidgefährdung gehört grundsätzlich eine transparente und verständliche Dokumentation mit Risikobeurteilung der Patientin oder des Patienten (eine Angabe über den Schweregrad der Suizidgefährdung; zum Beispiel »kleines«, »mäßiges«, »hohes« oder »sehr hohes« Risiko). Aus der Dokumentation muss hervorgehen, auf welcher Grundlage die Risikobeurteilung beruht.

Einschätzung der Suizidgefährdung im Verlauf Bei akut suizidgefährdeten Patienten muss eine regelmäßige Evaluation der Risikoeinschätzung in festgelegten Intervallen vorgenommen und dokumentiert werden, da jede Einschätzung der Suizidgefährdung lediglich eine Momentaufnahme darstellt. Am besten ist es, wenn die Zeitintervalle der Reevaluation gemeinsam mit der betroffenen Person festgelegt werden. Zur Stärkung der therapeutischen Beziehung sollte diese Einschätzung, wenn möglich, immer von derselben Gesundheitsfachperson vorgenommen werden und nicht zu umfangreich sein. Sie kann durch ein kurzes Gespräch erfolgen, in dem nach Suizidgedanken, Suizidabsichten und dem aktuellen Befinden gefragt wird (siehe Fokusassessment). Grundsätzlich ist jede suizidale Äußerung immer ernst zu nehmen und dem behandelnden Arzt oder der fallverantwortlichen Person zeitnah mitzuteilen.

Dokumentation Die Dokumentation ist nicht nur als Informationsquelle für die Kolleginnen und Kollegen hilfreich. Die Dokumentation des Einschätzungsprozesses ist auch gleichzeitig die Absicherung, dass eine professionelle Einschätzung der Suizidgefährdung vorgenommen worden ist. Dabei gilt der juristische Grundsatz, dass nur geschehen ist, was auch dokumentiert wurde. Das kann besonders wichtig werden, wenn ein Suizidversuch oder Suizid während der stationären Behandlung unternommen wurde. Grundsätzlich besteht eine »Pflicht zur Abwendung der Gefahren, die bei einem suizidgefährdeten Menschen durch sich selbst bestehen, [...] allerdings nur im Rahmen des Erforderlichen und des für das Krankenhauspersonal und den Betroffenen Zumutbaren« (Marschner 2009, S. 61).

Es ist einer Gesundheitsfachperson grundsätzlich erlaubt, dass sie sich irrt. Das bedeutet, dass ihr nicht vorgeworfen werden kann, das Suizidrisiko unterschätzt zu haben. Die Sicherheit, jede suizidale Handlung im Vorfeld erkennen und verhindern zu können, gibt es nicht. Die Gesundheitsfachperson muss aber nachweisen können, dass sie eine professionelle Einschätzung nach dem aktuellen Stand des Wissens vorgenommen hat und somit entsprechend der (ärztlichen) Sorgfaltspflicht vorgegangen ist (Ebner 2005).
Aus der Dokumentation muss transparent und logisch hervorgehen, welche Kriterien zu einer bestimmten klinischen Beurteilung der Suizidgefährdung geführt haben und welche Handlungskonsequenzen daraus abgeleitet wurden (Ebner 2005). Zur Dokumentation der Suizidgefährdung empfiehlt sich eine beschreibende Dokumentation, die ein klares Bild der Patientensituation zeichnet. Deshalb sollte unbedingt auf verkürzende und unklare Floskeln verzichtet werden. Die Formulierungen in Tabelle 1 sind demnach problematisch und sollten in der Dokumentation unbedingt vermieden werden.

TABELLE 1 Formulierungen, die in der Dokumentation vermieden werden sollten (Gysin-Maillart, Michel 2013, S. 72)

»Latent suizidal« → besser ist z. B.: »Die Patientin berichtet von Suizidgedanken. Die Suizidgedanken sind unspezifisch, ohne konkrete Vorstellungen zu einer Suizidmethode. Das akute Suizidrisiko wird als gering beurteilt, muss aber im weiteren Verlauf erneut eingeschätzt werden.«
»Sich glaubhaft von Suizid distanzieren« → besser ist z. B.: »Der Patient berichtet von Suizidgedanken, die ungefähr zweimal täglich auftreten. Dazu kommen Überlegungen zu einer konkreten Suizidmethode (von der Stadtbrücke springen). Der Patient berichtet im Gespräch, dass er sich momentan von einer suizidalen Handlung distanzieren kann, da er sich in der Klinik nichts antun würde.«
»Absprachefähig« → besser ist z. B.: »Die Patientin hat versprochen, dass sie sich jederzeit bei Suizidgedanken oder -absichten an die Bezugsperson oder ein anderes Mitglied des Teams wendet.« Im weiteren Verlauf muss diese Aussage wieder überprüft werden.
»Appellativer Suizidversuch« → Die Formulierung sollte nicht verwendet werden, weil dadurch unter Umständen eine suizidale Handlung als »appellativ« = »manipulativ« interpretiert wird. Diese »Verharmlosung« kann dazu führen, dass die Gefahr eines Suizids unterschätzt wird.
»Nonsuizid-Versprechen« → Da es keine Hinweise dafür gibt, dass ein Nonsuizid-Versprechen einen Suizid verhindert, sollte besser auf eine schriftliche oder mündliche Vereinbarung, sich bei Suizidgedanken zu melden, zurückgegriffen werden.

Interventionen zur Suizidprävention

Therapeutische Beziehung

Das zentrale Element beim Umgang mit Menschen, die eine suizidale Krise erleben, ist der Aufbau einer vertrauensvollen und professionellen Beziehung. Die therapeutische Beziehung stellt den wichtigsten suizidpräventiven Faktor für den Umgang mit den betroffenen Menschen dar (MICHEL, JOBES 2011). Das zeigt sich beispielsweise darin, dass Menschen, die suizidale Krisen bewältigt haben, häufig die folgende Aussage machen: »Ich hätte jemanden gebraucht, der zuhören kann und nicht Angst vor einem Gespräch über Suizidgedanken hat.« (MICHEL 2002, S. 730) Eine solide Beziehung zu einem Menschen in einer suizidalen Krise ist ein entscheidender Schutzfaktor, ohne den die besten therapeutischen Techniken und Gespräche zur Beurteilung der Suizidgefährdung wertlos sind. In erster Linie geht es um die Qualität der Beziehung und Bindung, nur sie kann einem Menschen in suizidaler Krise die notwendige Sicherheit vermittelt, um den gegenwärtigen seelischen Schmerz zu ertragen und die Krise zu bewältigen (SEAGER 2012).

Eine gute therapeutische Beziehung zeichnet sich durch folgende Erfahrungen aus (BASSLER 1995; MICHEL 2011):

- ausreichend Raum bekommen, über sich selbst zu sprechen;
- erleben, dass die Gesundheitsfachperson wertfrei zuhört und zugewandt ist;
- Offenheit und Interesse am persönlichen inneren Erleben erfahren;
- Verständnis spüren und glauben, dass einem geholfen wird;
- spüren, dass die Gesundheitsfachperson eine »Verbündete« ist;
- das Gefühl haben, dass an den eigenen »Gesundheitsproblemen« gearbeitet wird;
- das Gefühl haben, dass die Gesundheitsfachperson verlässlich ist.

Damit die behandelte Person diese Erfahrung machen kann, muss ihr objektiv, vorurteilsfrei und empathisch, ohne Vorwürfe, Geringschätzigkeit oder Gleichgültigkeit begegnet werden (BRONISCH 2012). Unbedingt vermieden werden sollten deshalb

- vorschnelle Tröstungen (»Das wird schon wieder«);
- Ratschläge (»Sie sollten in Zukunft«);
- Belehrungen (»Warum sind Sie nicht früher zu uns gekommen?«);
- Herunterspielen (»Einen Partner findet man schnell wieder«) sowie
- Beurteilen und Kommentieren (»Bei Ihrer Lebensweise wundert mich das nicht«) (SONNECK 2000, S. 178).

Der narrative Ansatz bietet durch das sogenannte narrative Interview ein weiteres wichtiges Element zum Aufbau einer therapeutischen Beziehung (Michel, Valach 2011). Dabei geht es darum, dass die betroffenen Menschen dazu aufgefordert werden, ihre persönliche Geschichte der Ereignisse und Umständen zu erzählen, die ihrer suizidalen Krise vorausgegangen sind. Dazu wählt die Gesundheitsfachperson eine Gesprächseröffnung, die Wörter wie »Geschichte« oder »erzählen« enthält (Michel, Valach 2011). Die Gesundheitsfachperson kann beispielsweise fragen: »Können Sie mir erzählen, wie Sie an den Punkt kamen, Ihrem Leben ein Ende setzen zu wollen?«
Die Kunst beim narrativen Interview besteht darin, dass die Gesundheitsfachperson die Patientin oder den Patienten erzählen lässt, ohne zu unterbrechen oder vorschnell Nachfragen zu stellen. Die Aeschi-Arbeitsgruppe empfiehlt in ihrer Richtlinie für den Umgang mit Menschen mit suizidalem Erleben und Verhalten ausdrücklich, den narrativen Ansatz in akuten suizidalen Krisen zu verwenden (Michel 2002b). Das narrative Interview erleichtert den Beziehungsaufbau durch das Teilen der eigenen Geschichte mit einem aufmerksamen und zugewandten Zuhörer. Bereits das Mitteilen der eigenen Geschichte kann an sich schon eine therapeutische Wirkung entfalten, wenn die Erzählung beispielsweise statt mit dem Tod mit lebensorientierten Zielen endet (Kozel 2014).

Tabelle 2 Richtlinie für den Umgang mit Suizidalität der Aeschi-Arbeitsgruppe (Michel 2002 b)

→ Im Gespräch mit Menschen mit suizidalen Erlebens- und Verhaltensweisen muss das Ziel der Gesundheitsfachperson sein, ein gemeinsames Verständnis der Suizidalität zu finden.
→ Die Gesundheitsfachperson sollte berücksichtigen, dass Menschen mit suizidalen Erlebens- und Verhaltensweisen oft die Tendenz haben, sich zurückzuziehen. Sie sind aber bereit, sich zu öffnen, wenn ein Gegenüber sich bemüht, ihr inneres Erleben zu verstehen und nachzuvollziehen.
→ Die Haltung der Gesundheitsfachperson muss empathisch und wertfrei sein. Dies zeigt sich darin, dass sie dem Menschen gegenüber offen und bereit ist, zuzuhören. Menschen haben im Allgemeinen eine gute narrative Kompetenz.
→ Eine suizidale Krise hat immer eine Vorgeschichte und einen biografischen Bezug.
→ Auch ein erstes Gespräch sollte darauf ausgerichtet sein, eine therapeutische Beziehung herzustellen.

Die Analyse der Erzählung von Menschen mit suizidalem Erleben und Verhalten kann Handlungsmuster aufzeigen, die letztlich in die Krise geführt haben. In einem nächsten Schritt können auf der Basis des narrativen Interviews nach der akuten suizidalen Krise alternative Handlungspläne entwickelt und eingeübt werden (MICHEL 2004) (siehe »Wissensvermittlung und Bewältigungsstrategien«, S. 203).

Therapeutisches Milieu im stationären Setting

Suizide sind für alle beteiligten Personen (Patientinnen, Mitpatienten, Angehörige, Fachpersonen) besonders einschneidende Ereignisse, deren Vermeidung einen hohen Stellenwert hat. Dies zeigt sich auch in einer schweizerischen Studie, in der Suizidversuche und Suizide von den interviewten Verantwortlichen aus dem Risikomanagement psychiatrischer Kliniken als ein Hauptrisiko in der Patientenversorgung benannt wurden (BRINER 2013). Folglich spielt die Minimierung von Risiken durch Schutz- und Überwachungsmaßnahmen in der Prävention von Kliniksuiziden eine große Rolle. In erster Linie muss alles dafür getan werden, jeden Suizid zu verhindern, schon deshalb, weil wir wissen, dass viele Menschen bereits während der Suizidhandlung ihr Tun bereuen (REISCH 2012). Nicht zuletzt, weil eine psychische Erkrankung häufig gut behandelbar und eine effektive therapeutische Unterstützung für die unterschiedlichsten Lebensprobleme möglich ist, muss eine psychiatrische Institution beziehungsweise eine Gesundheitsfachperson alles dafür tun, einen Suizid zu verhindern. Suizidalität darf aus ethischer und fachlicher Sicht nicht mit einer falsch verstandenen Selbstbestimmung verwechselt werden (KOZEL 2015).

Es stellt sich aber auch die Frage, ob wir tatsächlich alles für die Suizidprävention tun, wenn wir uns zu sehr auf das »Verhindern« von Suiziden konzentrieren. Kann eine extreme Fokussierung auf die Risikominimierung unter Umständen das eigentliche Problem in der Prävention von Suiziden darstellen?

Die Suizidraten in psychiatrischen Kliniken sind im Vergleich zur Allgemeinbevölkerung wesentlich höher. Suizide ereignen sich während einer psychiatrischen Behandlung auch dann, wenn sehr stark auf Sicherheit und Risikominimierung geachtet wird (WOLFERSDORF, ETZERSDORFER 2011). Hinzu kommt, dass geschlossene Stationstüren das Suizidrisiko nicht reduzieren und Suizidversuche auf offenen Stationen seltener sind als auf geschlossenen (BEINE 2019; HUBER 2016). Der Umgang mit Suizidalität ist grundsätzlich mit einem erhöhten Risiko behaftet, weil es sich um eine Situation handelt, deren besonderes Kennzeichen die mangelhafte Voraussehbarkeit des Kommenden ist (Häcker 2009).

Folgendes sollte bei der vorrangigen Ausrichtung auf Risikominimierung und der Überbetonung von Sicherheit und Überwachung beachtet werden (Kozel 2016):

- Suizide gibt es immer, auch in psychiatrischen Kliniken und bei starker Betonung der Sicherheit und Risikominimierung.
- Geschlossene Stationen reduzieren nicht das Suizidrisiko.
- Eine zu starke Betonung der Sicherheit und Risikominimierung kann den so wichtigen Beziehungsaspekt untergraben.
- Daraus resultiert, dass die Bereitschaft einer begründeten und wohlüberlegten Entscheidung zu einer angemessenen Form von Risikobereitschaft letztlich für die betroffenen Menschen gewinnbringender, da beziehungsfördernder, und somit suizidpräventiver sein kann.

Die folgenden fünf Beispiele zeigen, wie sich Probleme in der Beziehungsgestaltung und somit in der Suizidprävention durch eine einseitige Risikofokussierung ergeben können (Kozel 2016):

DIE PATIENTIN nimmt subjektiv wahr, dass es ausschließlich um das Thema Sicherheit und Suizidvermeidung geht, und nicht um ein echtes Interesse an ihrer eigenen Person. Das Verhindern des Suizides steht im Mittelpunkt, dabei wird der Mensch hinter der suizidalen Krise nicht gesehen, der seine ganz persönliche Geschichte und Lebenserschütterung mitbringt. Darunter leidet die Beziehung zu den Gesundheitsfachpersonen, die eine wichtige Grundlage zur Suizidprävention wäre, wenn es darum geht, in der Behandlung vertrauensvoll zusammenzuarbeiten. ×

DER PATIENT lernt unter Umständen, das »Richtige« zu sagen (beziehungsweise das Personal anzulügen), um nicht restriktiven Maßnahmen ausgesetzt zu sein. Dadurch verliert er sein Vertrauen zu den Gesundheitsfachpersonen und verschweigt zukünftige Suizidgedanken, -absichten und -pläne. Somit steigt die Suizidgefährdung über die aktuelle Situation hinaus eher, als dass sie sinkt. Das unerträgliche Erleben wird für sich behalten und nicht mit einer Fachperson geteilt. Das erschwert die Beurteilung der Suizidgefährdung und das Erarbeiten von individuellen Bewältigungsstrategien zum Umgang mit Suizidalität. In diesem Fall wird also ein Verhalten belohnt, das in zukünftigen Krisen ein Risiko für den Patienten darstellen kann. ×

DIE PATIENTIN bleibt mit ihrem Erleben allein und fühlt sich nicht verstanden. Unter Umständen weiß sie nicht, wie sie mit dem Erleben von psychischem oder seelischem Schmerz selbst umgehen kann. Im schlechtesten Fall fühlt sie sich verurteilt und schuldig für ihre Suizidalität (»Wegen mir muss die Türe geschlossen werden/muss eine Verlegung stattfinden«). ×

DER PATIENT bekommt nicht die Chance, an seiner Krise zu wachsen und selbst zu lernen, am Leben zu bleiben. Am Ende müssen Menschen in suizidalen Krisen immer auch durch ihre eigene Tatkraft überleben. Eine Haltung einzunehmen, die ihre Selbstwirksamkeit bewahrt und unterstützt, ist unter Umständen effektiver. Wenn die Sicherheit von außen aufgezwungen wird, dann ist die innere Sicherheit des betroffenen Menschen möglicherweise umso fragiler (Zerler 2010). Die Selbstwirksamkeit kann gefördert werden, wenn der Entschluss, das eigene Leben zu beenden, respektiert wird. Diese akzeptierende Haltung gibt dem betroffenen Menschen den notwendigen Freiraum, sich auch anders, nämlich für das Leben, zu entscheiden (Kremer, Schulz 2012). ×

DIE PATIENTIN hat während eines stationären Aufenthaltes möglicherweise Vertrauen zu den Gesundheitsfachpersonen aufgebaut und öffnet sich mit dem, was in ihr vorgeht. Daraufhin erlebt und erfährt sie restriktive Maßnahmen, die dazu führen, dass sie in zukünftigen Krisen keine professionelle Hilfe mehr in Anspruch nehmen will. Sie erlebt einen Vertrauensverlust, indem es negative Konsequenzen für sie hat, wenn sie über ihre Suizidalität spricht. Dieser Vertrauensverlust kann dann später in einer erneuten Krise zu einem Suizid führen, da die Person mit ihren Suizidgedanken und -absichten allein bleibt, ohne sich die notwendige Unterstützung zu holen. ×

Wichtig ist, die Verhältnismäßigkeit in Bezug auf die Selbstbestimmungsrechte der Patientin oder des Patienten nicht aus den Augen zu verlieren und den Beziehungsaspekt im Blick zu behalten. Unverhältnismäßig wäre zum Beispiel eine Einschränkung der Bewegungsfreiheit nur auf der Basis des Vorhandenseins von Suizidgedanken. Das heißt, dass immer für den individuellen Fall geprüft werden muss, ob es nicht effektiver und im Sinne der Betroffenen ist, ein der Situation angemessenes Risiko bei der Suizidprävention einzugehen. Wolfersdorf und Abderhalden (2012) weisen darauf hin, dass es legitim ist, ein Risiko einzugehen, wenn die Chancen für die betroffene Person dadurch wesentlich größer sind als das Risiko. »Ein Risiko eingehen« bedeutet in diesem Zusammenhang, Dinge zu tun, die möglicherweise eine suizidale Handlung erleichtern können, zum Beispiel Stationsöffnung, Lockerung der Ausgangsregelungen, Entlassungsplanung, Medikation. Die Verringerung der restriktiven Maßnahmen sollte dabei möglichst mit einer Verdichtung der therapeutischen Kontakte einhergehen, um damit den so bedeutsamen Beziehungsfaktor zu stärken (siehe Abbildung 1).

ABBILDUNG 1 Spezifische Milieuelemente im Umgang mit Suizidalität (KOZEL 2015, S. 91)

Fokus Sicherheit	⟷	Fokus Beziehung
Schließen der Stationstür	⟷	Kontaktdichte erhöhen
Geschlossene Fenster		Behandlungsvereinbarung
Ausgangssperre		Gespräche anbieten
1:1 Betreuung		Wissen vermitteln

Allgemeine Maßnahmen im stationären Setting

Maßnahmen zur Suizidprävention im stationären Bereich müssen, neben der Diagnostik der Suizidgefährdung und der adäquaten Behandlung der psychiatrischen Grunderkrankung vor allem auf der Ebene der Beziehungsgestaltung und des fürsorglichen Schutzes der betroffenen Person betrachtet werden (WOLFERSDORF u.a. 2011). Im klinischen Setting werden dabei hauptsächlich die folgenden Maßnahmen durchgeführt, um die Beziehung und Fürsorge für die betroffenen Menschen zu installieren:

Regelmäßige Gespräche und aktive Kontaktaufnahme durch die Bezugsperson In der akuten Phase der Suizidalität dient das Gespräch mit der Gesundheitsfachperson vor allem dem Herstellen von Beziehung und dem Verständnis der Suizidalität als Ausdruck innerer und/oder äußerer Not und ist somit Teil der psychologischen Krisenintervention (WOLFERSDORF 2011). Ferner dient das Gespräch dem Management der aktuellen Situation, indem mit der betroffenen Person Absprachen getroffen und gemeinsam Kontroll- und Beziehungsdichte festgelegt werden. Mit zunehmender Stabilität der betroffenen Person wird das Gespräch dazu verwendet, ein gemeinsames Ursachenmodell der Suizidalität zu erarbeiten, an das sich eine Wissensvermittlung zum Verlauf suizidaler Krisen anschließt. Diese bildet die Grundlage für das Entwickeln und die Erprobung von Bewältigungsstrategien im Rahmen eines Sicherheitsplanes.

Absprachen mit den Betroffenen durch die Bezugsperson Die zentrale Absprache ist das Versprechen, sich bei Suizidgedanken und/oder Suizidabsichten bei der Bezugsperson oder einem anderen Teammitglied zu melden. Weiterhin müssen Abmachungen bezüglich der Ausgangsregelungen getroffen werden, das heißt in welchem Umfang und unter welchen Bedingungen diese möglich sind (zum Beispiel in Begleitung einer Gesundheitsfachperson, in Begleitung von Angehörigen oder Hilfspersonal, Wochenendregelungen). Die Beziehungs- und Kontaktdichte zu den Betroffenen sollte gut abgesprochen und gemeinsam vereinbart werden, beispielweise die Notwendigkeit einer Intensivbetreuung. Zusätzlich sollte der Einbezug der Angehörigen oder anderer enger Vertrauenspersonen aus dem persönlichen Umfeld mit der betroffenen Person geklärt und besprochen werden.

Organisation und Management der Behandlungsbedingungen Es sollte darauf geachtet werden, dass Menschen in suizidalen Krisen nicht in einem Einzelzimmer untergebracht und sie in das soziale Gefüge der Station eingebunden werden. Je nach Ausprägung der akuten Suizidgefährdung muss der Zugang zu möglichen Suizidmethoden auf der Station überlegt und gegebenenfalls eingeschränkt werden.

Eine Detailanalyse von 436 Suiziden in der Schweiz konnte zeigen, dass ein Sprung in die Tiefe, Erhängen und Intoxikation die häufigsten Suizidmethoden auf psychiatrischen Stationen sind (Ruff 2018). Die Autoren der Studie empfehlen zur Suizidprävention in der Klink daher Sprungorte ab vier Metern zu sichern, mögliche Aufhängepunkte wie beispielsweise Schrankgriffe ab 50 cm zu kennen, beziehungsweise baulich zu vermeiden, und bei der Medikamentenabgabe ein enges Monitoring durchzuführen (siehe Kapitel »Means Restriction: Suizidprävention durch Zugangsbeschränkung«, S. 212). Ein weiterer wichtiger Punkt ist die Schließung der Stationstüre oder, falls dies nicht möglich ist, die Verlegung in einen geschlossenen Bereich der Klink. Grundsätzlich sollte dies nach Möglichkeit in Absprache und mit Einwilligung der Betroffenen erfolgen, sodass das Beziehungs- und Vertrauensverhältnis aufrechterhalten werden kann. Alle restriktiven Maßnahmen mit Sicherheitsaspekten sollten im Hinblick auf die Gestaltung des therapeutischen Milieus adäquat und mit Augenmaß beschlossen werden (siehe »Therapeutisches Milieu im stationären Setting«, S. 198).

Intensivbetreuung Meistens genügt es, wenn ein Mensch in einer suizidalen Krise eine vertrauensvolle Beziehung zu einer verlässlichen Gesundheitsfachperson hat, um diese schwere Lebenssituation bewältigen zu können. In einigen Fällen ist jedoch eine höhere Betreuungsdichte notwendig, um die Unversehrtheit des betroffenen Menschen zu gewährleisten (AFG-PsyP 2019). Intensivbetreuung wird häufig synonym für Sitzwache oder 1:1-Betreuung verwendet. Gemäß den Empfehlungen der Akademischen Fachgesellschaft Psychiatrische Pflege (AFG-PsyP 2019, S. 5) umfasst Intensivbetreuung »Einzelinterventionen, die zur Überbrückung einer Krise als therapeutisch wirksame, beziehungsbasierte und gewünschte Interventionen angeboten werden«. Dabei wird der betroffenen

Person für eine variable Dauer eine Betreuungsperson zugewiesen, die auf drei Stufen der Kontaktdichte zurückgreifen kann:

- konstant im Kontakt und in physischer Reichweite sein;
- konstant im Kontakt, aber nicht immer in physischer Reichweite sein (z. B. in Sicht- und/oder Hörweite);
- intermittierend, das heißt, die betroffene Person wird in einem festgelegten Zeitintervall aufgesucht.

Das Ziel der Intensivbetreuung ist es, eine unterstützende, wirksame Beziehung in einem wohlwollenden Umfeld und Ambiente aufzubauen, um eine suizidale Krise zu überbrücken. In diesem Sinne sollte Intensivbetreuung stets den Aufbau einer therapeutischen Beziehung, den Einbezug des suizidalen Menschen in den Behandlungsprozess und die Förderung von Zuversicht als Ziele verfolgen (Kozel 2015). Die Intensivbetreuung erfordert neben spezifisch geschultem Fachpersonal eine ärztliche Anordnung, wenn die psychiatrische Intensivbetreuung gegen den Willen der betroffenen Person durchgeführt werden sollte. Grundsätzlich sollte die Intensivbetreuung nur so lange wie unbedingt nötig erfolgen. Dabei wird eine zweistündliche Reevaluation der Situation empfohlen. Anordnung und Aufhebung sollten stets sorgfältig nach einer interdisziplinären Einschätzung sowie nach dem Gespräch mit der betroffenen Person vorgenommen werden (AFG-PsyP 2019).

Interdisziplinärer Austausch und Dokumentation Alle wichtigen Informationen zur Suizidalität (Äußerungen von Suizidgedanken, -absichten und -plänen; aktuelles Befinden; Reevaluationen der Einschätzung der Suizidgefährdung; Auffälligkeiten und Besonderheiten) müssen innerhalb des interdisziplinären Teams, und/oder der zuständigen Ärztin oder dem zuständigen Arzt mündlich oder telefonisch kommuniziert und zeitnah dokumentiert werden. Dabei ist wichtig, dass alle Gesundheitsfachpersonen, die an der Behandlung beteiligt sind, den identischen Informationsstand haben.

Wissensvermittlung und Bewältigungsstrategien

Nach Beendigung der akuten suizidalen Phase sollten die Betroffenen auf ein erneutes Auftreten suizidaler Krisen in der Zukunft vorbereitet werden. Dazu wird mit ihnen im Rahmen einer psychoedukativen Wissensvermittlung spezifisches Wissen zum Thema Suizidalität und zum Verlauf einer suizidalen Krise erarbeitet (Kozel 2015). Nur bei Betroffenen, die ausreichend über die Auslöser und die damit verbundenen Prozesse von suizidalen Krisen informiert sind, kann das Verständnis und der selbstverantwortliche Umgang mit der eigenen Suizidalität gefördert, und somit die persönliche Bewältigung maßgeblich unterstützt werden. Der Einbezug von Angehörigen und/oder nahestehenden Bezugspersonen zur Wissensvermittlung sollte dabei nicht vergessen werden. Es bietet sich an dieser Stelle an, auf bestehende Ratgeber hinzuweisen oder mit ihrer Hilfe zu arbeiten (Teismann, Dorrmann 2015).

Im Anschluss an die Wissensvermittlung sollte ein Krisen- oder Sicherheitsplan mit den Betroffenen entwickelt werden, um verhaltensbezogene Bewältigungsstrategien zu verankern. Ähnlich wie der sogenannte Notfallkoffer der Dialektisch-Behavioralen Therapie (DBT) ist der Krisen- oder Sicherheitsplan eine Zusammenstellung von Notfalltelefonnummern, Adressen, Frühwarnzeichen, Aktivitäten und Skills, die jeder Patientin und jedem Patienten individuelle Handlungsabläufe zur Bewältigung einer suizidalen Krise zur Verfügung stellt (Sendera, Sendera 2007).

Krisen- oder Sicherheitspläne können ohne hierarchische Gliederung in den Worten der betroffenen Person formuliert werden. Daneben gibt es auch hierarchisch aufgebaute Sicherheitspläne, die gemeinsam mit den Patientinnen und Patienten individuell erstellt werden und bei denen die betroffene Person Schritt für Schritt vorgehen soll. Stanley und Brown (2012) haben einen Rahmen für einen hierarchisch gegliederten Sicherheitsplan entwickelt, der sich in der Praxis sehr bewährt hat. Der Sicherheitsplan besteht aus den folgenden sechs Bereichen:

- Warnzeichen, Warnsignale (»Wann weiß ich, dass ich meinen Sicherheitsplan benötige?«);
- Bewältigungsstrategien, die ich allein anwenden kann (»Dinge, die ich tun kann, um mich von meinen Problemen abzulenken, ohne andere Personen zu kontaktieren«);
- Menschen und soziale Settings, die mich ablenken (»Wer oder welches Umfeld hilft mir, damit es wieder besser geht?«);
- Menschen, die ich gezielt um Hilfe bitten kann (»Wer in meiner Familie oder von meinen Freunden unterstützt mich in einer Krise bzw. mit wem kann ich in einer Krise reden?«);
- Professionelle Einrichtungen, die ich in Krisen kontaktieren kann (z. B. Kriseninterventionszentren, Kliniken, Hausärzte, usw.);
- Die Umgebung sicher halten (Beispiel: »Mein Jagdgewehr gebe ich vorübergehend meinem Bruder zur Aufbewahrung«).

Übergangsbegleitung

In der ersten Woche nach der Entlassung aus einer psychiatrischen Klinik sind sehr hohe Suizidraten zu beobachten. Gemäß einer Metaanalyse liegt die Suizidrate in der ersten Woche nach der Entlassung bei 2.950 pro 100.000 Personenjahren (Chung u. a. 2019). Die Entlassung aus einer psychiatrischen Einrichtung stellt eine vulnerable Phase dar, in der es für suizidgefährdete Menschen zu schwerwiegenden Versorgungsbrüchen kommen kann. Demnach sind gemäß dem schweizerischen Bundesamt für Gesundheit (BAG 2019) die folgenden Ziele zur Suizidprävention beim stationär-ambulanten Übergang zentral:

- tragende und verlässliche Beziehungen zwischen Fachpersonen und Betroffenen gewährleisten;
- Betreuungs- und Behandlungskontinuität gewährleisten;
- sicheres Ankommen im individuellen Alltag gewährleisten.

Das Bundesamt für Gesundheit (BAG) und die Projektgruppe Suizidprävention nach Klinikaustritt (2019) hat sieben Empfehlungen formuliert, die bei Menschen mit vorangegangener Suizidalität vor der Entlassung unbedingt geprüft werden sollten, um die drei zuvor genannten Ziele zu erreichen:

- Wurde das Suizidrisiko bei der Entlassung umfassend, d.h. unter Berücksichtigung aller relevanten Faktoren und Informationen beurteilt?
- Ist die ambulante Nachsorge nach der Entlassung zeitnah und verbindlich sichergestellt? Wurde das eingeschätzte Suizidrisiko frühzeitig an die nachsorgenden Personen kommuniziert?
- Haben sich Gesundheitsfachpersonen, Betroffene, Angehörige oder Vertrauenspersonen bezüglich des Übergangs und der Nachsorge ausreichend ausgetauscht?
- Hat die betroffene Person die Gesundheitsfachperson der Nachsorge vor der Entlassung kennengelernt?
- Hat vor oder kurz nach der Entlassung ein begleiteter Besuch zu Hause stattgefunden? Wurden Risikofaktoren (z. B. Waffen) und Belastungsfaktoren (z. B. Schulden, Mobbing) angesprochen? Gibt es einen Plan, wie diese gegebenenfalls reduziert werden können?
- Wurden vor der Entlassung Maßnahmen zur Vorbeugung suizidaler Krisen nach der Entlassung besprochen (z. B. ein personalisierter Sicherheitsplan, Möglichkeiten der Kontaktwiederaufnahme bekannt)?
- Wurde für Betroffene mit Suizidversuch in der Vorgeschichte die Möglichkeit einer Spezialtherapie abgeklärt?

Fazit und Ausblick

Ein stationärer Aufenthalt in einer psychiatrischen Klinik ist nicht grundsätzlich für alle Menschen mit suizidalem Erleben und Verhalten indiziert. Es sollte nach Möglichkeit immer gemeinsam mit den betroffenen Personen geklärt werden, inwieweit dies notwendig ist. Eine stationäre Aufnahme hat aufgrund des Settings den Vorteil, dass eine suizidale Handlung während des Aufenthaltes möglichst verhindert wird. Diese »Ressource« sollte deshalb vor allem dazu genutzt werden, die betroffenen Menschen sehr gut darauf vorzubereiten, zukünftige suizidale Krisen nach der Entlassung aus der Klinik eigenverantwortlich bewältigen zu können. Hierfür kann in der Klinik ein wesentlicher Grundstein gelegt werden, der für das soziale Umfeld und die nachbetreuenden Stellen hilfreich ist. Dazu ist die enge Zusammenarbeit mit den Patientinnen und Patienten, ihren Angehörigen und aller in der Psychiatrie arbeitenden Berufsgruppen nötig.
Zukünftig könnten Social Media und das Internet eine wichtige Rolle bei der Unterstützung des Selbstmanagements der betroffenen Menschen nach der Entlassung aus der Klinik spielen.

Weiterführende Literatur

Forkmann, T.; Teismann, T.; Glaesmer, H. (2016): Diagnostik von Suizidalität. Göttingen: Hogrefe.

Michel, K.; Jobes, D.A. (2011): Building a therapeutic alliance with the suicidal patient. Washington: American Psychological Association.

Teismann, T.; Dorrmann, W. (2015): Suizidgefahr? Ein Ratgeber für Betroffene und Angehörige. Göttingen: Hogrefe.

Wolfersdorf, M.; Etzersdorfer, E. (2011): Suizid und Suizidprävention. Stuttgart: Kohlhammer.

Literatur

Abderhalden, C.; Grieser, M.; Kozel, B.; Seifritz, E.; Rieder, P. (2005): Wie kann der pflegerische Beitrag zur Einschätzung der Suizidalität systematisiert werden? Bericht über ein Praxisprojekt. In: Psychiatrische Pflege Heute, 11 (3), S. 160–164. doi:10.1055/s-2005-858213.

Ajdacic-Gross, V.; Lauber, C.; Baumgartner, M.; Malti, T.; Rössler, W. (2009): In-patient suicide – a 13-year assessment. In: Acta Psychiatrica Scandinavica, 120 (1), S. 71–75. doi:10.1111/j.1600-0447.2009.01380.x.

Akademische Fachgesellschaft Psychiatrische Pflege (AFG-PsyP) des Schweizerischen Vereins für Pflegewissenschaft (VFP) (Hg.) (2019): Intensivbetreuung erwachsener Menschen in psychiatrischen Behandlungen: Empfehlungen. Bern: AFG-PsyP.

Appleby, L.; Shaw, J.; Amos, T.; McDonnell, R.; Harris, C. u.a. (1999): Suicide within 12 months of contact with mental health services. National clinical survey. In: British Medical Journal, 318 (7193), S. 1235–1239. doi:10.1136/bmj.318.7193.1235.

Bassler, M.; Potratz, B.; Krauthauser, H. (1995): Der Helping Alliance Questionnaire (HAQ) von Luborsky. In: Psychotherapeut, 40, S. 23–32.

Baxter, D.; Appleby, L. (1999): Case register study of suicide risk in mental disorders. In: British Journal of Psychiatry, 175 (4), S. 322–326. doi:10.1192/bjp.175.4.322.

Beine, K.H. (2019): Open doors, open mind. Plädoyer für eine offene Versorgungspsychiatrie. In: Nervenarzt, 90 (7), S. 675–679. doi:10.1007/s00115-019-0715-5.

Bowers, L. ; Nijman, H; Banda, T. (2008): Suicide inside. A literature review on inpatient suicide. In: The Journal of Nervous and Mental Disease, 198 (5), S. 315–328. doi:10.1097/NMD.0b013e3181da47e2.

Briner, M.; Manser, T. (2013): Clinical risk management in mental health. A qualitative study of main risks and related organizational management practices. In: BMC Health Services Research, 4 (13), S. 44. doi:10.1186/1472-6963-13-44.

Bronisch, T. (2012): Krisenintervention bei Suizidalität. In: Psychotherapie im Dialog, 13 (2), S. 15–20. doi:10.1055/s-0032-1304971.

Bryan, C.J.; Rudd, M.D. (2011): Managing suicide risk in primary care. New York: Springer.

BAG – Bundesamt für Gesundheit BAG; Projektgruppe Suizidprävention bei Klinikaustritten (2019): Suizidprävention bei Klinikaustritten.

Empfehlungen für Gesundheitsfachpersonen. Bern: Bundesamt für Gesundheit.

Chung, D.; Hadzi-Pavlovic, D.; Wang, M.; Swaraj, S.; Olfson, M. u. a. (2019): Meta-analysis of suicide rates in the first week and the first month after psychiatric hospitalisation. British Medical Journal Open, 9, e023883, S. 1–10. doi:10.1136/bmjopen-2018-023883.

Cutcliffe, J. R.; Barker, P. (2004): The nurses' global assessment of suicide risk. Developing a tool for clinical practice. In: Journal of Psychiatric and Mental Health Nursing, 11 (4), S. 393–400. doi:10.1111/j.1365-2850.2003.00721.x.

Department of Veterans Affairs/Department of Defense (2019): VA/DoD clinical practice guideline for the assessment and management of patients at risk for suicide. Online verfügbar unter https://www.healthquality.va.gov/guidelines/mh/srb/ (Abruf 20.04.2020).

DGPPN, BÄK, KBV, AWMF (Hg.) (2015): S3-Leitlinie/Nationale Versorgungs-Leitlinie Unipolare Depression – Langfassung. Heidelberg: Springer.

Ebner, G.; Lehle, B. (2005): Suizidalität – Erkennen, Vorgehensweisen, rechtliche Situation. Entscheidend ist eine suffiziente Betreuung. In: Psychiatrie, 2 (4), S. 9–13.

Gysin-Maillart, A.; Michel, K. (2013): Kurztherapie nach Suizidversuch. ASSIP – Attempted Suicide Short Intervention Program. Bern: Hogrefe.

Häcker, H. O.; Stapf, K.-H. (2009): Dorsch. Psychologisches Wörterbuch. Bern: Verlag Hans Huber.

Harris, E. C.; Barraclough, B. (1997): Suicide as an outcome for mental disorders. A meta-analysis. In: British Journal of Psychiatry, 170 (3), S. 205–228. doi:10.1192/bjp.170.3.205.

Huber, C. G.; Schneeberger, A. R.; Kowalinski, E.; Fröhlich, D.; von Felten, S. u. a. (2016): Suicide risk and absconding in psychiatric hospitals with and without open door policies. A 15 year, observational study. In: The Lancet, 3 (9), S. 842–849. doi:10.1016/S2215-0366(16)30168-7.

Hübner-Liebermann, B.; Spiessl, H.; Cording, C. (2001): Patientensuizide in einer psychiatrischen Klinik. In: Psychiatrische Praxis, 28 (7), S. 330–334. doi:10.1055/s-2001-17775.

Kozel, B. (2015): Professionelle Pflege bei Suizidalität. Köln: Psychiatrie Verlag.

Kozel, B.; Grieser, M., Abderhalden, C.; Cutcliffe, J. R. (2016): Interrater reliability oft he German version of the Nurses`Global Assessment of Suicide Risk scale. In: International Journal of Mental Health Nursing, 25 (5), S. 409–417. doi:10.1111/inm.12193.

Kozel, B; Maire, S. (2016): Risikobereitschaft im Umgang mit Suizidalität. In: Kerbe. Forum für soziale Psychiatrie, 34 (4), S. 23–25.

Kremer, G.; Schulz, M. (2012): Basiswissen motivierende Gesprächsführung in der Psychiatrie. Bonn: Psychiatrie Verlag.

Kroenke, K.; Spitzer, R.L.; Williams, J.B. (2001): The PHQ-9. Validity of a brief depression severity measure. In: Journal of General Internal Medicine, 16 (9), S. 606–613. doi:10.1046/j.1525-1497.2001.016009606.x.

Large, M.; Myles, N.; Myles, H.; Corderoy, A.; Weiser, M. u.a. (2018): Suicide risk assessment among psychiatric inpatients. A systematic review and meta-analysis of high-risk categories. In: Psychological Medicine, 48 (7), S. 1119–1127. doi:10.1017/S0033291717002537.

Large, M.; Smith, G.; Sharma, S.; Nielssen, O.; Singh, S.P. (2011): Systematic review and meta-analysis of the clinical factors associated with the suicide of psychiatric in-patients. In: Acta Psychiatrica Scandinavica, 124 (1), S. 18–29. doi:10.1111/j.1600-0447.2010.01672.x.

Louzon, S.A.; Bossarte, R.; McCarthy, J.F.; Katz, I.R. (2016): Does suicidal ideation as measured by the PHQ-9 predict suicide among VA patients? In: Psychiatric Services, 67 (5), S. 517–522. doi:10.1176/appi.ps.201500149.

Madsen, T.; Agerbo, E.; Mortensen, P.B.; Nordentoft, M. (2012): Predictors of psychiatric inpatient suicide. A national prospective register-bases study. In: Journal of Clinical Psychiatry, 73 (2), S. 144–151. doi:10.4088/JCP.10m06473.

Marschner, R. (2009): Rechtliche Grundlagen für die Arbeit in psychiatrischen Einrichtungen. Köln: Psychiatrie Verlag.

McHugh, C.M.; Corderoy, A.; Ryan, C.J.; Hickie, I.B.; Large, M.M. (2019): Association between suicidal ideation and suicide. Meta-analyses of odds ratios, sensitivity, specificity and positive predictive value. In: British Journal of Psychiatry Open, 5 (2), e18. doi:10.1192/bjo.2018.88.

Michel K. (2011): The therapeutic alliance. Basic considerations. In: Michel, K.; Jobes, D.A. (Hg.): Building a therapeutic alliance with the suicidal patient, S. 13–28. Washington: American Psychological Association.

Michel, K. (2002): Der Arzt und der suizidale Patient. Teil 2: Praktische Aspekte. In: Schweizerisches Medizin Forum, 31, S. 730–734. doi:10.4414/smf.2002.04598.

Michel, K.; Maltsberger, J.T.; Jobes, D.A.; Leenaars, A.A.; Orbach, I. u.a. (2002b): Discovering the truth in attempted suicide. In: American Journal of Psychiatry, 56 (3), S. 424–437. doi:10.1176/appi.psychotherapy.2002.56.3.424.

Michel, K.; Valach, L. (2011): The narrative interview with the suicidal patient. In: Michel, K.; Jobes, D.A. (Hg.): Building a therapeutic alliance with the suicidal patient, S. 63–81. Washington: American Psychological Association.

Nordentoft, M.; Mortensen, P.B.; Pedersen, C.B. (2011): Absolute risk of suicide after first hospital contact in mental disorder. In: Archives of General Psychiatry, 68 (10), S. 1058–1064. doi:10.1001/archgenpsychiatry.2011.113.

Patterson, W.M.; Dohn, H.H.; Bird, J.; Patterson, G.A. (1983): Evaluation of suicidal patients. The SAD persons scale. In: Psychosomatics, 24 (4), S. 343–349. doi:10.1016/S0033-3182(83)73213-5.

Qin, P.; Nordentoft, M. (2005): Suicide risk in relation to psychiatric hospitalization. Evidence based on longitudinal registers. In: Archives of General Psychiatry, 62 (4), S. 427–432. doi:10.1001/archpsyc.62.4.427.

Rabenschlag, F.; Hoffmann, S.; Kozel, B.; Sprenger, R. (2013): Wie schätzen Pflegende die Suizidalität von Patient(innen)en ein? Erhebung in psychiatrischen Institutionen der deutschen Schweiz. In: Pflege, 26 (4), S. 245–253.

Reisch, T. (2012): Wo kann Suizidprävention ansetzen? Vorschlag eines 6-Phasen-Modells suizidaler Krisen. In: Psychiatrische Praxis, 39 (6), S. 257–258. doi:10.1024/1012-5302/a000303.

Rogers, J.; Lewis, M.; Subich, L. (2002): Validity of the suicide assessment checklist in an emergency crisis center. In: Journal of Counseling and Development, 80 (4), S. 493–502. doi:10.1002/j.1556-6678.2002.tb00216.

Ruff, F.; Hemmer, A.; Bartsch, C.; Glasow, N.; Reisch, T. (2018): Suizide während psychiatrischen Hospitalisationen. Eine systematische Erfassung für die Schweiz zwischen 2000 und 2010. In: Psychiatrische Praxis, 45 (6), S. 307–313. doi:10.1055/s-0043-120888.

Seager, M. (2012): Psychische Sicherheit: Ein Konzept, das in der Suizidprävention fehlt. In: Briggs, S.; Lemma, A.; Crouch, W. (Hg.): Suizid und Suizidalität. Psychoanalytische Behandlung, Prävention und Therapie, S. 325–346. Frankfurt a.M.: Brandes & Apel.

Sendera, A.; Sendera, M. (2007): Skills-Training bei Borderline- und Posttraumatischer Belastungsstörung. Wien: Springer.

Simon, G.E.; Rutter, C.M.; Peterson, D.; Oliver, M.; Whiteside, U. u.a. (2013): Do PHQ depression questionnaires completed during outpatient visits predict subsequent suicide attempt or suicide death? In: Psychiatric Services, 64 (12), S. 1195–1202. doi:10.1176/appi.ps.201200587.

Sonneck, G. (2000): Krisenintervention und Suizidverhütung. Wien: Facultas.
Stanley, B.; Brown, G. K. (2012): Safety planning intervention. A brief intervention to mitigate suicide risk. In: Cognitive and Behavioral Practice, 19 (2), S. 256–264. doi:10.1016/j.cbpra.2011.01.001.
Stieglitz, R.-D. (2007): Screening. In: Psychotherapie–Psychosomatik– Medizinische Psychologie, 57 (3/4), S. 178–189. doi:10.1055/s-2006-951970.
Victorian Department of Health (2010): Working with the suicidal person. Clinical practice guidelines for emergency departments and mental health services. Online verfügbar unter https://www2.health.vic.gov.au/about/publications/policiesandguidelines/suicide-guidelines-working-with-suicidal-person, (Abruf 23.04.2021).
Walsh, G.; Sara, G.; Ryan, C. J.; Large, M. (2015): Meta-analysis of suicide rates among psychiatric in-patients. In: Acta Psychiatrica Scandinavica, 131 (3), S. 174–184. doi:10.1111/acps.12383.
Woike, J. K. (2003): Screening. In: Kubinger, K. D.; Jäger, R. S. (Hg.): Schlüsselbegriffe der psychologischen Diagnostik, S. 375–377. Weinheim: Beltz.
Wolfersdorf, M.; Abderhalden, C. (2012): »Ist da was schief gelaufen?« In: Psychiatrische Pflege, 18 (2), S. 262–267. doi:10.1055/s-0032-1307679.
Wolfersdorf, M.; Vogel, R.; Vogl, R., Grebner, M.; Keller, F. u. a. (2016): Suizid im psychiatrischen Krankenhaus. Ergebnisse, Risikofaktoren, therapeutische Massnahmen. In: Nervenarzt, 87 (5), S. 474–482. doi:10.1007/s00115-016-0111-3.
Wolfersdorf, W.; Keller, F.; Vogl, R.; Vogel, R. (2003): Zunahmen von Patientensuiziden an bayerischen bzw. baden-wurttembergischen Fachkrankenhäusern fur Psychiatrie und Psychotherapie? In: Psychiatrische Praxis, 30, S. 181–182. doi:10.1055/s-2003-39742.
Zerler, H. (2010): Motivierende Gesprächsführung und Suizidalität. In: Arkowitz, H.; Westra, H. A.; Miller, W. R.; Rollnick, S. (Hg.): Motivierende Gesprächsführung in der Behandlung psychischer Störungen, S. 183–205. Weinheim: Beltz.

Means Restriction: Suizidprävention durch Zugangsbeschränkung

Tobias Teismann und Nadine Glasow

»Means Restriction«, das heißt die Beschränkung des Zugangs zu gefährlichen Tötungsmitteln, hat sich in der Suizidprävention als hochwirksam erwiesen. »Means Restriction« ist dann am effektivsten, wenn die Methode, deren Zugang beschränkt wird, hochletal ist und es sich um eine häufig verwendete Suizidmethode handelt, die vielen Menschen zugänglich ist.
Im Rahmen dieses Kapitels wird die Studienlage zur Sicherung von potenziellen Suizidmethoden und -orten zusammenfassend dargestellt. Im Einzelnen wird auf die Auswirkung einer veränderten Verfügbarkeit von Giftstoffen, Suizidorten und Schusswaffen eingegangen. Ergänzt wird die Darstellung um Hinweise zu baulichen Maßnahmen, die – im Sinne der Zugangsbeschränkung – in psychiatrischen Einrichtungen Beachtung finden sollten, und dazu, wie das Thema Zugangsbeschränkung im therapeutischen Kontext angesprochen und umgesetzt werden kann.

»Means Restriction«, also die Beschränkung des Zugangs zu gefährlichen Tötungsmitteln, gilt als eine der wenigen Strategien, deren Wirksamkeit in der Suizidprävention empirisch sehr gut abgesichert ist (Zalsman u. a. 2016). In diversen populationsbezogenen Untersuchungen ließ sich beispielsweise zeigen, dass die Sicherung von Brücken, die Hausgasentgiftung, die Autoabgasentgiftung, die Verschärfung von Waffengesetzen, das Verbot sowie die Reduktion der Packungsgrößen letaler Medikamente mit einem bedeutsamen Rückgang der methodenspezifischen und der allgemeinen Suizidrate assoziiert sind (Chen u. a. 2016). Der erschwerte Zugang zu einer Suizidmethode scheint dabei nicht oder nur teilweise mit einer kompensatorischen Zunahme einer anderen Suizidmethode einherzugehen (Daigle 2005) – entsprechend sieht die Weltgesundheitsorganisation (WHO 2014) in der Restriktion des Zugangs zu letalen Methoden eine der zentralen Methoden der Suizidprävention.
Es wird angenommen, dass der positive Effekt von Zugangsbeschränkungen auf verschiedenen Wegen zustande kommt: Zum einen scheint das Zeitfenster, innerhalb dessen die höchste Gefahr für suizidale Handlungen besteht, nur von kurzer Dauer zu sein, d. h. es geht um wenige Minuten bis hin zu wenigen

Stunden. Besteht in diesem Zeitfenster kein unmittelbarer Zugang zu einer Tötungsmethode, so erhöht sich die Chance, dass die Person überlebt. In diesem Sinne zeigte sich in verschiedenen Untersuchungen, dass zwischen der Entscheidung zum Suizid und suizidalen Handlungen vielfach nur wenige Minuten verstreichen (Millner u.a. 2017; Simon u.a. 2001). Dies bedeutet mitnichten, dass die Betroffenen nicht schon länger über einen Suizid nachgedacht hatten, es unterstreicht jedoch die rasante zeitliche Entwicklung, die suizidale Krisen nehmen können.

Zum anderen gibt es Hinweise darauf, dass Personen, die sich – innerhalb einer spezifischen suizidalen Krise – für eine Suizidmethode entschieden haben, nur selten auf eine andere Methode ausweichen: In einer österreichischen Studie berichteten 72 Prozent der nach einem Suizidversuch stationär behandelten Patientinnen und Patienten, dass sie den Versuch mit der Methode umgesetzt haben, die sie initial ins Auge gefasst hatten (Deisenhammer u.a. 2016). In einer taiwanesischen Studie gab die Hälfte der Befragten an, dass sie auf keinen Fall versucht hätte, sich mit einer anderen Methode, als der von ihnen gewählten, zu töten (Tsai u.a. 2011). Die Beschränkung des Zugriffs auf bestimmte Suizidmethoden mag somit einen gewissen Schutz bieten. Insbesondere dann, wenn die Verfügbarkeit hochletaler Suizidmethoden begrenzt wird, besteht überdies die Chance, dass ein Suizidversuch mit einer weniger letalen Methode umgesetzt und deswegen überlebt wird.

Mit Blick auf die empirische Befundlage betonen aktuelle Theoriemodelle zum Verständnis suizidalen Erlebens und Verhaltens, wie das *Integrative Motivational-Volitionale Modell Suizidalen Verhaltens* (O'Connor 2011) und die sogenannte *3-Step-Theory* (Klonsky, May 2015), entsprechend, dass der Zugang zu letalen Mitteln einer der Faktoren ist, der darüber entscheidet, ob eine Transition von Suizidgedanken hin zu suizidalem Verhalten erfolgt (siehe Kapitel »Psychologische Erklärungsmodelle suizidalen Erlebens und Verhaltens, S. 69).

Means Restriction: Empirie

»Means Restriction«-Ansätze wurden in den verschiedensten Kontexten umgesetzt. In diesem Abschnitt wird eine Auswahl entsprechender Studien dargestellt. Grundsätzlich muss man sich darüber im Klaren sein, dass das Wissen um den Nutzen entsprechender Maßnahmen zumeist nicht aus randomisiert-kontrollierten Studien, sondern aus methodisch schwächeren Vorher-Nachher-Vergleichen (mit oder ohne gleichzeitige Betrachtung von Kontrollgruppen) stammt. Ein kausaler Zusammenhang zwischen Intervention und Wirkung ist daher weniger sicher zu bestimmen. Gleichwohl stützt die Gesamtbefundlage sehr deutlich die Bedeutsamkeit von Means Restriction-Ansätzen; insbesondere auch deshalb, weil viele Maßnahmen der Zugangsbeschränkung – z. B. die Hausgasentgiftung oder der Einbau von Abgaskatalysatoren – nicht mit dem Ziel der Suizidprävention erfolgten und daher nicht durch flankierende »Awareness«-Programme begleitet wurden. Veränderungen der Suizidrate lassen sich daher mit höherer Sicherheit auf die »Means Restriction«-Intervention selbst zurückführen.

Hausgasentgiftung

Die sogenannte »Coal-Gas-Story« ist sicher eines der beeindrucktesten Beispiele für den Einfluss der Verfügbarkeit einer Methode auf die Suizidrate (Kreitman 1976): So zeigte sich, dass es nach der Entgiftung des Hausgases in Großbritannien zu einem dramatischen Rückgang von Suiziden kam. Bis in die 1960er-Jahre nahmen sich die meisten Menschen in Großbritannien das Leben, indem sie den häuslichen Gashahn »aufdrehten« und infolgedessen an einer Kohlenmonoxidvergiftung verstarben. Ab den späten 1950er-Jahren und bis in die frühen 1970er-Jahre erfolgte Schritt für Schritt eine Umstellung von giftigem Kohlengas auf weniger giftiges, natürliches Gas. Kreitman (1976) konnte zeigen, dass mit dieser Entgiftung des Hausgases ein anhaltender Rückgang der allgemeinen Suizidraten sowohl von Männern als auch von Frauen in England und Wales einherging.
Auch in Deutschland hat die Hausgasentgiftung zum Rückgang der Suizidrate beigetragen: Althaus (2005) konstatiert, dass vor allem der drastische Rückgang der Suizide in den neuen Bundesländern – seit der Wiedervereinigung von 3800 Fällen im Jahr 1992 auf 2200 Suizide im Jahr 2002 – sich zu rund einem Drittel der Entgiftung von Hausgas zuordnen lässt.

Autoabgase

Die Vergiftung mit Autoabgasen stellte und stellt eine alternative Methode dar, bei der eine Kohlenmonoxidvergiftung zum Tod führt. Weltweit gehört die Selbstvergiftung durch Autoabgase – insbesondere bei Männern – zu einer häufig genutzten Suizidmethode (Routley 2007). Die Veränderung

der Verfügbarkeit dieser Methode – durch den verpflichtenden Einbau von Abgaskatalysatoren – schlug sich aber auch hier in einem sehr deutlichen Rückgang entsprechender Suizide nieder: Mott und Kollegen (2002) berichten beispielsweise in Bezug auf die USA, dass es nach Einführung von Katalysatoren im Jahr 1975 und der zunehmenden Verbreitung von Katalysatoren in den Folgejahren zu einem Rückgang entsprechender Suizide um 43 Prozent gekommen sei.
Vergleichbare Zahlen fanden sich auch in Großbritannien (Kendell 1998) und in Australien (Studdert u.a. 2010). Durch den Einbau von Katalysatoren hat sich der Kohlenmonoxidausstoß um ein Vielfaches verringert, sodass auch längerfristige Expositionen – beispielsweise durch das Laufenlassen eines Automotors in geschlossenen Räumen wie der Garage – überlebt werden können. Weitere Innovationen, wie Warnsignale oder eine automatische Abschaltung des Motors bei Überschreiten bestimmter Abgasschwellen, könnten in Zukunft zu einer weiteren Reduktion entsprechender Suizide beitragen.

Grillkohle

Das Verbrennen von Grillkohle in geschlossenen Räumen und die dadurch herbeigeführte Kohlenmonoxidvergiftung hat schließlich im asiatischen Raum seit Ende der 1990er-Jahre eine rasche Verbreitung als Suizidmethode gefunden. Ausgangspunkt war die extensive Berichterstattung über einen entsprechenden Suizid in Hongkong und die mediale Vermittlung, dass es sich um eine ruhige, schmerz- und gewaltfreie, jedoch hochletale Suizidmethode handle. Die Zunahme von Suiziden mithilfe von Grillkohle erwies sich in Taiwan und in Hongkong nicht assoziiert mit einem Rückgang anderer Suizidmethoden; die Methode scheint somit attraktiv zu sein für Personen, die sich auf andere Weise nicht das Leben genommen hätten (Chen u.a. 2016). Insbesondere die weite Verbreitung der Methode – knapp ein Viertel aller Suizide in Hongkong und Taiwan wurde in den vergangenen Jahren auf diese Weise vollzogen – verweist auf den potenziellen Nutzen spezifischer »Means Restriction«-Programme.
Tatsächlich konnten Yip und Kollegen (2010) in einer kontrollierten Gemeindestudie zeigen, dass ein unwesentlich erschwerter Zugang zu Grillkohle mit einer Reduktion der Suizidrate einherging. In dieser Studie wurden zwei Stadtteile von Hongkong miteinander verglichen. In einem der Stadtteile (Tuen Mun) wurde Grillkohle über ein Jahr hinweg nicht mehr offen verkauft, sondern es musste beim Verkaufspersonal nachgefragt werden; der Einkauf beliebig großer

Mengen blieb aber weiterhin möglich. In dem anderen Stadtteil (Yuen Long) konnte Grillkohle unverändert gekauft werden, ohne dass das Verkaufspersonal angesprochen werden musste. Im Laufe des Untersuchungszeitraums zeigte sich, dass dieser leicht erhöhte Aufwand beim Einkauf von Grillkohle mit einem 50-prozentigen Rückgang der Suizide durch die Verbrennung von Grillkohle und einem 30-prozentigem Rückgang der allgemeinen Suizidrate in Tuen Mun einherging. In dem Kontrollbezirk Yuen Long fand sich hingegen keine entsprechende Reduktion der Suizidzahlen. Eine vergleichbar kleine Veränderung im Zugang zu Grillkohle erwies sich somit als eine hocheffektive Methode der Suizidprävention.

Dieser Effekt ließ sich in einer Studie in Taiwan kurze Zeit später replizieren (Chen u.a. 2015): In dieser Untersuchung wurde der Verkauf von Grillkohle in Neu-Taipeh reglementiert, während in den Vergleichsstädten Taipeh und Kaosihung keinerlei Reglementierung vorgenommen wurde. Selbstverständlich war Grillkohle in allen drei Städten weiterhin gleichermaßen »frei verkäuflich«; in Neu-Taipeh musste man – wie in der Studie in Hongkong – jedoch nach Grillkohle fragen und gegebenenfalls eine kurze Wartezeit in Kauf nehmen. In Taipeh und in Kaohsiung konnte Grillkohle weiterhin eingekauft werden, ohne mit einer Verkäuferin oder einem Verkäufer sprechen zu müssen. Es zeigte sich, dass dieser leicht erhöhte Aufwand beim Einkauf von Grillkohle mit einer 37-prozentigen Reduktion der methodenspezifischen Suizidrate in Neu-Taipeh assoziiert war. Darüber hinaus fand sich zudem ein Rückgang der allgemeinen Suizidrate in Neu-Taipeh von 18,6 auf 15,8 je 100.000 Einwohner.

Dieser Rückgang der allgemeinen Suizidrate verweist darauf, dass es bei vielen Betroffenen offensichtlich nicht zu einer Methodensubstitution gekommen ist; sie also nicht auf eine alternative Tötungsmethode zurückgegriffen haben. Die Autoren schätzen, dass im Untersuchungszeitraum 91 Leben in Neu-Taipeh durch die Maßnahme gerettet werden konnten. In den Kontrollstädten Taipeh und Kaohsiung konnte kein entsprechender Rückgang der methodenspezifischen und der allgemeinen Suizidrate ausgemacht werden. Diese Befunde sprechen sehr deutlich für den Effekt einer vergleichsweise simplen Methode zur Beschränkung des Zugangs zu einer häufig genutzten Suizidmethode.

Medikamente

In den meisten europäischen Ländern gehört die Vergiftung mit Medikamenten zu den häufigsten Suizidmethoden (Värnik u.a. 2008) und stellt damit einen relevanten Ansatzpunkt für Zugangsbeschränkungen dar. Und tatsächlich

erwiesen sich Verbote oder Veränderungen in der Verschreibungspraxis und damit der Verfügbarkeit von toxischen Medikamenten – wie von Barbituraten, Schmerzmitteln (z. B. Co-Proxamol) und trizyklischen Antidepressiva – als suizidpräventiv wirksam (Nordentoft 2007).
Auch kleinere Veränderungen in der Verfügbarkeit von Medikamenten haben sich hierbei als wirksam erwiesen: Infolge einer Gesetzesveränderung dürfen beispielsweise in Großbritannien seit 1998 nur noch maximal 32 Paracetamol/Aspirin-Tabletten zeitgleich in einer Apotheke und 16 Tabletten zeitgleich in einem Drogeriemarkt erworben werden. Weiterhin handelt es sich um rezeptfreie Medikamente, d. h. es besteht weiterhin die Möglichkeit, größere Mengen Paracetamol/Aspirin in verschiedenen Geschäften zu erwerben oder die Medikamente über die Zeit zu sammeln. Gleichwohl kam es im Jahr nach der Gesetzesänderung zu einem messbaren Rückgang der Suizide mit Paracetamol (-21 Prozent) und Aspirin (-48 Prozent; Hawton u. a. 2001); elf Jahre später ließ sich ein Rückgang der Suizide mit Paracetamol um sogar 35 Prozent nachweisen (Hawton u. a. 2013). Die Autoren vermuten, dass – insbesondere im Rahmen impulsiv umgesetzter Suizide – solche Mittel genutzt werden, die unmittelbar im Haushalt verfügbar sind. Eine geringere Packungsgröße geht in diesem Fall mit einem deutlich verringerten Vergiftungsrisiko einher und hilft, Leben zu retten. Dies gilt es vor allem im Umgang mit Menschen mit psychischen Erkrankungen zu bedenken, da diese häufig Zugriff auf nicht unerhebliche Mengen toxischer Medikamente haben – selbst dann noch, wenn sie bereits einmal versucht haben, sich das Leben zu nehmen (Gjelsvik u. a. 2014).

Pestizide

Weltweit wird etwa jeder siebte Suizid durch Selbstvergiftung mit Pestiziden verübt (Mew u. a. 2017): Insbesondere in China und in Indien wird ein Großteil der Suizide – trotz einer deutlichen Abnahme in den vergangenen Jahren – durch die Einnahme von Pestiziden vollzogen. Besonders betroffen sind ländliche Agrarregionen mit einer hohen Verfügbarkeit von Pestiziden (Chen u. a. 2016). In Europa und den USA spielen Pestizidsuizide hingegen eine untergeordnete Rolle.
Veränderungen der Gesetzgebung, wie u. a. das Verbot besonders toxischer Pestizide, Regelungen bezüglich der Abgabe von Pestiziden und/oder veränderte Pestizidkonzentrationen haben sich als hochwirksam in Bezug auf die Prävention von Suiziden erwiesen (Gunnell u. a. 2017): Das Verbot hochgefährlicher Pestizide führte beispielsweise in Sri Lanka, Bangladesch und Südkorea zu

einem weitreichenden Rückgang (≥ 24 Prozent) sowohl der Pestizidsuizide als auch der allgemeinen Suizidrate. Naturgemäß finden sich in Ländern, in denen nur selten Pestizidsuizide verübt werden, keine entsprechenden Auswirkungen auf die allgemeine Suizidrate; ein Rückgang der Pestizidsuizide infolge entsprechender Gesetzesänderungen finden sich aber auch hier (Gunnell u. a. 2017).

In weiteren Studien wurde untersucht, ob eine sichere, verschlossene Aufbewahrung von Pestiziden – im Sinne eines erschwerten Zugangs zu entsprechenden Mitteln – suizidpräventiv wirksam ist. Während kleinere Untersuchungen u. a. in Indien und in Sri Lanka durchaus einen positiven Effekt nachweisen konnten, fand sich in einer sehr groß angelegten Studie in Sri Lanka kein Hinweis auf einen Nutzen entsprechender Maßnahmen (Pearson u. a. 2017).

Im Rahmen dieser Untersuchung wurden je neunzig Dörfer in verschiedenen Regionen in Sri Lanka per Zufall der Interventionsgruppe (n = 114.168) oder der Kontrollgruppe (n = 109.693) zugeteilt. In den Dörfern der Interventionsgruppe wurden insgesamt 20.457 verschließbare Boxen zur Aufbewahrung von Pestiziden verteilt. Die Boxen wurden aus Sicherheitsgründen in den Boden eingelassen und es erfolgten Informationsveranstaltungen zur Installation und zur Nutzung der Boxen. Zu einem späteren Termin wurde geprüft, ob die Boxen tatsächlich installiert wurden. Entgegen der Erwartung fand sich im Nachuntersuchungszeitraum von drei Jahren weder hinsichtlich der Häufigkeit von Pestizidsuiziden noch hinsichtlich der allgemeinen Suizidzahlen ein Unterschied zwischen der Interventions- und der Kontrollgruppe. Im Unterschied zu gesetzlichen Regulationen zur Restriktion des Zugangs zu Pestiziden setzt die Nutzung von verschließbaren Boxen zur Aufbewahrung von Pestiziden eine sehr aktive und anhaltende Mitarbeit voraus; offenkundig ist es schwierig, auf Populationsebene zu einem solch eigenverantwortlichen Umgang mit Pestiziden zu motivieren. Gesetzliche Regelungen zum Verbot solcher Pestizide, mit denen die meisten Suizide begangen werden, scheint derzeit somit ein effektiverer Weg der Suizidprävention zu sein als Maßnahmen zur Sicherung von Pestiziden (Gunnell u. a. 2017).

Hotspots: Brücken, Klippen und Bahngleise

Eine Häufung von Sprungsuiziden findet sich insbesondere in städtischen Regionen mit einem einfachen Zugang zu hohen Gebäuden (Chen u. a. 2016). Überdies finden sich Häufungen von Sprungsuiziden an spezifischen Bauwerken oder Naturorten; man spricht von sogenannten »Hotspots« (Schmidtke,

Maloney 2015). Verschiedene Interventionen (u. a. Notfalltelefone, Überwachungskameras, Patrouillen) werden genutzt, um Suiziden an entsprechenden Orten vorzubeugen. Den größten Nutzen scheinen dabei Zugangserschwerungen mit sich zu bringen, etwa Barrieren bzw. Netze, die eine Person nach einem Sprung auffangen (Pirkis u. a. 2015).

Pirkis und Kollegen (2013) konnten im Rahmen einer Metaanalyse neun Studien einbeziehen, in denen der Effekt einer physischen Barriere an einem Hotspot untersucht wurde: Sechs dieser Studien untersuchten den Effekt einer Barriere, die an fünf verschiedenen Brücken bzw. Viadukten vorgenommen wurde – der Grafton Bridge (Auckland, Neuseeland), der Clifton Suspension Bridge (Bristol, UK), der Ellington Bridge (Washington, USA), der Memorial Bridge (Augusta, USA) und dem Bloor Street Viaduct (Toronto, Kanada). Zwei Studien untersuchten die Einzäunung eines Klippenabschnittes – Lawyers Head Cliff (Dunedin, Neuseeland) und Beachy Head (Sussex, UK). Eine Studie untersuchte den Effekt der Installation eines Sprungnetzes unterhalb der Münsterterrasse in Bern. In der gepoolten Analyse zeigte sich, dass es nach Errichtung einer entsprechenden Barriere zu einem 86-prozentigen Rückgang der jährlichen Suizide an den jeweiligen Orten kam.

Im Sinne eines »natürlichen Experimentes« konnte Beautrais (2001) zudem untersuchen, wie sich die Entfernung von einer Brückenbarriere in Australien ausgewirkt hat. Sechzig Jahre lang war die Brücke mit Barrieren gesichert, 1996 wurden die Schutzzäune vorwiegend aus ästhetischen Gründen entfernt. Die Entfernung der Sicherheitsbarriere an der Brücke führte zu einem unmittelbaren Anstieg der Suizidzahlen: Während sich in den vier Jahren vor der Entfernung der Schutzzäune insgesamt drei Menschen dort suizidierten, kam es in den vier Jahren nach der Entfernung der Zäune zu 15 Suiziden. In weiteren Analysen ließ sich überdies zeigen, dass das grundsätzliche Vorhandensein von prominenten Brücken mit einer erhöhten Rate an Sprungsuiziden in der umliegenden Region einhergeht; ohne, dass in diesen Regionen jedoch eine allgemein höhere Suizidrate auszumachen wäre (Glasgow 2011).

Vor dem Hintergrund, dass Sprungsuizide in den allermeisten Ländern selten sind, wirkt sich die Sicherung bestimmter Orte in der Regel andersherum auch nicht nennenswert auf die allgemeine Suizidrate aus (Pirkis u. a. 2013). Dies ist auch deshalb nicht zu erwarten, da sich natürlich nicht jeder Ort, an dem ein Sprungsuizid vorgenommen werden kann, sichern lässt. Zudem zeigte sich in der Metaanalyse von Pirkis und Kollegen (2013), dass es an benachbarten Orten zu einer Zunahme an Sprungsuiziden kam, nachdem die jeweiligen Hotspots stärker gesichert wurden – offensichtlich gibt es somit einen gewissen

Substitutionseffekt, d. h. ein Abwandern an andere, weniger gesicherte Orte. Und dennoch: Bei gleichzeitiger Betrachtung der abnehmenden Suizidrate an den jeweiligen Hotspots und der zunehmenden Suizidrate an benachbarten Orten bleibt eine Reduktion der regionalen, methodenspezifischen Suizidrate von 28 Prozent. Die Zugangsbeschränkung zu bestimmten Hotspots leistet somit einen bedeutsamen Beitrag zur Suizidprävention. Darüber hinaus gehen Sprungsuizide an öffentlichen Orten mit einer erheblichen Belastung – und unter Umständen auch Gefahr – für Anwohnende und Passanten einher, sodass Barrieren und Netze immer auch dem Schutz Unbeteiligter dienen.

Insbesondere in der Debatte um die Sicherung von Brücken wird von Gegnern entsprechender Maßnahmen immer wieder darauf verwiesen, dass die Sicherung einer Brücke nicht dazu führen wird, dass ein einziges Leben gerettet werden wird: »Sie werden stattdessen woanders springen.« Wie bereits deutlich geworden ist, steht dieser Annahme eine gewisse Evidenz gegenüber.

Nichtsdestotrotz ist die Annahme in der Allgemeinbevölkerung weiterhin sehr verbreitet. In einer amerikanischen Repräsentativerhebung wurde den 2.770 Befragten die folgende hypothetische Frage gestellt: »Wenn die Golden Gate Bridge eine Absperrung hätte, um Suizide zu verhindern, wie viele der 1.000 Menschen, die von der Brücke gesprungen sind, hätten einen anderen Weg gefunden, um sich zu töten?« Es gab vier Antwortalternativen: »alle«, »die meisten«, »manche«, »wenige«. Insgesamt entschieden sich 34 Prozent der Befragten für die erste Antwortalternative: Alle hätten sich auf andere Weise das Leben genommen. Vierzig Prozent entschieden sich für die zweite Antwortalternative: Die meisten hätten sich auf andere Weise das Leben genommen. Etwa dreiviertel aller Befragten stehen dem Nutzen von Brückenabsperrungen somit deutlich skeptisch gegenüber (Miller u. a. 2006).

Hier besteht offensichtlicher Aufklärungsbedarf. Neben dem Argument, dass eine Brückensicherung keinen Nutzen mit sich bringen würde, werden häufig auch die Kosten, ästhetische Gesichtspunkte oder der Denkmalschutz als Argumente gegen entsprechende Maßnahmen angeführt. Tatsächlich sind die Kosten entsprechender Sicherungsmaßnahmen beträchtlich; insbesondere dann, wenn sie nachträglich – und unter Berücksichtigung des Denkmalschutzes – installiert werden müssen. Ziel sollte es daher sein, dass beim Neubau von Brücken ab einer gewissen Höhe Maßnahmen zur Prävention von Suiziden unmittelbar mitgeplant werden (Mend u. a. 2015).

Zur Sicherung von Bahngleisen liegen insgesamt nur wenige Studienergebnisse vor. Eine Vorher-Nachher-Evaluation wurde in Bezug auf das U-Bahn-Netz in Hongkong vorgenommen (Law u. a. 2009). Dort wurde im Jahr 2002 damit begonnen, Bahnsteige und Bahngleise nachträglich durch sogenannte Bahnsteigtüren (engl. »screen doors«) zu separieren. Die Maßnahme diente vorrangig der besseren Wärmeisolierung, brachte es jedoch mit sich, dass ein Betreten der Gleise in suizidaler Absicht nicht mehr möglich war. Infolge dieser baulichen Maßnahme kam es zu einem 60-prozentigen Rückgang der Schienensuizide. Im Untersuchungszeitraum fanden sich zudem keine Hinweise auf eine Zunahme von Schienensuiziden an ungesicherten Bahnsteigen.

Trotz eines breiten Konsenses darüber, dass Zugangsbeschränkung zu Bahngleisen eine weitreichende Reduktion von Schienensuiziden nach sich ziehen würde, stellt dies mit Blick auf den finanziellen Umfang entsprechender Maßnahmen keine gangbare Option dar. Die Identifikation und Sicherung von Hotspots an Bahngleisen – insbesondere in der Nähe psychiatrischer Einrichtungen – sollte im Sinne der Suizidprävention jedoch prioritär verfolgt werden (Havarneanu u.a. 2015).

Schusswaffen

In Ländern mit einer liberalen Waffenpolitik – wie in den USA – wird ein Großteil der Suizide mit Schusswaffen verübt (WHO 2014). Keine andere Suizidmethode weist eine vergleichbare hohe Tötungswahrscheinlichkeit (≥ 80 Prozent) auf, sodass der Sicherung von Schusswaffen erhebliche suizidpräventive Bedeutung zukommt.

In diversen Studien konnte ein Zusammenhang zwischen dem Besitz einer Waffe bzw. dem Zugang zu einer Waffe und einer erhöhten Suizidrate nachgewiesen werden (Anglmeyer u.a. 2014; Anestis, Houtsma 2018). Insbesondere eine unsichere Aufbewahrung von Schusswaffen ist mit einer erhöhten Suizidrate von Erwachsenen (Dempsey u.a. 2019) sowie Kindern und Jugendlichen (Grossmann u.a. 2005) assoziiert; Schutzmaßnahmen, wie u.a. die Verwahrung von Schusswaffen in abschließbaren Waffenschränken, die Verwendung von Abzugsschlössern (engl. »trigger locks«), eine getrennte Aufbewahrung von Waffe und Munition sowie allgemein die Aufbewahrung von ungeladenen Waffen gehen hingegen mit einem niedrigeren Suizidrisiko einher.

In verschiedenen Ländern weltweit zeigte sich zudem, dass der Erlass strengerer Waffengesetze sowohl mit einer Reduktion von Schusswaffensuiziden als auch der allgemeinen Suizidrate einherging (Chen u.a. 2016): In Israel wurde es Soldatinnen und Soldaten im Jahr 2006 beispielsweise verboten, ihre Dienstwaffen am Wochenende mit nach Hause zu nehmen. Infolge dieser Verordnung kam es zu einer 40-prozentigen Reduktion der allgemeinen Suizidrate israelischer Armeeangehöriger. Eine Zunahme von Suiziden an Werktagen fand sich nicht (Lubin u. a. 2010). Einer Armeereform in der Schweiz (»Army XXL«), welche die Verfügbarkeit von Waffen in der schweizerischen Allgemeinbevölkerung senkte, folgte die Abnahme der Suizidrate von Männern im Alter von 18 bis 43 Jahren. Die Autoren schätzen, dass die Reform pro Jahr etwa dreißig Männern das Leben gerettet hat (Reisch u. a. 2013).

Im Jahr 1997 wurden die Waffengesetze in Österreich – infolge einer europäischen Direktive – insofern verschärft, dass für den Erwerb eines Gewehrs ein Grund angegeben werden und dem Erwerb von Handfeuerwaffen bzw. halbautomatischen Waffen eine psychologische Testung und ein Hintergrundcheck vorangehen musste. Zudem wurde das Mindestalter für den Erwerb von Waffen auf das 21. Lebensjahr hochgesetzt und es wurde eine dreitägige Wartezeit zwischen Erwerb und Ausgabe einer Waffe verpflichtend. Infolge der Gesetzesänderung kam es bei Männern und Frauen zu einem signifikanten Rückgang der Schusswaffensuizide, welcher auch bei Berücksichtigung potenziell konfundierender Variablen (Arbeitslosenquote, Alkoholkonsum) Bestand hatte (Kapusta u. a. 2007).

In amerikanischen Untersuchungen konnte schließlich wiederholt gezeigt werden, dass Bundesstaaten, in denen der Waffenbesitz weniger stark reglementiert ist, eine höhere allgemeine und methodenspezifische Suizidrate aufweisen, als Bundesstaaten mit einer restriktiveren Gesetzgebung (Anestis, Anestis, 2015; Fleegler u. a. 2013). Ein erschwerter Zugang zu Schusswaffen – sei es aufgrund entsprechender Gesetze oder aufgrund einer sicheren Aufbewahrung von Waffen – stellt somit ein hochwirksames Mittel der Suizidprävention dar.

Suizid durch Erhängen

Erhängen ist in vielen Ländern der Welt – einschließlich Deutschland – die häufigste Suizidmethode (Ajdacic-Gross u. a. 2008). Vor dem Hintergrund, dass Befestigungspunkte (Ligatur-Punkte) genauso wie Materialien, die zur Strangulation verwendet werden können, universell verfügbar sind, lassen sich Suizide durch Erhängen auf Populationsebene nur schwer – wenn überhaupt – verhindern. Dies gilt umso mehr, da sich die meisten Betroffenen zu Hause erhängen (Gunnell u. a. 2005). Es ist jedoch möglich, in institutionellen Einrichtungen wie psychiatrischen Krankenhäusern und/oder Gefängnissen einzugreifen, indem Ligatur-Punkte entfernt werden. Im folgenden Abschnitt wird hierauf ausführlicher eingegangen.

Means Restriction in psychiatrischen Einrichtungen

Psychische Erkrankungen gehören zu den Risikofaktoren für suizidale Handlungen. Allein in Deutschland sterben jährlich rund 700 Patientinnen und Patienten der Erwachsenenpsychiatrie durch einen Suizid (Glasow 2011). Nur der geringere Teil dieser Suizide wird innerhalb der Kliniken verübt. Etwa 60 Prozent findet außerhalb der Einrichtung, beispielsweise während einer Wochenendbeurlaubung oder nach Entweichung, statt. Sakinofsky (2014) geht für die USA von rund 1.500 Suiziden jährlich direkt auf psychiatrischen Stationen und von 200 Fällen in Großbritannien aus. Die Implementierung der Methodenrestriktion im stationären Setting ist daher eine sinnvolle Maßnahme der Suizidprävention.

Einzelne Studien belegen die Wirksamkeit restriktiver Maßnahmen. Mills u. a. haben 2010 eine Checkliste zur Identifikation von baulichen Suizidrisiken für Patientinnen und Patienten in Militärkrankenhäusern vorgestellt (Mental Health Environment of Care Checklist – MHEOCC). Die Liste wird regelmäßig aktualisiert und umfasst in der Version vom November 2018 insgesamt 140 Kriterien zur Restriktion. Ergänzend dazu werden zehn Kriterien zur Unterstützung der Genesung beschrieben. Nach Anwendung der Checkliste in Militärkrankenhäusern zeigte sich sowohl kurzfristig (Watts u. a. 2012) als auch langfristig (Watts u. a. 2017) eine deutliche Reduktion der Kliniksuizide. Liebermann wies bereits 2004 darauf hin, dass die bauliche Umwelt, mit einem Einfluss in 84 Prozent der Fälle, der bedeutendste Einflussfaktor auf Suizide stationär behandelter Personen ist.

Die nationalen Strategien zur Suizidprävention lassen sich nicht ohne Weiteres auf andere Länder übertragen. Obwohl die Strangulation und der Sturz in die Tiefe regelhaft die am häufigsten genutzten Methoden sind, variiert die Verteilung. Eine Schweizer Studie (Ruff u. a. 2015) weist einen Anteil von 48 Prozent Strangulationen auf. In England und Wales (Hunt u. a. 2012) liegt dieser bei 77 Prozent.

Auch die genutzten Elemente der baulichen Umwelt variieren stark. Hunt (2012) beschreibt Türen als besonders risikobehaftetes Element zur Befestigung von Gurten. Etwa ein Viertel aller Strangulationen wird in England und Wales daran verübt. In Deutschland hingegen sind lediglich Türgriffe als Befestigungspunkt bekannt (Glasow 2011). Diese sind bei Hunt (2012) separat erfasst. Auch innerhalb Deutschlands treten von Klinik zu Klinik große

Unterschiede im Suizidverhalten der Patientinnen und Patienten auf. Es wird vermutet, dass dies auf den Werther-Effekt (siehe Kapitel »Medieneinflüsse auf suizidales Erleben und Verhalten«, S. 273) zurückzuführen ist.

Die wichtigste Aufgabe der baulichen Suizidprävention ist es, die physiologische und psychologische Verfügbarkeit tödlicher Methoden gering zu halten. Insbesondere räumliche Situationen mit Aufforderungscharakter, beispielsweise offene Treppenaugen über mehrere Geschosse oder galgenartige Dachbalken, sind zu vermeiden. Sinnvoll sind bauliche Lösungen, die dem Anspruch an Normalität gerecht werden, da auffällige Sicherungsmaßnahmen auch einen Hinweis auf eine Suizidmethode enthalten können. Die Restriktion ist nur als Teil der baulichen Suizidprävention zu verstehen. Wesentlich ist eine Ergänzung atmosphärischer Maßnahmen zur Schaffung eines antisuizidalen Milieus, das die psychologischen Bedürfnisse der behandelten Menschen befriedigt und eine Atmosphäre des respektvollen Miteinanders generiert (Glasow 2011).

Die Methodenrestriktion in psychiatrischen Kliniken widmet sich in erster Linie der Strangulationsprävention. Für diese langsame Methode werden fast ausschließlich Räume mit hohem Rückzugscharakter aufgesucht. Das höchste Risiko besteht in Patientenzimmern, Nasszellen und zentralen Toilettenräumen. Als Gurte dienen hauptsächlich persönliche Kleidungsstücke wie Gürtel. Die restriktiven Maßnahmen fokussieren daher auf mögliche Befestigungsmöglichkeiten. Da der überwiegende Teil der Strangulationen, ca. 75 Prozent, in nicht kompletter Hängung erfolgt (Ruff u.a. 2015), werden regelmäßig eher niedrige Befestigungspunkte, ab einer Höhe von 50 cm über dem Boden, genutzt (Glasow u.a. 2016). Ab dieser Höhe ist eine Sicherung erforderlich.

In öffentlicheren Räumen, beispielsweise im Fernseh- oder Raucherraum, dominiert der Sturz in die Tiefe. Er stellt mit einem Anteil von etwa 20 Prozent (Ruff u.a. 2015; Glasow 2011) die zweithäufigste Methode überhaupt dar. Die Fallhöhen innerhalb psychiatrischer Kliniken sind deutlich geringer als im öffentlichen Raum. Häufig genutzte Brücken haben innerorts Fallhöhen ab 20 Meter und außerhalb geschlossener Ortschaften Höhen ab 50 Meter (Reisch u.a. 2014). Kliniksuizide hingegen wurden bereits ab einer Fallhöhe von lediglich vier Metern verzeichnet (Ruff u.a. 2015). Ab dieser Höhe wird eine Sicherung empfohlen. Diese kann sowohl durch restriktive Maßnahmen, z.B. Öffnungsbegrenzung bei Fenstern, Einhausung von Terrassen, als auch atmosphärische Interventionen erfolgen: Sinnvoll sind zum Beispiel dichte, buschartige Pflanzungen vor potenziellen Sprungorten (Glasow 2011).

Die Methodenrestriktion kann in psychiatrischen Kliniken nicht ohne Betrachtung der jeweiligen Patientengruppe installiert werden. Einige Ansätze, z.B.

Haltegriffe oder Sportkopfbrausen, stehen im Widerspruch zu Vorgaben der Barrierefreiheit oder können Pflegeabläufe erschweren. Sinnvoll ist es, vorab festzulegen, inwiefern ein Entweichungsschutz, z. B. eine Sicherung ebenerdiger Fenster, Teil der Präventionsmaßnahmen sein soll. Eine durchdachte Implementierung der Methodenrestriktion bietet Schutz vor Suizid und unterstützt zudem das therapeutische Milieu.

Means Restriction in der therapeutischen Praxis

Die Zugangsbeschränkung ist integraler Bestandteil sowohl von umfassenden Therapieprogrammen zur Behandlung von Menschen mit suizidalem Erleben und Verhalten (Bryan, Rudd 2018; Wenzel u. a. 2009) als auch von Kurzinterventionen wie der Erstellung von Krisen- oder Sicherheitsplänen (Bryan u. a. 2017; Stanley u. a. 2018). Die Verfügbarkeit von Mitteln muss bei der Risikoabschätzung immer erfragt und die Sicherung entsprechender Mittel bei der Krisenintervention besprochen werden. Solche Mittel, die eine betroffene Person ernsthaft als Suizidmethode in Erwägung zieht, sollten entweder

- gänzlich beseitigt,
- einer Vertrauensperson zur Aufbewahrung gegeben, oder
- zumindest verschlossen oder unzugänglich aufbewahrt werden.

Im Einzelnen kann es also darum gehen, dass ein Medikamentenvorrat entsorgt oder einer vertrauten Person (inkl. der Behandlerin oder dem Behandler) zur Verwahrung gegeben wird, dass das Auto eine Zeit lang nicht genutzt wird, dass das ausgewählte Seil abgegeben, im Keller versteckt oder in einem Schließfach eingeschlossen wird, dass die Balkontür mit einem schweren Sessel, Sofa oder Regal verstellt wird, dass keine Rasierklingen im Haus sind und/oder dass Schusswaffen abgegeben, Waffenschränke verschlossen, und Munitionen aus dem Haus geschafft werden. Vor dem Hintergrund des enormen Tötungspotenzials von Schusswaffen ist deren Sicherung innerhalb jeder suizidalen Krise unumgänglich (Simon 2007). Naturgemäß lässt sich in Bezug auf viele Methoden keine absolute Sicherheit herstellen. Nichtsdestotrotz sind die Möglichkeiten, im Therapiesetting eine individuell passende Lösung zu finden und für die Einhaltung von Sicherheitsmaßnahmen zu motivieren, ungleich größer als bei populationsbezogenen Präventionsmaßnahmen.

Die Auseinandersetzung mit der Sicherung letaler Mittel hat dabei mit Blick auf die motivationale Ausgangslage des Menschen mit suizidalem Erleben und Verhalten zu erfolgen (Britton u.a. 2015). Hierbei gilt es zunächst, das Gespräch auf die Sicherung letaler Mittel zu bringen und das rational für diese Intervention zu vermitteln.

BEISPIEL »Es ist möglich, dass suizidale Impulse sehr rasch auftreten bzw. stärker werden – selbst dann, wenn Sie sich momentan ganz okay fühlen. Um auf der sicheren Seite zu sein, ist es daher sinnvoll, den Zugang zu potenziell tödlichen Mitteln vorübergehend zu begrenzen. Auf diese Weise lässt sich verhindern, dass suizidale Impulse unmittelbar in die Tat umgesetzt werden können – Ihnen ein Suizid also quasi wie ein Unfall passiert. Es geht also darum, dass Sie dem lebenswilligen Teil in Ihnen nochmal eine Chance geben, zu Wort zu kommen. Wäre es okay, wenn wir uns hierzu Gedanken machen?« ×

Manche Patientinnen und Patienten können sich nur widerwillig auf solche Sicherungsmaßnahmen einlassen oder empfinden entsprechende Absprachen als unnütz. Mit Blick auf etwaige Ambivalenzen dieser Menschen sollten entsprechende Einwände sofort bearbeitet werden (Teismann u.a. 2016; Teismann, Gysin-Maillart 2019).

BEISPIEL »Natürlich haben Sie recht, wenn Sie sagen, dass Sie nicht alle todbringenden Mittel aus ihrer Gegenwart entfernen können. Und natürlich haben Sie auch recht damit, dass Sie sich die Mittel jederzeit neu beschaffen können (daher geht Ihnen die Möglichkeit, sich das Leben zu nehmen, auch nicht verloren). Gleichzeitig würden Sie einer trockenen Alkoholikerin wahrscheinlich aber auch raten, keinen Alkoholvorrat im Haus zu behalten – oder? Und hier gilt das Gleiche – Alkohol lässt sich schnell wieder besorgen und doch macht es einen Unterschied, ob er unmittelbar verfügbar ist oder nicht.« ×

Es kann sich anbieten, die besprochenen Maßnahmen schriftlich festzuhalten, sodass sichergestellt wird, dass die behandelnde und die betroffene Person sich richtig verstanden haben. Alternativ oder in Ergänzung können auch Angehörige zur Beseitigung und Sicherung von letalen Mitteln hinzugezogen werden. Wichtig ist es in jedem Fall, dass die Umsetzung entsprechender Maßnahmen in der Folgesitzung erfragt wird und im Therapieverlauf immer wieder zum Thema gemacht wird. Natürlich darf die Therapeutin oder der Therapeut hierbei auch eine aktivere Rolle spielen: Die Sicherung von Mitteln kann im Rahmen von Hausbesuchen unterstützt werden, oder aber die Mittel – mit Ausnahme von Schusswaffen – werden, bis zum Abklingen der Krise, in der

Therapieeinrichtung aufbewahrt. Grundsätzlich scheint es hilfreich zu sein, darauf zu verweisen, dass es sich nur um eine vorübergehende Maßnahme handelt (Stanley u.a. 2020).

Compliance Trotz der deutlichen suizidpräventiven Wirkung von Zugangsbeschränkungen müssen Therapeutinnen und Therapeuten damit rechnen, dass entsprechende Empfehlungen von den betroffenen Menschen und deren Angehörigen nicht oder nur widerwillig befolgt werden. In diesem Sinne fanden Brent und Kollegen (2000), dass gerade einmal 35 Prozent der Eltern depressiver Jugendlicher der dringenden Empfehlungen einer Therapeutin folgten, Schusswaffen außer Haus zu schaffen. Fünfundsechzig Prozent kamen dieser Aufforderung nicht nach und weitere 5 Prozent erwarben im zweijährigen Untersuchungszeitraum neue Waffen. Behandelnde sollten also immer wieder einmal nachfragen, inwieweit entsprechende Absprachen eingehalten wurden und sich gleichzeitig auf Kompromisse einlassen (z.B. Waffen einschließen statt beseitigen), um zumindest ein gewisses Maß an Sicherheit zu bewirken.

Fazit und Ausblick

»Means Restriction«-Ansätze haben keinen Einfluss auf die (individuelle) Ursache suizidalen Erlebens und Verhaltens; gleichwohl haben sie offensichtlich bedeutsamen Einfluss darauf, ob es innerhalb einer suizidalen Krise zur Transition von Suizidgedanken hin zu suizidalem Verhalten kommt. Sie stellen somit eine wichtige Maßnahme zur Suizidprävention dar.

In diesem Zusammenhang sei darauf verwiesen, dass neben der physischen Verfügbarkeit einer Suizidmethode auch die kognitive Verfügbarkeit, d.h. das – vielfach medial vermittelte – Wissen um Suizidmethoden von besonderer Bedeutung ist: So hat die rasante Verbreitung spezifischer Suizidmethoden in einzelnen Regionen der Welt, wie auch die Entstehung von Suizid-Hotspots, vielfach weniger mit der physischen Verfügbarkeit einer Methode zu tun als mit der Berichterstattung über bestimmte Methoden und Orte (siehe Kapitel »Medieneinflüsse auf suizidales Erleben und Verhalten«, S. 273). In diesem Sinne bedarf es einer anhaltenden Wachsamkeit bezüglich der Verbreitung »neuer« Suizidmethoden/-orte, um frühzeitig Gegenmaßnahmen initiieren zu können. Mit Blick auf den therapeutischen Kontext braucht es überdies Untersuchungen zur Effektivität und zur optimalen Gestaltung von Kurzinterventionen zur »Means Restriction«.

Weiterführende Literatur

Britton, P.C.; Bryan, C.J.; Valenstein, M. (2016): Motivational interviewing for means restriction counseling with patients at risk for suicide. In: Cognitive and Behavioral Practice, 23. S. 51–61. doi:10.1016/j.cbpra.2014.09.004.

Chen, Y.Y.; Wu, K.C.C.; Wang, Y.; Yip, P.S.F. (2016): Suicide prevention through restricting access to suicide means and hotspots. In: O'Conner, R.; Pirkis, J. (Hg.): The international handbook of suicide prevention, S. 609–636. Oxford: John Wiley.

Glasow, N. (2011): Bauliche Suizidprävention in stationären psychiatrischen Einrichtungen. Berlin, Deutschland: Logos Verlag.

Stanley, I.H.; Hom, M.A.; Sachs-Ericsson, N.J.; Gallyer, A.J.; Joiner, T.E. (2020): A pilot randomized clinical trial of a lethal means safety intervention for young adults with firearm familiarity at risk for suicide. In: Journal of Consulting and Clinical Psychology, 88, S. 372–383. doi:10.1037/ccp0000481.

Literatur

Ajdacic-Gross, V.; Weiss, M.; Ring, M.; Hepp, U.; Bopp, M. u.a. (2008): Methods of suicide. International suicide patterns derived from the WHO mortality database. In: Bulletin of the World Health Organization, 86, S. 726–732.

Althaus, D. (2005): Suizidprävention: Vorgehensweisen und Wirksamkeit. In: Verhaltenstherapie, 15, S. 12–19. doi:10.1159/000083696.

Anestis, M.D.; Anestis, J.C. (2015): Suicide rates and state laws regulating access and exposure to handguns. In: American Journal of Public Health, 105, S. 2049–2058. doi:10.2105/AJPH.2015.302753.

Anestis, M.D.; Houtsma, C. (2018): The association between gun ownership and statewide overall suicide rates. In: Suicide and Life-Threatening Behavior, 48, S. 204–217. doi:10.1111/sltb.12346.

Anglmeyer, A.; Horvath, T.; Rutherford, G. (2014): The accessibility of firearms and risk for suicide and homicide victimization among household members. In: Annals of Internal Medicine, 160, S. 101–110. doi:10.7326/M13-1301.

Beautrais, A.L. (2001): Effectiveness of barriers at suicide jumping sites:

a case study. In: Australian and New Zealand Journal of Psychiatry, 35, S. 557–562. doi:10.1080/000486701006050l.

Brent, D.A.; Baugher, M.; Birmaher, B.; Kolko, D.J.; Bridge, J. (2000): Compliance with recommendations to remove firearms in families participating in a clinical trial for adolescent depression. In: Journal of the American Academy of Child and Adolescent Psychiatry, 39, S. 1220–1226. doi:10.1097/00004583-200010000-00007.

Bryan, C.J.; Mintz, J.; Clemans, T.A.; Leeson, B.; Burch, T.S. u.a. (2017): Effect of crisis response planning vs. contract for safety on suicide risk in U.S. army soldiers. In: Journal of Affective Disorders, 212, S. 64–72. doi:10.1016/j.jad.2017.01.028.

Bryan, C.J.; Rudd, M.D. (2018): Brief cognitive-behavioral therapy for suicide prevention. New York, NY: Guilford Press.

Chen, Y.Y.; Chen, F.; Chang, S.S.; Wong, J.; Yip, P.S.F. (2015): Assessing the efficacy of restricting access to barbecue charcoal for suicide prevention in Taiwan. In: PLOS One, 10 (8), e0133809. doi:10.1371/journal.pone.0133809.

Daigle, M.S. (2005): Suicide prevention through means restriction: Assessing the risk of substitution. A critical review and synthesis. In: Accident Analysis, Prevention, 37, S. 625–632. doi:10.1016/j.aap.2005.03.004.

Deisenhammer, E.A.; Kuen, D.; Ing, C.M.; Kemmler, G.; Defranceso, M. u.a. (2016): Stability in the choice of method during the period preceding a suicide attempt in attempt repeaters. In: European Journal of Psychiatry, 30 (3), S. 205–217.

Dempsey, C.L.; Benedek, D.M.; Zuromski, K.L.; Riggs-Donovan, C.; Ng, T.H.H. u.a. (2019): Association of firearm ownership, use, accessibility, and storage practices with suicide risk among US army soldiers. In: JAMA Network Open, 2, e195383. doi:10.1001/jamanetworkopen.2019.5383.

Fleegler, E.W.; Lee, L.K.; Monuteaux, M.C.; Hemenway, D.; Mannix, R. (2013): Firearm legislation and firearm-related fatalities in the United States. In: JAMA Internal Medicine, 173, S. 732–740. doi:10.1001/jamainternmed.2013.1286.

Gjelsvik, B.; Heyerdahl, F.; Lunn, D.; Hawton, K. (2014): Change in access to prescribed medication following an episode of deliberate self-poisoning. In: PLOS One, 9, e98086. doi:10.1371/journal.pone.0098086.

Glasgow, G. (2011): Do local landmark bridges increase the suicide rate? An alternative test of the likely effect of means restriction at suicide-jumping sites. In: Social Science, Medicine, 72, S. 884–889. doi:10.1016/j.socscimed.2011.01.001.

Glasow, N.; Reisch, T.; Mend, H. K. (2016): AG Bauwerke und Umwelt. Methodenrestriktion und Atmosphäre. In: Glasow, N.; Hery, D. (Hg.). Das Nationale Suizidpräventionsprogramm für Deutschland. Festschrift, S. 41–49. Regensburg: Roderer Verlag.

Grossmann, D. C.; Mueller, B. A.; Riedy, C.; Dowd, M. D.; Villaveces, A. u. a. (2005): Gun storage practices and risk of youth suicide and unintentional firearm injuries. In: JAMA, 293, S. 707–714. doi:10.1001/jama.293.6.707.

Gunnell, D.; Bennewith, O.; Hawton, K.; Simkin, S.; Kapur, N. (2005): The epidemiology and prevention of hanging. A systematic review. In: International Journal of Epidemiology, 34, S. 433–442. doi:10.1093/ije/dyh398.

Gunnell, D.; Knipe, D.; Chang, S. S.; Pearson, M.; Konradsen, F. u. a. (2017): Prevention of suicide with regulations aimed at restricting access to highly hazardous pesticides. A systematic review of the international evidence. The Lancet Global Health, 5, e1026-37. doi:10.1016/S2214-109X(17)30299-1.

Havarneanu, G. M.; Burkhardt, J. M.; Paran, F. (2015): A systematic review of the literature on safety measures to prevent railway suicides and trespassing accidents. In: Accident Analysis and Prevention, 81, S. 30–50. doi:10.1016/j.aap.2015.04.012.

Hawton, K.; Bergen, H.; Simkin, S.; Dodd, S.; Pocock, P. u. a. (2013): Long-term effect of reduced pack sizes of paracetamol on poisoning deaths and liver transplant activity in England and Wales. Interrupted time series analyses. In: British Medical Journal, 346. doi:10.1136/bmj.f403.

Hawton, K.; Townsend, E.; Deeks, J.; Appleby, L.; Gunnell, D. u. a. (2001): Effects of legislation restricting pack sizes of paracetamol and salicylate on self-poisoning in the United Kingdom. Before and after study. In: British Medical Journal, 322, S. 1–7. doi:10.1136/bmj.322.7296.1203.

Hunt, I. M.; Windfuhr, K.; Shaw, J.; Appleby, L.; Kapur, N. (2012): The National Confidential Inquiry into Suicide and Homicide. Ligature points and ligature types used by psychiatric Iínpatients who die by hanging. A national study. In: Crisis, 33 (2), S. 87–94. doi:10.1027/0227-5910/a000117.

Kapusta, N. D.; Etzersdorfer, E.; Krall, C.; Sonneck, G. (2007): Firearm legislation reform in the European Union. In: British Journal of Psychiatry, 191, S. 253–257. doi:10.1192/bjp.bp.106.032862.

Kendell, R. E. (1998): Catalytic converters and prevention of suicides. In: The Lancet, 352, S. 1525. doi:10.1016/S0140-6736(05)60332-7.

Klonsky, E. D.; May, A. M. (2015): The Three-Step Theory (3-ST). A new theory of suicide rooted in the »ideation-to-action« framework. In: International Journal of Cognitive Therapy, 8, S. 114–129. doi:10.1521/ijct.2015.8.2.114.

Kreitman, N. (1976): The coal gas story. In: British Journal of Preventive and Social Medicine, 30, S. 86–93. doi:10.1136/jech.30.2.86.

Law, C.K.; Yip, P.S.F.; Chan, W.S.C.; Fu, K.W.; Wong, P.W.C. u.a. (2009): Evaluating the effectiveness of barrier installation for preventing railway suicides in Hong Kong. In: Journal of Affective Disorders, 114, S. 254–262. doi:10.1016/j.jad.2008.07.021.

Lieberman, D.Z.; Resnik, H.L.P.; Holder-Perkins, V. (2004): Environmental risk factors in hospital suicide. In: Suicide Life-Threatening Behavior, 34 (4), S. 448–453. doi:10.1521/suli.34.4.448.53740.

Lubin, G.; Werbeloff, N.; Halperin, D.; Shmushkevitch, M.; Weiser, M. u.a. (2010): Decrease in suicide rates after a change of policy reducing access to firearms in adoescents. A naturalistic epidemiological study. In: Suicide and Life-Threatening Behavior, 40, S. 421–424. doi:10.1521/suli.2010.40.5.421.

Mend, H.K.; Reisch, T.; Marten, P.; Brockmann, E.; Käufer, M. u.a. (2015): Suizidprävention an einer Brücke. Beispiel Müngstener Brücke. In: Suizidprophylaxe, 163, S. 138–150.

Mew, E.J.; Padmanathan, P.; Konradsen, F.; Eddleston, M.; Chang, S.S. u.a. (2017): The global burden of fatal self-poisoning with pesticides 2006-15. In: Journal of Affective Disorders, 219, S. 93–104. doi:10.1016/j.jad.2017.05.002.

Miller, M.; Azrael, D.; Hemenway, D. (2006): Belief in the inevitability of suicide. Results from a national survey. In: Suicide and Life-Threatening Behavior, 36, S. 1–11. doi:10.1521/suli.2006.36.1.1.

Millner, A.J.; Lee, M.D.; Nock, M.K. (2017): Describing and measuring the pathway to suicide attempts. A preliminary study. In: Suicide and Life-Threatening Behavior, 47, S. 353–369. doi:10.1111/sltb.12284.

Mills, P.D.; Watts, B.V.; Miller, S.; Kemp, J.; Knox, K. u.a. (2010): A checklist to identify inpatient suicide hazards in veterans affairs hospitals. In: The Joint Commission Journal on Quality and Patient Safety, 36 (2), S. 87–93. doi:10.1016/s1553-7250(10)36015-6.

Mott, J.A.; Wolfe, M.I.; Alverson, C.J.; Macdonald, S.C.; Bailey, C.R. u.a. (2002): National vehicle emission policies and practices and declining US carbon monoxide-related mortality. In: JAMA, 288, S. 988–995. doi:10.1001/jama.288.8.988.

Nordentoft, M. (2007): Restrictions in availability of drugs used for suicide. In: Crisis, 28, S. 44–49. doi:10.1027/0227-5910.28.S1.44.

O'Conner, R. (2011): Towards an integrated motivational-volitional model of suicide behavior. In: O'Conner, R.; Platt, S.; Gordon, J. (Hg.): International handbook of suicide prevention, S. 181–198. Oxford: John Wiley.

Pearson, M.; Metcalfe, C.; Jayamanne, S.; Gunnell, D.; Weerasinghe, M. u.a. (2017): Effectiveness of household lockable pesticide storage to reduce pesticide self-poisoning in rural Asia. A community-based, cluster-randomised controlled trial. In: The Lancet, 390, S. 1863–1872. doi:10.1016/S0140-6736(17)31961-X.

Pirkis, J.; Spittal, M.J.; Cox, G.; Robinson, J.; Cheung, Y.T.D. u.a. (2013): The effectiveness of structural interventions at suicide hotspots. In: International Journal of Epidemiology, 42, S. 541–548. doi:10.1093/ije/dyt021.

Pirkis, J.; Too, L.S.; Spttal, M.J.; Krysinska, K.; Robinson, J. u.a. (2015): Interventions to reduce suicides at suicide hotspots. In: Lancet Psychiatry, 2, S. 994–1001. doi:10.1016/S2215-0366(15)00266-7.

Reisch, T.; Steffen, T.; Habenstein, A.; Tschacher, W. (2013): Change in suicide rates in Switzerland before and after firearm restrictions resulting from the 2003 »Army XXL« reform. In: American Journal of Psychiatry, 170, S. 977–984. doi:10.1176/appi.ajp.2013.12091256.

Reisch. T.; Steffen, T.; Eggenberger, N.; Donzel, M. (2014): Suizidprävention bei Brücken: Follow-Up. Forschungsbericht zum Forschungsauftrag AGB 2009/014 (Arbeitsgruppe Brückenforschung). Zürich: VSS.

Routley, V. (2007): Motor vehicle exhaust gas suicide. In: Crisis, 28, S. 28–35. doi:10.1027/0227-5910.28.S1.28.

Ruff, F.; Hemmer, A.; Bartsch, C.; Glasow, N.; Reisch, T. (2018): Suizide während psychiatrischer Hospitalisation. In: Psychiatrische Praxis, 45, S. 307–313. doi:10.1055/s-0043-120888.

Sakinofsky, I. (2014): Preventing suicide among inpatients. In: Canadian Journal of Psychiatry, 59 (3), S. 131–140. doi:10.1177/070674371405900304.

Schmidtke, A.; Maloney, J. (2015): Was ist und wie entsteht ein Suizidhotspot? In: Suizidprophylaxe, 42, S. 53–61.

Simon, R.I. (2007): Gun safety management with patients at risk for suicide. In: Suicide and Life-Threatening Behavior, 37, S. 518–526. doi:10.1521/suli.2007.37.5.518.

Simon, T.; Swann, A.; Powell, K.; Potter, L.; Kresnow, M. u.a. (2001): Characteristics of impulsive suicide attempts and attempters. In: Suicide and Life-Threatening Behavior, 32, S. 49–59. doi:10.1521/suli.32.1.5.49.24212.

Stanley, B.; Brown, G.K.; Brenner, L.A.; Galfalvy, H.C.; Currier, G.W. u.a. (2018): Comparison of the safety planning intervention with follow-up vs usual care of suicidal patients treated in the emergency department. In: JAMA Psychiatry, 75, S. 894–900. doi:10.1001/jamapsychiatry.2018.1776.

Studdert, D.M.; Gurrin, L.C.; Jatkar, U.; Pirkis, J. (2010): Relationship between vehicle emission laws and incidence of suicide by motor vehicle exhaust gas in Australia. An ecological analysis. In: PLOS Medicine, 7, e1000210. doi:10.1371/journal.pmed.1000210.

Teismann, T.; Gysin-Maillart, A. (2019): Krisenintervention und Suizidalität. Weinheim: Beltz.

Teismann, T.; Koban, C.; Illes, F.; Oermann, A. (2016): Psychotherapie suizidaler Patienten. Göttingen: Hogrefe.

Tsai, C.W.; Gunnell, D.; Chou, Y.H.; Kuo, C.J.; Lee, M.B. u.a. (2011): Why do people choose charcoal burning as a method of suicide? An interview based study of survivors in Taiwan. In: Journal of Affective Disorders, 131, S. 402–407. doi:10.1371/journal.pone.0140686.

Värnik, A.; Kölves, K.; Feltz-Cornelis, C.M. van der; Marusic, A.; Oskarsson, H. u.a. (2008): Suicide methods in Europe. A gender-specific analysis of countries participating in the »European Alliance Against Depression«. In: Journal of Epidemiology and Community Health, 62, S. 545–551. doi:10.1136/jech.2007.065391.

Watts, B.V.; Young-Xu, Y.; Mills, P.D. u.a. (2012): Examination of the effectiveness of the Mental Health Environment of Care Checklist in reducing suicide on inpatient mental health units. In: Archives of General Psychiatry, 69, S. 588–592. doi:10.1001/archgenpsychiatry.2011.1514.

Watts, B.V.; Shiner, B.; Young-Xu, Y.; Mills, P.D. (2017): Sustained effectiveness of the mental health environment of care checklist to decrease inpatient suicide. In: Psychiatric Service, 68, S. 405–407. doi:10.1176/appi.ps.201600080.

Wenzel, A.; Brown, G.; Beck, A.T. (2009): Cognitive therapy for suicidal patients. Scientific and clinical applications. Washington, D.C., London: American Psychological Association.

WHO (2014): Preventing suicide. A global imperative. Geneva: WHO Press.

Yip, P.S.F.; Law, C.K.; Fu, K.-W.; Wong, P.W.C.; Xu, Y. (2010): Restricting the means of suicide by charcoal burning. In: The British Journal of Psychiatry, 196, S. 241–242. doi:10.1192/bjp.bp.109.065185.

Zalsman, G.; Hawton, K.; Wasserman, D.; Heringen, K. van; Arensman, E. u.a. (2016): Suicide prevention strategies revisited. A 10-year systematic review. In: The Lancet Psychiatry, 3, S. 646–659. doi:10.1016/S2215-0366(16)30030-X.

Postvention: Hinterbliebene nach einem Suizid

Birgit Wagner

Der Verlust eines Menschen durch einen Suizid kann langfristige psychische, somatische und funktionale Konsequenzen für die Hinterbliebenen haben. Neben den allgemeinen Trauerprozessen, die bei den meisten Todesfällen auftreten können, gibt es sehr spezifische Aspekte, die nach dem Suizid einer nahestehenden Person auftreten können. Zu diesen gehören insbesondere ein wahrgenommenes Stigmatisierungserleben, Schuldgefühle und die »Sinn- und Warum-Frage« bezüglich der Motivation der verstorbenen Person. Diese Faktoren stehen in engem Zusammenhang mit späteren eigenen psychischen Belastungen bis hin zu einem erhöhten Suizidrisiko.
Das vorliegende Kapitel beschreibt das psychosoziale Modell der Postvention, stellt Empfehlungen der Postvention für Behandlerinnen und Behandler nach einem Suizid im Patientenkreis sowie für Hinterbliebene nach dem Suizid einer angehörigen Person vor und beschreibt den aktuellen Forschungsstand therapeutischer Interventionen für die Arbeit mit Suizidhinterbliebenen.

Jedes Jahr versterben weltweit ca. 800.000 Personen durch einen Suizid (WHO 2016) und jeder Suizid hinterlässt Menschen, die direkt oder indirekt betroffen sind. Shneidman (1969) war einer der ersten Suizidologen, der den Begriff der »Postvention« in Zusammenhang mit Hinterbliebenen nach einem Suizid prägte.

In ihrer frühen Definition wurde der Postvention die Aufgabe zugesprochen, psychologische Folgen nach einem Suizid zu lindern. Dies schloss sowohl die Menschen nach einem Suizidversuch als auch die Hinterbliebenen nach einem Suizid ein. Später wurde der Begriff in seiner Definition enger gefasst. Andriessen (2009) beschreibt als Postvention alle Maßnahmen, die für Hinterbliebene nach einem Suizid entwickelt wurden, um zusätzliche Belastungen möglichst zu verhindern und/oder deren Bewältigung zu fördern. Dennoch gibt es keine einheitliche Festlegung darauf, wer zu dem Personenkreis der Hinterbliebenen zählt und die spezifischen Angebote der Postvention erhalten sollte.

Weit gefasst gehören zu der Gruppe der Hinterbliebenen sowohl die nahestehenden Familienangehörigen, der Freundes- und Bekanntenkreis, aber auch

Arbeitskolleginnen und -kollegen, die Nachbarschaft, Lehrerinnen und Lehrer, Mitschülerinnen und Mitschüler, Ärztinnen und Ärzte, Psychologinnen, Psychologen sowie Psychotherapeutinnen und -therapeuten. Auch Personen, die den verstorbenen Menschen vorher nicht kannten und zufällig Zeuge des Suizides wurden oder am Suizid unfreiwillig mitbeteiligt waren (z. B. Lokführerinnen und Lokführer) können zum Kreis der Hinterbliebenen zählen. Auch diese Betroffenengruppe kann durch einen Suizid langfristige psychische Konsequenzen erleiden.

Seit Beginn der Siebzigerjahre wurde in zahlreichen Publikationen untersucht, wie viele Menschen von einem Suizid betroffen sind. Seit der häufig zitierten Publikation von Shneidman (1972) ging man von ca. sechs direkt betroffenen Hinterbliebenen aus. Die damalige Einschätzung basierte jedoch nicht auf empirischen Daten (Cerel u. a. 2019).

Aktuellere Studien schätzen den Kreis der Hinterbliebenen nach einem Suizid wesentlich größer ein. Nach Berman (2011) ist die Anzahl der hiervon betroffenen Menschen abhängig von der Beziehung zu der verstorbenen Person, dem Alter der verstorbenen Person und der Häufigkeit des Kontaktes. So schätzten beispielsweise trauernde Eltern den Betroffenenkreis nach dem Verlust eines Kindes auf ca. 80 Personen (z. B. direkte Familienmitglieder, Mitschülerinnen und Mitschüler, Lehrer, Freundinnen und Freunde) ein, während Hinterbliebene, die einen Lebenspartner/-in durch Suizid verloren hatten, diesen Kreis mit ca. 60 Personen angaben. Cerel und Kollegen (2019) stellten Teilnehmenden einer Telefonbefragung in den USA die Frage, ob sie jemanden kennen würden, der oder die durch einen Suizid verstorben ist und kamen zu dem Ergebnis, dass ca. 135 Personen von einem Suizid betroffen sind.

Insgesamt legen die bisherigen Studien nahe, dass es eine hohe Varianz in der Einschätzung des Betroffenenkreises gibt. Dennoch ist es relevant eine Unterscheidung der Qualität des Kontaktes zur verstorbenen Person vorzunehmen: Es ist nicht vergleichbar, jemanden zu kennen, der oder die durch einen Suizid verstorben ist (z. B. Nachbarn in der gleichen Straße), durch den Suizid direkt betroffen zu sein (z. B. Arbeitskollegen, Zeuge sein) oder um diesen Menschen tatsächlich zu trauern (z. B. Suizid eines Kindes oder Lebenspartners).

Eine geeignetere Einschätzung geben hingegen Prävalenzdaten zum Risiko, entweder ein nahes Familienmitglied, Freunde oder Bekannte durch einen Suizid zu verlieren. Andriessen und Kollegen (2017) zeigten in ihrer Metaanalyse, dass die Lebenszeitprävalenz, ein nahes Familienmitglied durch einen Suizid zu verlieren, bei 3,9 Prozent liegt, während das Erleben eines Suizides innerhalb des Freundes- und Bekanntenkreises eine Prävalenz von

14,5 Prozent aufweist. Die Lebenszeitprävalenz in Bezug auf alle Suizide im nahen und weiteren Umfeld lag bei 29,4 Prozent. Das bedeutet, dass ein Suizid einer nahestehenden Person ein relativ häufig auftretendes Lebensereignis ist, sich allerdings in seiner Prävalenz in Abhängigkeit von der familiären Nähe unterscheidet. Der Bedarf an Unterstützung für Hinterbliebene nach einem Suizid betrifft neben der psychologischen Unterstützung häufig auch den sozialen, juristischen und finanziellen Bereich. So können Hinterbliebene beispielsweise im Rahmen ihres Erbes mit Schadensersatzforderungen belangt werden, wenn der Suizid finanziellen und/oder materiellen Schaden verursacht hat (z.B. Arbeitsunfähigkeit des Zugfahrers).

Psychische Folgen nach einem Suizid

Der Suizid eines Menschen hinterlässt häufig langfristige psychosoziale und somatische Folgen für die Hinterbliebenen, insbesondere wenn diese nahe Familienmitglieder der verstorbenen Person gewesen sind. In einer dänischen bevölkerungsbasierten Studie mit 6,7 Millionen Personendaten wurde die psychische Gesundheit von Hinterbliebenen nach dem Suizid der Lebenspartnerin oder des Lebenspartners untersucht (Erlangsen u.a. 2017). Die Ergebnisse zeigten deutlich, dass hinterbliebene Lebenspartner ein signifikant höheres Risiko hatten, eine affektive Störung, Angststörung, suizidales Verhalten, Posttraumatische Belastungsstörung und Alkohol- und Substanzmissbrauch aufzuweisen als die Allgemeinbevölkerung. Darüber hinaus zeigten die hinterbliebenen Lebenspartner eine erhöhte Prävalenz an Krankschreibungstagen, Arbeitsunfähigkeit oder Frühberentung im Vergleich zur Allgemeinbevölkerung auf.

In einer bevölkerungsbasierten kanadischen Studie mit Suizidhinterbliebenen (N = 1415) litten 45 Prozent an mindestens einer psychischen Störung, darunter 30 Prozent der Eltern, die in den zwei Jahren nach dem Suizid ihres Kindes eine Depression und 23 Prozent eine Angststörung zeigten (Bolton u.a. 2013).

Brent und Kollegen (2009) untersuchten Kinder und junge Erwachsene im Alter von 7 bis 25 Jahren, deren Elternteil durch einen Suizid gestorben waren. Die Ergebnisse zeigten, dass die Studienteilnehmer im Zeitraum bis 21 Monate nach dem Verlust eine erhöhte Depressionsrate aufwiesen und häufiger von Alkohol- und Substanzmissbrauch berichteten. Risikofaktoren waren der Verlust der Mutter, anhaltende Trauerstörung und ein allgemeiner ungünstiger Bewältigungsstil. Ein Teil der hinterbliebenen Angehörigen findet die verstorbene Person selbst auf, da sich der Suizid in der gemeinsamen Wohnung oder im Haus ereignet hat oder müssen den Menschen, um den sie trauern, identifizieren. Aus diesem Grund sind die Hinterbliebenen häufig mit traumatisierenden Bildern durch Geschehnisse um den Suizid belastet und leiden nicht selten an einer Posttraumatischen Belastungsstörung. Tatsächlich weisen Hinterbliebene nach einem Suizid ein fast sechsfach erhöhtes Risiko auf, an einer Posttraumatischen Belastungsstörung zu erkranken (Erlangsen u.a. 2017).

Neben den psychischen Belastungen weisen Hinterbliebene nach einem Suizid auch langfristige somatische Beeinträchtigungen auf. Spillane und Kollegen (2017) fanden in fünf Studien ihres systematischen Überblicksartikels einen Zusammenhang zwischen dem Verlust durch einen Suizid und einem erhöhten Risiko an Herz-Kreislauf-Erkrankungen, Bluthochdruck, Diabetes und COPD zu leiden. 51 Prozent der Eltern nach dem Suizid eines Kindes wiesen innerhalb der ersten zwei Jahre nach dem Suizid mindestens eine somatische Erkrankung auf (Bolton u.a. 2013). Weitere Studien zeigten, dass die Betroffenen an Schlafstörungen, Magenschmerzen und Kopfschmerzen litten sowie ein deutlich erhöhtes Risiko hatten, stationär behandelt werden zu müssen (Brent u.a. 2009; Pitman u.a. 2014).

Hinterbliebene nach einem Suizid weisen häufig ein erhöhtes Suizidrisiko auf und Studien zeigen, dass bei 9 bis 49 Prozent der Suizidangehörigen eine erhöhte Suizidalität in Bezug auf Suizidgedanken und Suizidhandlungen vorliegt (Molina u.a. 2019). Aus diesem Grund bezeichnet die WHO Suizidhinterbliebene als Hochrisikogruppe für Suizide und beschreibt die Nachsorge dieser Betroffenengruppe im Rahmen einer Postvention als wesentlichen Bestandteil der nationalen und internationalen Suizidprävention (Diekstra 1989)

Suizidalität und Mortalität von Suizidhinterbliebenen

Zahlreiche epidemiologische Studien belegen, dass Hinterbliebene nach einem Suizid ein höheres Mortalitätsrisiko haben als die Allgemeinbevölkerung. Dies betrifft insbesondere das Risiko, ebenfalls durch einen Suizid zu sterben.

In einer schwedischen Studie zum Mortalitätsrisiko von überlebenden Geschwisterkindern (N = 160.588) hatte der Suizid eines Geschwisters in allen Altersgruppen (18 bis 69 Jahre) ein bis zu 3,1-fach erhöhtes Mortalitätsrisiko zur Folge (Rostila u. a. 2012, 2013, 2014). In einer weiteren dänischen bevölkerungsbasierten Studie (N = 5.005.029) zeigten Menschen, die ein Geschwisterteil durch Suizid in der Kindheit verloren hatten, ein deutlich erhöhtes Risiko, ebenfalls durch Suizid zu versterben (Yu u. a. 2017).

Guldin und Kollegen (2015) untersuchten die Folgen des Suizides eines Elternteils in den ersten 18 Lebensjahren in Bezug auf die spätere Suizidalität im Erwachsenenalter der Kinder (N = 7.302.033). Die erwachsenen Kinder hatten ein 82 Prozent höheres Risiko, durch einen Suizid zu sterben, wenn ein Elternteil sich durch Suizid das Leben nahm.

In einer dänischen bevölkerungsbasierten Studie (N = 6.700.000) mit hinterbliebenen Lebenspartnerinnen und -partnern nach einem Suizid wurde eine ebenso erhöhte Mortalitätsrate für alle Todesursachen (z. B. Tod durch Erkrankung) im Vergleich zur Allgemeinbevölkerung gefunden. Darüber hinaus zeigten die hinterbliebenen Menschen insbesondere in den ersten fünf Jahren nach dem Suizid der Lebenspartnerin oder des Lebenspartners ein signifikant erhöhtes Risiko, ebenfalls durch einen Suizid zu versterben (bei Männer 6,4-fach, bei Frauen 8,5-fach erhöhtes Risiko). Das heißt, dass hinterbliebene Angehörige nach einem Suizid nicht nur ein erhöhtes Risiko besitzen, ebenso durch einen Suizid zu versterben, sondern auch durch andere Todesumstände.

Die empirischen Daten zeigen, dass Suizidhinterbliebene insgesamt deutlich vulnerabler für suizidales Verhalten und suizidale Krisen sind (Piper u. a. 2001). Einflussfaktoren dafür sind beispielsweise Nachsterbewünsche, der Wunsch nach einer Wiedervereinigung, Stigmatisierungserleben durch den Suizid, belastende Schuld- und Schamgefühle sowie das Nachahmungsmodell (Wagner, Hofmann 2020).

Eine britische Studie fand bei jungen Hinterbliebenen nach einem Suizid (N = 3.432) ein erhöhtes Risiko, selbst einen Suizidversuch zu unternehmen (Pitman u. a. 2016 a). Andere Studien zeigten, dass mehr als die Hälfte der Hinterbliebenen an einer Depression leiden und 20 Prozent an einer Alkoholabhängigkeit, wobei insbesondere die Kombination der verschiedenen Störungsbilder das höchste Suizidrisiko für die hinterbliebenen Angehörigen aufweist (Mitchell u. a. 2005).

Trauerreaktionen nach einem Suizid

In den vergangenen Jahren wurde immer wieder diskutiert, inwieweit sich der Trauerverlauf nach einem Suizid von dem anderer Todesumstände unterscheidet (z. B. Unfälle, Tod nach Erkrankungen, Tötungsdelikte). Die Trauerverarbeitung eines Suizides zeigt zahlreiche Überlappungen mit anderen Todesumständen auf (Wagner, Hofmann 2020). Zu diesen Trauerreaktionen gehören beispielsweise die Sehnsucht nach der verstorbenen Person, Traurigkeit, Schwierigkeit, den Tod zu akzeptieren, oder der Trennungsschmerz. Neben diesen allgemeinen Trauersymptomen stellt sich nach einem Suizid häufig zusätzlich das Gefühl von Schuld und Mitverantwortung am Suizid, die »Sinn-und-Warum-Frage«, ein starkes Verlassenheitsgefühl und Zurückweisungserleben, Gefühle der Wut, ein erhöhtes eigenes Suizidrisiko und Stigmatisierungserleben ein (Jordan, McIntosh 2011).

Der Verlust einer nahestehenden Person durch einen Suizid kommt für die Angehörigen häufig unerwartet, auch wenn die verstorbene Person in der Zeit davor an einer psychischen Störung gelitten hat. Häufig existieren präsuizidale familiäre Belastungen, wie beispielsweise partnerschaftliche Konflikte, häusliche Gewalt und Trennungen (Wagner 2013). Das Zusammenleben mit einem Menschen, der selbstschädigende Verhaltensweisen zeigt oder unter Alkohol- und Substanzabhängigkeit leidet, hinterlässt Familienstrukturen, die schon vor dem Suizid vulnerabel und pathologisch waren und einen späteren Trauerprozess erschweren und intensivieren können.

Verschiedene Studien gehen von einer Prävalenzrate der anhaltenden Trauerstörung bei Suizidhinterbliebenen von 43 bis 80 Prozent aus (Bellini u. a. 2018; Shear u. a. 2011). Die Prävalenzraten sind allerdings abhängig vom Zeitraum des Verlustes und von der Beziehung zu der verstorbenen Person. Mitchell und Kollegen (2005) diagnostizierten bei 43 Prozent der Hinterbliebenen nach einem Suizid eine anhaltende Trauerstörung. Die höchsten Prävalenzraten der anhaltenden Trauerstörung zeigten insbesondere hinterbliebene Kinder (80 Prozent) und Ehepartner (78 Prozent) sowie verwaiste Eltern (67 Prozent) auf. Ähnlich hohe Prävalenzraten mit 68 Prozent für die anhaltende Trauerstörung wurden in einer italienischen Studie gefunden (Bellini u. a. 2018). Die anhaltende Trauerstörung stand in Zusammenhang mit wahrgenommener Hoffnungslosigkeit und Depression. Feigelman und Kollegen (2008) untersuchten insgesamt 540 Eltern, deren Kind entweder durch Suizid, andere traumatische Todesumstände oder aufgrund eines natürlichen Todes verstarben. Die Ergebnisse zeigten, dass Eltern, deren Kind durch Suizid verstarb, größere Schwierigkeiten in ihrer Trauerverarbeitung hatten und häufiger an psychischen Störungen litten als andere Elterngruppen. Im Langzeitverlauf zeigte diese Studie jedoch, dass sich durch die seit dem Verlust vergangene Zeit die meisten Unterschiede aufhoben. Innerhalb von drei bis fünf Jahren nach dem Verlust nahmen die Trauerreaktionen der Suizidhinterbliebenen kontinuierlich ab. Ähnliche Befunde konnte eine finnische prospektive Langzeitstudie mit Suizidhinterbliebenen bestätigen (Saarinen u. a. 2000). Die psychischen Belastungen durch den Suizid waren in der akuten Phase nach dem Tod am höchsten, nahmen aber drei Jahren nach dem Verlust stark ab. Auch McIntosh und Kollegen (1992) fanden innerhalb der ersten zwei Jahre Unterschiede zwischen Suizidhinterbliebenen und Hinterbliebenen anderer Todesarten. Diese Unterschiede konnten aber nach zwei Jahren nicht mehr bestätigt werden.

Anhaltende Trauerreaktionen nach einem Suizid treten in den ersten zwei Jahren nach dem Verlust am häufigsten auf. Die Verarbeitung des Verlustes unterscheidet sich qualitativ von anderen Todesfällen und wird als komplexer erlebt. Dennoch zeigen Langzeituntersuchungen, dass eine psychische Adaption im Lauf der Jahre möglich ist.

Spezifische Faktoren nach einem Suizid

Stigmatisierung Einer der wichtigsten Einflussfaktoren auf die psychische Gesundheit und das suizidale Verhalten der Hinterbliebenen ist das Stigmatisierungserleben als Folge des Suizides (Pitman u. a. 2016 b). Trotz zunehmender Aufklärung zum Thema Suizid, nimmt nach wie vor ein Großteil der Suizidhinterbliebenen Stigmatisierung durch ihre soziale Umwelt wahr. Ein systematischer Review zeigte auf, dass 31 bis 87 Prozent der Suizidhinterbliebenen von Stigmatisierungserleben betroffen sind (Hanschmidt u. a. 2016). Gründe hierfür sind unter anderem fehlendes Wissen über psychische Störungen und die anhaltende Tabuisierung des Themas Suizidalität in der Gesellschaft.

Stigmatisierungserleben stellt für die Hinterbliebenen neben ihrer Trauerverarbeitung eine zusätzliche schwere Belastung dar. So fanden empirische Studien einen deutlichen Zusammenhang zwischen Stigmatisierungserleben, Suizidversuchen und beruflicher Belastungsfähigkeit (Pitman u. a. 2016 a).

In einer Studie von Range und Calhoun (1990) gaben 76 Prozent der befragten Trauernden nach einem Unfalltod an, dass sie die sozialen Kontakte mit ihrer Umwelt als positiv erlebten, wohingegen nur 27 Prozent der Suizidhinterbliebenen von positiven Kontakten nach dem Suizid berichteten. Das Verhalten der sozialen Umwelt führte dazu, dass lediglich etwas weniger als die Hälfte der befragten Suizidhinterbliebenen eine ausreichende soziale Unterstützung erhielt (Pitman u.a. 2017). Als Konsequenz gaben 44 Prozent der Befragten in dieser Studie an, den Suizid zu verheimlichen.

Typisches Stigmatisierungsverhalten erleben die Hinterbliebenen in direkten verbalen und nonverbalen sozialen Interaktionen. Regelmäßig berichten Hinterbliebene davon, dass beispielsweise das Gespräch über den Suizid vom Gegenüber völlig vermieden, dem Hinterbliebenen aus dem Weg gegangen wird und es zu Kontaktabbrüchen oder Schuldzuweisungen kommt (Azorina u.a. 2019). Gesprächssituationen zeichnen sich oft durch Unbeholfenheit des Gegenübers aus und dies führt wiederum zu einem sozialen Rückzug der trauernden Angehörigen (Azorina u.a. 2019). Isolation, Selbststigmatisierung und ein mangelndes Selbstwertgefühl können die Folgen von wahrgenommener Stigmatisierung sein (Oexle, Rüsch 2018). Dies führt bei den Hinterbliebenen zu einem erhöhten sozialen Rückzug und zu weniger sozialer Unterstützung durch andere. Abbildung 1 (S. 242) beschreibt in einem *psychosozialen Modell* den Einfluss der verstorbenen Person, der Gesellschaft und der sozialen Umwelt auf die Suizidhinterbliebenen und die daraus resultierenden Folgen.

Schuldgefühle und Verantwortungszuschreibung treten häufig nach dem Verlust einer nahestehenden Person durch einen Suizid auf. Hinterbliebene leiden beispielsweise unter Selbstvorwürfen, den Ernst der Situation nicht richtig eingeschätzt zu haben oder vielleicht selbst der Anlass für die suizidale Handlung gewesen zu sein, wie beispielsweise durch eine Trennung oder vorangegangene Konflikte mit der verstorbenen Person. Trauernde Eltern werfen sich vor, eventuelle Warnsignale bei ihrem Kind übersehen zu haben und den Suizid hätten verhindern zu können (Foggin u.a. 2016).

Schuldgefühle stehen im engen Zusammenhang mit dem Bedauern über die Qualität der Beziehung, in der vielleicht bestimmte Themen nicht angesprochen werden konnten oder mit dem Gefühl, beispielweise als Elternteil oder Lebenspartner versagt zu haben. Obwohl Suizidhinterbliebene sehr häufig Schuldgefühle erleben, gibt es bisher noch keine einheitliche Begriffsdefinition von Schuld als psychologisches Konzept bei der Trauer von Hinterbliebenen.

Li und Kollegen (2014, S. 166) beschreiben Schuld im Kontext der Trauer folgendermaßen: »Schuld ist eine emotionale Trauerreaktion, welche mit

ABBILDUNG 1 Psychosoziales Modell für Hinterbliebene nach einem Suizid

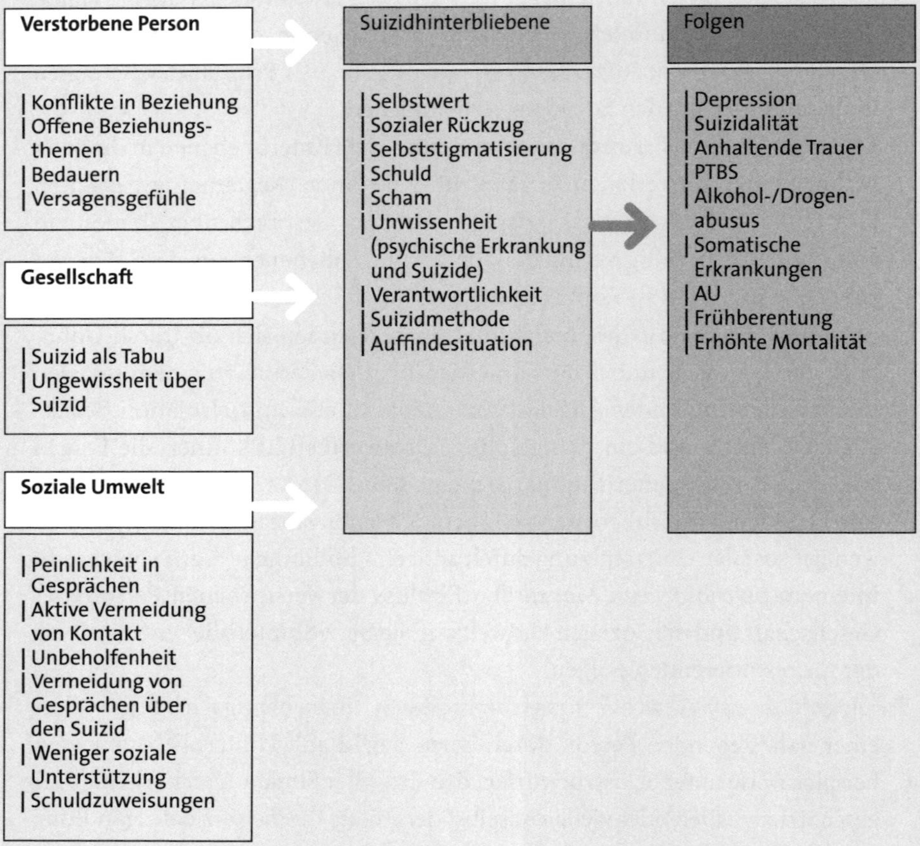

Selbstvorwürfen einhergeht, den eigenen inneren Standards und Erwartungen gegenüber der verstorbenen Person und/oder deren Tod nicht entsprochen zu haben.« Das Schulderleben geht mit einer moralischen Abwertung des eigenen Selbst einher und Annahmen wie »Ich bin nicht liebenswert, sonst hätte sich mein Vater nicht das Leben genommen« oder »Ich habe als Mutter völlig versagt, sonst hätte ich den Suizid meines Sohnes verhindern können«, sind Beispiele für übertriebene Verallgemeinerungen oder eine falsche Verantwortungsübernahme für den Suizid (Wagner 2019).

Durch die häufig persistierenden Schuldgefühle ziehen sich die Angehörigen von sozialen Kontakten zurück, insbesondere dann, wenn die soziale Umwelt sie ebenfalls meidet und ihnen aus dem Weg geht. Die Wahrnehmung, dass das eigene Versagen auch von der sozialen Umwelt so beurteilt wird, verstärkt das Scham- und Stigmatisierungserleben der Hinterbliebenen (siehe Abbildung 1, S. 242). Darüber hinaus entstehen Schuldgefühle auch durch die übersteigerte Selbsteinschätzung der eigenen Einflussmöglichkeiten zum damaligen Zeitpunkt und sind dabei immer sekundäre Bewertungen, die im Nachhinein über ein vergangenes Ereignis abgegeben werden (Boos 2005). Schuldgefühle generieren sich somit aus einer aktuellen Logik über die damaligen Geschehnisse heraus.

Die »Sinn- und Warum-Frage« Der Tod durch einen Suizid geht oft mit einer starken Gewalteinwirkung einher (z. B. Schienensuizid, Sprung in die Tiefe) und viele Hinterbliebene haben Schwierigkeiten zu verstehen, warum der Mensch, um den sie trauern, zu einer solchen Handlung gegen sich selbst in der Lage war. Sie stellen die bisherige Beziehung infrage und fragen sich, weshalb er oder sie nicht vorher das Gespräch mit ihnen suchte oder sie in die Entscheidung zum Suizid miteinbezogen hat. Die Unfassbarkeit der suizidalen Handlung ist für viele Hinterbliebene nur schwer nachzuvollziehen und sie stellen sich deswegen oft die »Sinn-und-Warum-Frage«. Sie versuchen zu verstehen, wie es dem verstorbenen Menschen kurz vor dem Suizid ergangen ist und an welchen Punkten sie den Suizid eventuell hätten verhindern können. Sie versuchen zu verstehen, welche gedanklichen Prozesse dem Suizid vorausgingen.

Eine Beantwortung der vielen offenen Fragen nach dem »Warum« könnten den Hinterbliebenen Abschiedsbriefe geben, allerdings hinterlässt nur eine Minderheit der Menschen, die durch einen Suizid versterben, tatsächlich einen Abschiedsbrief: Cerel und Kollegen (2015) untersuchten in einer bevölkerungsbasierten Studie insgesamt 2.936 Suizide, um die Frage zu klären, ob es bestimmte Zusammenhänge im Hinblick auf das Verfassen von Abschiedsbriefen gibt. Insgesamt hinterließen nur ca. 18 Prozent tatsächlich einen Abschiedsbrief und es konnten keine Zusammenhänge in Bezug auf Demografie oder Suizidart gefunden werden.

Ähnliche Ergebnisse konnten in einer weiteren Studie bestätigt werden (Eisenwort u. a. 2007). Auch hier zeigte sich, dass sich diejenigen, die einen Abschiedsbrief hinterließen bezüglich ihres Suizidmotives nicht von denjenigen, die keinen Brief hinterließen, unterschieden. Eisenwort und Kollegen (2007) kamen zu dem Schluss, dass sich die beiden Gruppen unter Umständen nur dadurch unterschieden, dass die eine Gruppe gern Briefe schreibt und die andere nicht. Dennoch kann ein Abschiedsbrief für die Hinterbliebenen insbesondere dann eine Hilfe sein, wenn dieser ihnen mit den eigenen Worten der verstorbenen Person die Verantwortung an deren Tod abnimmt und diese darin noch einmal die Motive für den Suizid aus ihrer Sicht darstellt. Abschiedsbriefe können ferner auch dazu beitragen, Zweifel auszuräumen, ob der Tod tatsächlich ein Suizid war.

Der Suizid eines Patienten

Studien gehen davon aus, dass ca. 51 bis 82 Prozent der Psychiaterinnen und Psychiater sowie 22 bis 39 Prozent der Psychologinnen und Psychologen oder Psychotherapeutinnen und Psychotherapeuten den Suizid eines Patienten in ihrer beruflichen Tätigkeit erleben (DRANSART u.a. 2017). Wenn ein ärztlicher oder therapeutischer Kontakt durch den Suizid der Patientin oder des Patienten vorzeitig beendet wird, stellt dies für die Behandler eine besondere Form des Verlustes dar. Die Behandler sind der verstorbenen Person emotional nahe gewesen und oft verband sie eine intensive therapeutische Beziehung. Dennoch stehen die Behandler durch die beruflichen Gegebenheiten (z.B. Patienten- und Datenschutz) außerhalb des direkten sozialen Umfeldes ihrer Patientinnen und Patienten. An gesellschaftlichen Abschiedsritualen wie beispielsweise Trauerfeiern, Beerdigungen nehmen sie in der Regel nicht teil. Die Trauerverarbeitung findet zumeist allein oder ausschließlich mithilfe von supervisorischer bzw. kollegialer Unterstützung statt.

Der Suizid einer Patientin oder eines Patienten kann eine emotionale, aber auch eine berufliche Krise bei der behandelnden Person auslösen. Ähnlich wie bei den nahen Angehörigen löst der Suizid ein Gefühl von Schock und Traurigkeit aus (VEILLEUX 2011). In Studien berichten Behandlerinnen und Behandler von Intrusionen bezüglich der Todesumstände, Schlafstörungen und Konzentrationsstörungen (DRANSART u.a. 2017). Sie stellen ihr berufliches Handeln und ihre Kompetenz infrage. Sie versuchen rückblickend nachzuvollziehen, inwieweit ihnen ein therapeutischer Fehler unterlaufen ist, wie beispielsweise die Frage »Was habe ich übersehen?«, »Wieso habe ich die Person falsch eingeschätzt?«. Schuldgefühle und ein Gefühl der Scham bezüglich ihres selbst erlebten »Versagens« sind häufige Gefühle nach dem Suizid einer behandelten Person. Hinzu kommen Ängste, inwieweit Angehörige ihnen die Verantwortung übertragen und sie eventuell juristisch belangt werden können (VEILLEUX 2011). Als Konsequenz werden Behandlerinnen und Behandler bei der Aufnahme von neuen Fällen vorsichtiger und wählen eher »leichtere«, um eine mögliche Suizidalität bei ihren Patientinnen und Patienten einzugrenzen.

Obwohl der Suizid von Patientinnen und Patienten häufig in der klinischen Praxis auftritt, gibt es nur wenig Literatur oder existierende Curricula zur Postvention für die behandelnden Personen. Spezifische Trainings und Schulungen zu Patientensuiziden innerhalb der Ausbildung und Fortbildung finden nach wie vor nur selten statt (Becker u.a. 2017) und häufig erhalten die betroffenen Behandlerinnen und Behandler nur unzureichend emotionale und institutionelle Unterstützung (Mangurian u.a. 2009). Aus diesem Grund ist ein protokolliertes Vorgehen nach einem Suizid einer behandelten Person innerhalb eines Kliniksettings empfehlenswert, sowohl um den Behandlerinnen und Behandlern eine emotionale Entlastung anzubieten als auch um das weitere Vorgehen in Bezug auf den Suizid und seine Konsequenzen für die Einrichtung festzulegen. Dieses Protokoll sollte die folgenden Aspekte berücksichtigen (ergänzt nach Becker u.a. 2017; Plener 2015):

- Klare Festlegung von Ansprechpartnerinnen und -partnern innerhalb des klinischen Settings im Falle eines Patientensuizides (z.B. Klinikleitung, oberärztliche Leitung, Rechtsabteilung, Polizei, Staatsanwaltschaft);
- Umgang und Kommunikation mit den Angehörigen nach dem Suizid (z.B. Überbringung der Todesnachricht, Angehörigengespräch, weitere Kontakte mit Angehörigen, Erlernen von Gesprächstechniken »breaking bad news«);
- Berücksichtigung der Schweigepflicht;
- Kommunikation mit den Mitpatientinnen und -patienten nach dem Suizid (z.B. Art und Weise der Übermittlung der Todesnachricht, Erhöhung therapeutischer Sitzungen, Vermeidung von Peer-Effekten);
- Suizidkonferenz zur Entlastung der Mitarbeitenden und zur Qualitätssicherung;
- niedrigschwelliger Teamsupport in der Klinik;
- Angebote für eine Krisenintervention für direkt betroffene Behandlerinnen und Behandler;
- externe Supervision.

Neben den negativen persönlichen Folgen eines Suizides im Patientenkreis kann diese belastende Erfahrung trotz alledem auch zu einer persönlichen und beruflichen Weiterentwicklung beitragen. Die Auseinandersetzung mit den Geschehnissen im Zusammenhang mit dem Suizid mithilfe von Supervision, Teamsupport und Suizidkonferenzen kann zu einem verbesserten Verständnis im Umgang mit den betroffenen Menschen und zu einer

Kompetenzerweiterung im Bereich der Krisenintervention und Diagnostik führen (Dransart u.a. 2017).

Interventionen für Hinterbliebene nach einem Suizid

Hinterbliebene nach einem Suizid sind eine hoch belastete Gruppe und leiden häufig unter psychosozialen und funktionalen Beeinträchtigungen wie beispielsweise Arbeitsunfähigkeit, Frühberentung oder Klinikaufenthalte (Wilcox u.a. 2015). Aus diesem Grund spielen Interventionen, die sich spezifisch an Hinterbliebene nach einem Suizid richten, eine wichtige Rolle in der Versorgung dieser Hochrisikogruppe. Trotzdem nimmt diese Gruppe der Trauernden nur selten professionelle Hilfe in Anspruch.
Eine Studie aus Großbritannien zeigte, dass insbesondere Suizidangehörige seltener formelle (z.B. Psychotherapie, ärztliche Behandlung) oder informelle Unterstützung (z.B. Freundinnen und Freunde, religiöse Beratung) erhielten und nur jede vierte befragte Person überhaupt eine Form der Unterstützung in Anspruch nahm. Gründe für die geringe Inanspruchnahme sind beispielsweise das mangelnde Versorgungsangebot oder die Angst vor Stigmatisierung (Pitman u.a. 2017). Gleichzeitig gibt es bisher nur wenige Interventionen, die sich spezifisch an die Gruppe der Suizidangehörigen richteten und dazu empirisch validiert wurden.
Linde und Kollegen (2017) konnten in ihren systematischen Überblicksartikel zu psychologischen Interventionen für Suizidangehörige insgesamt nur sieben Studien einschließen. Zwar zeigten die eingeschlossenen Interventionen insgesamt einen positiven Behandlungseffekt, allerdings meistens nur bezüglich einiger weniger Symptome. In dieser Übersichtsarbeit konnten fünf der sieben eingeschlossenen Studien eine Reduktion der Trauersymptomatik nach Beendigung der Intervention nachweisen. Der Großteil der durchgeführten Studien wurde in Form von Gruppeninterventionen durchgeführt. Die methodische Qualität der Studien wurde insgesamt als schwach bewertet (z.B. keine Randomisierung der Teilnehmenden, keine »Intention-to-Treat-Auswertungen«) und die Stichprobengröße wies eine hohe Varianz auf.
In einem weiteren systematischen Review bewerteten McDaid und Kollegen (2008) insgesamt acht Studien und bemängelten ebenfalls, dass darunter nur eine Studie keine methodologischen Mängel aufwies. Die meisten Studien

beruhten nicht auf randomisierten Kontrollgruppendesigns oder die Randomisierung wurde nicht standardmäßig durchgeführt. Die einzige Studie, die den wissenschaftlichen Standards entsprach, fand allerdings keine signifikanten Unterschiede zwischen der Interventions- und Kontrollgruppe in Bezug auf der Trauersymptomatik (de Groot u.a. 2007). Die Ergebnisse der beiden systematischen Reviews unterstreichen den Mangel an evidenzbasierten Interventionen für diese Trauergruppe und der Wirksamkeitsnachweis ist nur eingeschränkt gegeben.
Im Rahmen einer webbasierten Gruppenintervention wird derzeit eine kognitiv-verhaltenstherapeutische Intervention für Angehörige nach einem Suizid evaluiert (Wagner u.a. 2020). In den Sitzungen wird zu Beginn ein Video gezeigt, in dem durch Schauspieler dargestellt betroffene Hinterbliebene von ihren Erfahrungen nach dem Suizid von Angehörigen berichten. Diesen Videos schließt sich eine Gruppendiskussion zu spezifischen Themen wie zum Beispiel der Umgang mit Schuldgefühlen und der »Sinn-und-Warum-Frage« an. Für die Zeit zwischen den Sitzungen erhalten die Teilnehmenden Anregungen zu vertiefenden Übungen (z.B. Schreibaufgaben oder Entwicklung von Ritualen), die den Therapieprozess unterstützen sollen.

Fazit und Ausblick

In den vergangenen Jahrzehnten konnte ein wachsendes Interesse an der Postvention im Rahmen der nationalen und internationalen Forschung im Bereich der Suizidprävention verzeichnet werden. Die empirischen Daten verdeutlichen, dass der Suizid einer nahestehenden Person langfristige Folgen für die Hinterbliebenen haben kann, bis hin zu einer erhöhten Mortalität.
Aus diesem Grund steht für die Zukunft der Postvention eine Reihe von wichtigen Herausforderungen an. Diese liegen zum einen im Bereich der gesellschaftlichen Aufklärung. Um Stigmatisierung von Suizidangehörigen zu reduzieren, bedarf es einer verbesserten Aufklärung zum Thema psychische Störungen, Hilfsangebote und Unterstützungsmöglichkeiten sowie einer Enttabuisierung des Themas Suizid. Darüber hinaus bedarf es verbesserter Versorgungsstrukturen für Maßnahmen der Primär-, Sekundär- oder Tertiärprävention für Hinterbliebene nach einem Suizid. Zukünftige Forschung sollte insbesondere zu einer Verbesserung der Verfügbarkeit von evidenzbasierten psychologischen Interventionen beitragen.

Weiterführende Literatur

ANDRIESSEN, K.; KRYSINSKA, K.; GRAD, O. T. (Hg.) (2017): Postvention in action. The international handbook of suicide bereavement support. Göttingen: Hogrefe Verlag.

PAUL, C. (2010): Schuld-Macht-Sinn. Arbeitsbuch für die Begleitung von Schuldfragen im Trauerprozess. Gütersloher Verlagshaus.

WAGNER, B. (2019): Psychotherapie mit Trauernden. Weinheim, Basel: Beltz.

Literatur

ANDRIESSEN, K. (2009): Can postvention be prevention? In: Crisis, 30 (1), S. 43–47. doi:10.1027/0227-5910.30.1.43.

ANDRIESSEN, K.; RAHMAN, B.; DRAPER, B.; DUDLEY, M.; MITCHELL, P. B. (2017): Prevalence of exposure to suicide. A meta-analysis of population-based studies. In: Journal of Psychiatric Research, 88, S. 113–120. doi:10.1016/j.jpsychires.2017.01.017.

AZORINA, V.; MORANT, N.; NESSE, H.; STEVENSON, F.; OSBORN, D. u. a. (2019): The perceived impact of suicide bereavement on specific interpersonal relationships. A qualitative study of survey data. In: International Journal of Environmental Research and Public Health, 16 (10). doi:10.3390/ijerph16101801.

BECKER, K.; MANTHEY, T.; KAESS, M.; BROCKMANN, E.; ZIMMERMANN, F. u. a. (2017): Postvention bei Suizid. Was man als Kinder-und Jugendpsychiater und-therapeut wissen sollte. In: Zeitschrift für Kinder-und Jugendpsychiatrie und Psychotherapie, 45, S. 475–482. doi:10.1024/1422-4917/a000512.

BELLINI, S.; ERBUTO, D.; ANDRIESSEN, K.; MILELLI, M.; INNAMORATI, M. u. a. (2018): Depression, hopelessness, and complicated grief in survivors of suicide. In: Frontiers in Psychology, 9, S. 198. Psychology, 9, S. 198. doi:10.3389/fpsyg.2018.00198.

BERMAN, A. L. (2011): Estimating the population of survivors of suicide. Seeking an evidence base. In: Suicide and Life-Threatening Behavior, 41 (1), S. 110–116. doi:10.1111/j.1943-278X.2010.00009.x.

BOLTON, J. M.; AU, W.; LESLIE, W. D.; MARTENS, P. J.; ENNS, M. W. u. a. (2013): Parents bereaved by offspring suicide. A population-based longitudinal case-control study. In: JAMA Psychiatry, 70 (2), S. 158–167. doi:10.1001/jamapsychiatry.2013.275.

Brent, D.; Melhem, N.; Donohoe, M. B.; Walker, M. (2009): The incidence and course of depression in bereaved youth 21 months after the loss of a parent to suicide, accident, or sudden natural death. In: The American Journal of Psychiatry, 166 (7), S. 786–794. doi:10.1176/appi.ajp.2009.08081244.

Cerel, J.; Moore, M.; Brown, M. M.; van de Venne, J.; Brown, S. L. (2015): Who leaves suicide notes? A six year population based study. In: Suicide and Life-Threatening Behavior, 45 (3), S. 326–334. doi:10.1111/sltb.12131.

Cerel, J.; Brown, M. M.; Maple, M.; Singleton, M.; van de Venne, J. u. a. (2019): How many people are exposed to suicide? Not six. In: Suicide and Life-Threatening Behavior, 49 (2), S. 529–534. doi:10.1111/sltb.12450.

de Groot, M.; de Keijser, J.; Neeleman, J.; Kerkhof, A.; Nolen, W. u. a. (2007): Cognitive behaviour therapy to prevent complicated grief among relatives and spouses bereaved by suicide. Cluster randomised controlled trial. In: British Medical Journal, 334 (7601), S. 994. doi:10.1136/bmj.39161.457431.55.

Diekstra, R. F. (1989): Suicide and the attempted suicide. An interntional perspective. In: Acta Psychiatrica Scandinavica, 80 (S354), S. 1–24. doi:10.1111/j.1600-0447.1989.tb03043.x.

Dransart, D. A. C.; Treven, M.; Grad, O. T.; Andriessen, K. (2017): Impact of client suicide on health and mental health professionals. In: Andriessen, K.; Krysinska, K.; Grad, O. T. (Hg.): Postvention in action: The international handbook of suicide bereavement support. Göttingen: Hogrefe Publishing, S. 245–254.

Eisenwort, B.; Berzlanovich, A.; Heinrich, M.; Schuster, A.; Chocholous, P. u. a. (2007): Suizidologie. Abschiedsbriefe und ihre Themen. In: Der Nervenarzt, 78 (6), S. 672–678. doi:10.1007/s00115-006-2210-z.

Erlangsen, A.; Runeson, B.; Bolton, J. M.; Wilcox, H. C.; Forman, J. L. u. a. (2017): Association between spousal suicide and mental, physical, and social health outcomes. A longitudinal and nationwide register-based study. In: Jama Psychiatry, 74 (5), S. 456–464. doi:10.1001/jamapsychiatry.2017.0226.

Feigelman, W.; Jordan, J. R.; Gorman, B. S. (2008): How they died, time since loss, and bereavement outcomes. In: OMEGA–Journal of Death and Dying, 58 (4), S. 251–273. doi:10.2190/om.58.4.a.

Foggin, E.; McDonnell, S.; Cordingley, L.; Kapur, N.; Shaw, J. u. a. (2016): GPs' experiences of dealing with parents bereaved by suicide. A qualitative study. In: British Journal of General Practice, 66 (651), S. 737–746. doi:10.3399/bjgp16X686605.

GULDIN, M.-B.; LI, J.; PEDERSEN, H. S.; OBEL, C.; AGERBO, E. u. a. (2015): Incidence of suicide among persons who had a parent who died during their childhood. A population-based cohort study. In: JAMA Psychiatry, 72 (12), S. 1227–1234. doi:10.1001/jamapsychiatry.2015.2094.

HANSCHMIDT, F.; LEHNIG, F.; RIEDEL-HELLER, S. G.; KERSTING, A. (2016): The stigma of suicide survivorship and related consequences. A systematic review. In: PLOS one, 11 (9), e0162688. doi:10.1371/journal.pone.0162688.

JORDAN, J. R.; MCINTOSH, J. L. (2011): Grief after suicide. Understanding the consequences and caring for the survivors. New York: Routledge.

LI, J.; STROEBE, M.; CHAN, C. L.; CHOW, A. Y. (2014): Guilt in bereavement. A review and conceptual framework. In: Death Studies, 38 (3), S. 165–171. doi:10.1080/07481187.2012.738770.

LINDE, K.; TREML, J.; STEINIG, J.; NAGL, M.; KERSTING, A. (2017): Grief interventions for people bereaved by suicide. A systematic review. In: PLOS one, 12 (6), e0179496. doi:10.1371/journal.pone.0179496.

MANGURIAN, C.; HARRE, E.; RELIFORD, A.; BOOTY, A.; COURNOS, F. (2009): Improving support of residents after a patient suicide. A residency case study. In: Academic Psychiatry, 33 (4), S. 278–281. doi:10.1176/appi.ap.33.4.278.

MCDAID, C.; TROWMAN, R.; GOLDER, S.; HAWTON, K.; SOWDEN, A. (2008): Interventions for people bereaved through suicide. In: The British Journal of Psychiatry, 193 (6), S. 438–443. doi:10.1192/bjp.bp.107.040824.

MCINTOSH, J.; KELLY, L. D. (1992): Survivors' reactions: Suicide vs. other causes. In: Crisis, 13 (2), S. 82.

MITCHELL, A. M.; KIM, Y.; PRIGERSON, H. G.; MORTIMER, M. K. (2005): Complicated grief and suicidal ideation in adult survivors of suicide. In: Suicide and Life-Threatening Behavior, 35 (5), S. 498–506. doi:10.1521/suli.2005.35.5.498.

MOLINA, N.; VIOLA, M.; ROGERS, M.; OUYANG, D.; GANG, J. (2019): Suicidal ideation in bereavement. A systematic review. In: Behavioral Sciences, 9 (5), S. 53. doi:10.3390/bs9050053.

OEXLE, N.; RÜSCH, N. (2018): Stigma–Risikofaktor und Konsequenz suizidalen Verhaltens. In: Der Nervenarzt, 89 (7), S. 779–783. doi:10.1007/s00115-017-0450-8.

PIPER, W. E.; OGRODNICZUK, J. S.; AZIM, H. F.; WEIDEMAN, R. (2001): Prevalence of loss and complicated grief among psychiatric outpatients. In: Psychiatric Services, 52 (8), S. 1069–1074. doi:10.1176/appi.ps.52.8.1069.

Pitman, A. L.; Osborn, D. P.; Rantell, K.; King, M. B. (2016 a): Bereavement by suicide as a risk factor for suicide attempt. A cross-sectional national UK-wide study of 3432 young bereaved adults. In: British Medical Journal Open, 6 (1), e009948. doi:10.1136/bmjopen-2015-009948.

Pitman, A. L.; Osborn, D. P.; Rantell, K.; King, M. B. (2016 b): The stigma perceived by people bereaved by suicide and other sudden deaths. A cross-sectional UK study of 3432 bereaved adults. In: Journal of Psychosomatic Research, 87, S. 22–29. doi:10.1016/j.jpsychores.2016.05.009.

Pitman, A. L.; Rantell, K.; Moran, P.; Sireling, L.; Marston, L. u. a. (2017): Support received after bereavement by suicide and other sudden deaths. A cross-sectional UK study of 3432 young bereaved adults. In: British Medical Journal Open, 7 (5), e014487. doi:10.1136/bmjopen-2016-014487.

Pitman, A.; Osborn, D.; King, M.; Erlangsen, A. (2014): Effects of suicide bereavement on mental health and suicide risk. In: The Lancet Psychiatry, 1 (1), S. 86–94. doi:10.1016/S2215-0366(14)70224-X.

Plener, P. (2015): Postvention. Suizidales Verhalten und nichtsuizidale Selbstverletzungen. Berlin, Heidelberg: Springer.

Range, L. M.; Calhoun, L. G. (1990): Responses following suicide and other types of death. The perspective of the bereaved. In: OMEGA – Journal of Death and Dying, 21 (4), S. 311–320. doi:10.2190/LLE5-7QNT-7M59-GURY.

Rostila, M.; Saarela, J.; Kawachi, I. (2012): The forgotten griever. A nationwide follow-up study of mortality subsequent to the death of a sibling. In: American Journal of Epidemiology, 176 (4), S. 338–346. doi:10.1093/aje/kws163.

Rostila, M.; Saarela, J.; Kawachi, I. (2013): Suicide following the death of a sibling. A nationwide follow-up study from Sweden. In: British Medical Journal Open, 3 (4). doi:10.1136/bmjopen-2013-002618.

Rostila, M.; Saarela, J.; Kawachi, I. (2014): »The psychological skeleton in the closet«: Mortality after a sibling's suicide. In: Social Psychiatry and Psychiatric Epidemiology, 49 (6), S. 919–927. doi:10.1007/s00127-013-0780-1.

Saarinen, P. I.; Hintikka, J.; Vnamäki, H.; Lehtonen, J.; Lönnqvist, J. (2000): Is it possible to adapt to the suicide of a close individual? Results of a 10-year prospective follow-up study. In: International Journal of Social Psychiatry, 46 (3), S. 182–190. doi:10.1177/002076400004600304.

Shear, M. K.; Simon, N.; Wall, M.; Zisook, S.; Neimeyer, R. u. a. (2011): Complicated grief and related bereavement issues for DSM-5. In: Depression and Anxiety, 28 (2), S. 103–117. doi:10.1002/da.20780.

SHNEIDMAN, E. (1969): Prologue: Fifty-eight years. On the nature of suicide. San Francisco: Jossey-Bass.

SHNEIDMAN, E. (1972): Survivors of suicide. Springfield, Ill.: Charles C. Thomas.

SPILLANE, A.; LARKIN, C.; CORCORAN, P.; MATVIENKO-SIKAR, K.; RIORDAN, F. u.a. (2017): Physical and psychosomatic health outcomes in people bereaved by suicide compared to people bereaved by other modes of death. A systematic review. In: BMC Public Health, 17 (1), S. 939. doi:10.1186/s12889-017-4930-3.

VEILLEUX, J. C. (2011): Coping with client death. Using a case study to discuss the effects of accidental, undetermined, and suicidal deaths on therapists. In: Professional Psychology: Research and Practice, 42 (3), S. 222. doi:10.1037/a0023650.

WAGNER, B. (2013): Komplizierte Trauer. Grundlagen, Diagnostik und Therapie. Berlin, Heidelberg: Springer.

WAGNER, B.; HOFMANN, L. (2020): Psychische Folgen und psychotherapeutische Unterstützung nach dem Suizid eines Angehörigen. In: Psychotherapeutenjournal, 1, S. 26–33.

WAGNER, B.; HOFMANN, L.; MAASS, U. (2020): Online-group intervention after suicide bereavement through the use of webinars. Study protocol for a randomized controlled trial. In: Trials, 21 (1), S. 45. doi:10.1186/s13063-019-3891-5.

YU, Y.; LIEW, Z.; CNATTINGIUS, S.; OLSEN, J.; VESTERGAARD, M. u.a. (2017): Association of mortality with the death of a sibling in childhood. In: JAMA Pediatrics, 171 (6), S. 538–545. doi:10.1001/jamapediatrics.2017.0197.

Schulbasierte Prävention

Tina In-Albon und Laura Kraus

Die Schule stellt für Präventionsprogramme ein interessantes Setting dar. Im Schulkontext evaluierte Programme hinsichtlich Suizidalität und selbstschädigenden Verhaltens sind Screenings, Gatekeeper-Programme, Peer-Leadership, psychoedukative Programme und Skillstrainings. Schulbasierte Präventionsprogramme konnten dabei eine Reduktion von Suizidversuchen und Suizidgedanken, sowie eine Verbesserung der Einstellung zu Suizidalität und einen Wissenserwerb bewirken. Die bislang größte im Schulkontext durchgeführte Präventionsstudie, ist das europaweit durchgeführte Programm zur Prävention von riskantem und selbstschädigendem Verhalten (SEYLE-Projekt). Dabei zeigten sich insbesondere die Strategien zur Schulung und Stärkung der Selbstwahrnehmung und der Selbstachtsamkeit als wirksam in der Reduktion von Suizidversuchen und Suizidgedanken.

Jedoch beginnt Suizidprävention in der Schule nicht erst mit der Durchführung von Programmen, sondern beim Erkennen und Ansprechen von Warnzeichen für suizidales und selbstverletzendes Verhalten. Da insbesondere Jugendliche mit erhöhtem Suizidrisiko eine geringe Bereitschaft aufweisen, professionelle Hilfe in Anspruch zu nehmen, sollte es ein Ziel der Prävention sein, Hemmschwellen zur Inanspruchnahme professioneller Hilfe wie der Psychotherapie abzubauen. Wie weitere bislang bekannte Risikofaktoren wie beispielsweise Mobbing, selbstverletzendes Verhalten oder Emotionsregulationsschwierigkeiten beziehungsweise Schutzfaktoren wie soziale Unterstützung in Präventionsprogrammen im schulischen Kontext angegangen werden können, wird im folgenden Kapitel vorgestellt.

Das Jugendalter birgt ein erhöhtes Risiko für den Beginn und die Eskalation von Suizidgedanken (Nock u. a. 2008) und Suizidversuchen (Turecki, Brent 2016). Internationale Lebenszeitprävalenzraten von Suizidgedanken liegen zwischen 12,1 Prozent und 33 Prozent und für Suizidversuche zwischen 4,1 Prozent und 9,3 Prozent (Turecki, Brent 2016). Suizide stellen die zweithäufigste Todesursache im Jugendalter dar und die Suizidraten steigen an (Curtin, Heron 2019; Stone u. a. 2018).

Es sind bislang einige Risikofaktoren für Suizidalität bekannt, wie

- das Vorliegen einer psychischen Störung (Kasper u. a. 2011);

- selbstverletzendes Verhalten (Castellví u.a. 2017);
- niedriger Selbstwert;
- geringe Selbstwirksamkeitserwartung;
- emotionale Instabilität;
- pessimistische Zukunftshaltung;
- erhöhte Reizbarkeit und Aggressivität;
- anhaltende Insuffizienzgefühle;
- Kritiküberempfindlichkeit;
- nicht-heterosexuelle Orientierung,
- Mobbing (Jantzer u.a. 2015; Lereya u.a. 2015);
- pathologischer Internetgebrauch (Burke u.a. 2016; Fischer u.a. 2012);
- häufige Streitigkeiten, Scheidung oder Trennung der Eltern;
- Verlust eines Elternteils;
- suizidales Verhalten in der Familie (Kirkcaldy u.a. 2006) und im Freundeskreis (Feigelman, Gorman 2008);
- sexueller Missbrauch oder Misshandlungen in der Vorgeschichte (Hawton u.a. 2012; Brent u.a. 2012).

Auch chronische organische Erkrankungen sowie körperliche Behinderungen können mit einem erhöhten Suizidalitätsrisiko einhergehen (Kasper u.a. 2011). Zusätzlich gibt es Warnzeichen (Tabelle 1, S. 255), die auf eine Suizidgefährdung hindeuten können und bei deren Vorliegen weiter exploriert werden sollte (Deutsche Gesellschaft für Kinder- und Jugendpsychiatrie, Psychosomatik und Psychotherapie DGKJP u.a. 2016, S. 17). Zusammenfassend lässt sich sagen, dass bisherige Studien zur Identifikation einiger Risikofaktoren geführt haben, diese jedoch jeweils einen geringen Anteil der Varianz aufklären (siehe auch Franklin u.a. 2017) und es auch zu Suiziden kommen kann, ohne dass die bisher bekannten Risikofaktoren vorliegen.

Wichtig ist, die betroffene Person bei jedem »unguten« Gefühl bzw. Erkennen von Warnzeichen anzusprechen, z.B. »Ich habe den Eindruck, dir geht es nicht gut und ich mache mir Sorgen«, »Hast du Gedanken, dir etwas anzutun?«, »Planst du, dir etwas anzutun?«. Das direkte Ansprechen und Nachfragen kann bei Betroffenen zu Erleichterung führen (»Endlich fragt mich jemand«). Fragen nach Suizidgedanken stellen keinen Trigger dar (Gould u.a. 2005).

Für die Entwicklung von Präventionsprogrammen ist neben der Berücksichtigung von Risikofaktoren die Kenntnis von Schutzfaktoren zentral. Als spezifische Schutzfaktoren für suizidale Gedanken zeigten sich in einer

TABELLE 1 Warnzeichen für Suizidalität im Kindes- und Jugendalter (DGKJP 2016)

Warnzeichen für Suizidalität:
Plötzliche Verhaltensänderung, Apathie, Rückzug, Änderung des Essverhaltens,
unübliche Beschäftigung mit Sterben oder Tod, Verschenken persönlicher Gegenstände, Äußerung »altruistischer« Suizid- bzw. Opferideen,
Symptome einer Depression, traurige Grundstimmung, Stimmungsschwankungen, erhöhte emotionale Labilität, (deutliche) Hoffnungslosigkeit, Schuldgefühle und Selbstvorwürfe, Gefühl der Wertlosigkeit, ausgeprägte Schlafstörungen,
Agitiertheit bzw. Antriebssteigerung,
Vorliegen einer psychosozialen Krise, kürzliches Verlusterlebnis,
Eingeschränkte Problemlöseressourcen, dichotomes (»Schwarz-Weiß«-) Denken.

2-Jahres-Längsschnittstudie nach Kontrolle von Geschlecht, depressiven Symptomen und Suizidgedanken zur Baseline die Faktoren Ablenkung und Problemlösestrategien (Burke u.a. 2016).
Positive soziale Beziehungen in der Familie, mit Peers oder in der Schule gehen mit einem geringeren Suizidalitätsrisiko einher (King, Merchant 2008; Whitlock u.a. 2014). Dies stimmt mit der Annahme der Interpersonalen Theorie und dem Faktor der Zugehörigkeit überein, der einen vermindernden Einfluss auf Suizidalität nehmen kann (Joiner u.a. 2009) (siehe Kapitel »Psychologische Erklärungsmodelle suizidalen Erlebens und Verhaltens«, S. 69). In einer spanischen Stichprobe erwies sich der Schutzfaktor der familiären und Peer-Unterstützung allerdings nur bei weiblichen Jugendlichen als signifikant (Miranda-Mendizabal u.a. 2019).

Ansatzpunkte der Suizidprävention

Zusammenfassend lässt sich festhalten, dass die (professionelle) situative Einschätzung akuter Suizidalität unter Berücksichtigung der individuellen Risiko- und Schutzfaktoren ein wichtiges Instrument zur Erkennung und Prävention von Suizidalität darstellt. In diesem Zusammenhang ist jedoch zu beachten,

dass Jugendliche, insbesondere mit erhöhtem Suizidrisiko, nur sehr zögerlich professionelle Hilfe in Anspruch nehmen (Rickwood u.a. 2007).
Es stellt sich daher die Frage, wie es gelingt, suizidalen Verhaltensweisen vorzubeugen bzw. die Hemmschwellen zur Aufnahme einer Psychotherapie abzubauen und damit die Inanspruchnahme professioneller Hilfe zu steigern. Gemäß der Weltgesundheitsorganisation (Andrade u.a. 2014) sind die Schaffung von Bewusstsein (z.B. durch Aufklärungskampagnen für die Öffentlichkeit und Präventionsmaßnahmen) und die Reduzierung der Stigmatisierung typische Komponenten nationaler Strategien zur Suizidprävention. Neben der Erkennung individueller Risiko- und Schutzfaktoren und der Prävention von Suizidalität können Programme zur Gesundheitsförderung die psychische Gesundheitskompetenzen und die psychische Gesundheit stärken. Folgende Hemmschwellen und förderliche Faktoren zur Inanspruchnahme von Psychotherapie bei Jugendlichen, zur Stärkung der psychischen Gesundheit und zur Reduktion von Stigmatisierung können auch im Schulkontext aufgegriffen werden (Hintzpeter u.a. 2014).
Die drei häufigsten genannten Hemmschwellen sind

- öffentliche Stigmatisierung und Selbststigmatisierung
- Zweifel an der Schweigepflicht und der Vertrauenswürdigkeit der formellen Hilfsquellen sowie
- Schwierigkeiten, die Symptome psychischer Erkrankungen zu identifizieren (Gulliver u.a. 2010).

Als förderliche Faktoren zur (früheren) Aufnahme einer Psychotherapie hätten sich Jugendliche mit psychischen Störungen mehr soziale Unterstützung gewünscht.

Das Setting »Schule«

Schulen stellen eine geeignete Umgebung dar, um viele Jugendliche und Risikopersonen zu erreichen und Präventionsmaßnahmen durchzuführen (Beautrais u.a. 2007), ohne dass Betroffene, unter Berücksichtigung der beschriebenen Hemmschwellen, aktiv Hilfe aufsuchen müssen. Nach Katz und Kollegen (2013) lässt sich schulbasierte Suizidprävention in folgende Kategorien unterteilen:

- Screenings von Risikofaktoren;
- Gatekeeper-Programme (z.B. Lehrpersonal);
- Peer-Leadership (Gleichaltrige als erste Ansprechpartner, die in Kontakt zu Erwachsenen stehen);

- psychoedukative Unterrichtseinheiten zum Thema Suizidalität und Skillstrainings, wie u. a. universelle Präventionsprogramme zur Reduktion verschiedener Risikofaktoren (z. B. selbstschädigendes Verhalten oder depressive Störungen) und zur Stärkung von Schutzfaktoren (z. B. emotionale Kompetenz oder Problemlösefertigkeiten).

Zur Prävention von Depression liegt beispielsweise das evaluierte universelle Trainingsprogramm »Lars & Lisa« (Lust an realistischer Sicht und Leichtigkeit im sozialen Alltag; Pössel u. a. 2004) oder für Jugendliche »GO!« (Gesundheit und Optimismus; Junge u. a. 2002) vor. Die Stärkung emotionaler Kompetenz kann beispielweise wie im Programm »Emotionstraining in der Schule« (Nitkowski u. a. 2017) durch die Förderung des Emotionsbewusstseins (z. B. durch Achtsamkeit), des Emotionsverständnisses (z. B. mimischer Ausdruck verschiedener Emotionen) und das Erlernen situationsspezifischer Emotionsregulationsmöglichkeiten erfolgen.
Es ist hervorzuheben, dass bisherige Programme zur Suizidprävention meist unterschiedliche Ansatzpunkte der schulbasierten Prävention kombinieren (z. B. siehe »SEYLE-Projekt« oder »lebenswert«). Im Folgenden werden Ergebnisse von Screeningstudien vorgestellt sowie die Inhalte psychoedukativer Suizidpräventionsprogramme erläutert. Im weiteren Verlauf wird ein europaweit durchgeführtes Programm zur Prävention von riskantem und selbstschädigendem Verhalten (SEYLE) näher beschrieben.

Screeningverfahren

Das Erreichen und Erkennen von Risikogruppen kann über ein Screening einer gesamten (Schul-)Population (Robinson u. a. 2011; Shaffer u. a. 2004) erfolgen. Screeningverfahren können hierbei unterschiedliche Risikofaktoren wie depressive Symptome, Substanzkonsum und suizidales Verhalten berücksichtigen (Katz u. a. 2013).
Robinson und Kollegen (2011) führten ein Screening zu selbstverletzendem und suizidalem Verhalten bei männlichen Jugendlichen zwischen 14 und 16 Jahren durch. Von den 272 Jugendlichen, wurden 11,4 Prozent (n = 31) als Risikogruppe für psychische Auffälligkeiten betrachtet. Suizidgedanken wurden von 13 und aktuelles selbstschädigendes Verhalten von fünf Jugendlichen angegeben. Den 31 Jugendlichen wurde in der Folge ein Interview angeboten. Nach dem Interview wurden 13 Jugendliche als hilfsbedürftig eingeschätzt, von denen acht bisher nicht im Hilfesystem bekannt waren. Das Screening

wurde von den Jugendlichen insgesamt gut akzeptiert. Es zeigte sich vor und nach dem Screening kein signifikanter Anstieg negativer Emotionen. Jedoch schätzten die identifizierten Risiko-Jugendlichen das Screening als weniger hilfreich und als belastender ein als die Jugendlichen ohne Risiko. Die Autoren schlussfolgerten daher, dass Screeningprogramme durch geschulte und erfahrene Trainerinnen und Trainer durchgeführt werden sollten. Ansprechpersonen, bei denen die Jugendlichen bei Bedarf Unterstützung einholen können, sollten anwesend sein.

Gould und Kollegen (2009) führten Katamneseuntersuchungen mit den identifizierten Jugendlichen durch. Dabei zeigte sich, dass Screenings eine Möglichkeit sein können, Risikogruppen für suizidales Verhalten zu identifizieren und zu einer Behandlung zu motivieren. Dabei ist es entscheidend, dass eine Koordination von Screening und weiterführenden Anlaufstellen gewährleistet ist.

Ein deutschsprachiges Screeninginstrument zur Identifikation von Risikoverhalten im Hinblick auf Suizidalität ist die »Paykel Suicide Scale« (PSS, Paykel u. a. 1974). Die PSS umfasst fünf Items und ist ein Verfahren zur Überprüfung von Vorliegen und Intensität suizidaler Gedanken und Suizidversuche. In der Eingangsbefragung des SEYLE-Projektes wurde das Vorliegen von Suizidgedanken und Suizidversuchen in den letzten zwei Wochen als relevanter Grenzwert festgesetzt. Im positiven Fall wurden die Schülerinnen und Schüler zur weiteren Exploration zu einem klinischen Interview eingeladen (Kaess u. a. 2014).

Psychoedukative Programme zum Thema Suizidalität

Im Gegensatz zum angloamerikanischen Raum liegen bislang nur wenige evaluierte deutschsprachige schulbasierte Suizidpräventionsprogramme vor. Zum aktuellen Zeitpunkt erfolgen im Rahmen unterschiedlicher Projekte die Etablierung und Überprüfung verschiedener deutschsprachiger Präventionsprogramme, wie die Projekte

- NESUD – »Netzwerk für Suizidprävention in Dresden« (Informationen unter: https://tu-dresden.de/mn/psychologie/ikpp/kinderundjugendliche/forschung/forschungsschwerpunkte) oder
- SAVE – »Sensibel sein, Aktiv werden, Veränderungen umsetzen und Ermutigen« (Informationen unter: https://www.uni-heidelberg.de/fakultaeten/verkult/ibw/forschung/SAVE/index.html),

die unterschiedliche Ansatzpunkte der Suizidprävention kombinieren.

Das österreichische Suizidpräventionsprogramm *lebenswert* (Plöderl u.a. 2010) richtet sich an Schüler und Schülerinnen, Eltern sowie Lehrpersonal und Mitarbeitende der Schule (Mehrebenenansatz). Das Programm wurde auf Basis von Richtlinien und Ergebnissen bisheriger Programminhalte entwickelt, die im angloamerikanischen Raum eingesetzt und überprüft wurden. Das Programm wurde inhaltlich an das amerikanische psychoedukative Programm SOS – Signs of Suicide Prevention Program angelehnt, das zu einer signifikanten Reduktion der Suizidversuchsrate und einer Zunahme des Wissens zum Thema Depression und Suizidalität bei Schülerinnen und Schülern der Highschool führte (Aseltine, DeMartino, 2004).
Das Programm lebenswert besteht aus einem Handbuch für Mitarbeitende der Schule, aus Informationsmaterial für Schülerinnen und Schüler, Eltern und Lehrpersonal, einer Filmsequenz, Materialien für den Unterricht zum Thema Suizid und Krisen sowie Materialien für die Öffentlichkeitsarbeit. Vorab geschulte Lehrkräfte sollen das Präventionsprogramm durchführen. Die Herleitung beziehungsweise Erklärung von Suizidalität fußt auf einer depressiven Symptomatik. Die Broschüren informieren Lehrpersonal, Eltern, Schülerinnen und Schüler über die Epidemiologie, Genese, Risikofaktoren sowie Warnsignale von Suizidalität. Außerdem erfolgt eine Aufklärung über unterschiedliche Suizidmythen. Mit den Schülerinnen und Schülern wird bei Suizidgefährdung ein Krisenplan anhand der ABS-Regel thematisiert:

- »Achte auf die Warnsignale«,
- »Bleibe in Beziehung«,
- »Sag es einem Erwachsenen deines Vertrauens«.

Sobald suizidgefährdete Schülerinnen und Schüler durch Erkennen der Warnsignale identifiziert werden, wird eine erwachsene Person benachrichtigt, geschulte Beratungslehrerinnen und -lehrer schätzen das Suizidrisiko ein und veranlassen weitere Schritte. Das Handbuch für die Mitarbeitenden der Schule beinhaltet darüber hinaus Informationen zur Einschätzung des Suizidrisikos, Hinweise zum Umgang mit Schülerinnen und Schülern nach einem Suizidversuch und zum Vorgehen im Krisenfall unter Berücksichtigung des österreichischen Schulwesens. Um das Programm erfolgreich in der Schule durchführen zu können, werden eine geeignete Infrastruktur und organisatorische Aspekte, wie geschultes Beratungspersonal und die Vernetzung mit weiteren Hilfesystemen, vorausgesetzt.

Das SEYLE-Projekt

Das SEYLE-Projekt (engl. »Saving and Empowering Young Lives in Europe«; Wasserman u. a. 2010, 2015) ist ein Mehrebenen-Präventionsprojekt von riskantem und selbstschädigendem Verhalten für Jugendliche, das universelle und selektive Komponenten der Prävention enthält. Es handelt sich um eine randomisiert-kontrollierte Multicenterstudie, die in Kooperation von zehn EU-Staaten und Israel durchgeführt wurde und europaweit über 12.000 Schülerinnen und Schüler im Alter von 14 bis 16 Jahren (9. Klasse) erfasste. Ziel der Studie war die Untersuchung der Wirksamkeit verschiedener schulbasierter Präventionsmaßnahmen zur Reduktion riskanter und selbstschädigender Verhaltensweisen im Jugendalter.

Dabei wurden vier Interventionsbedingungen (drei aktive Bedingungen und eine Kontrollbedingung) während vier Wochen durchgeführt und untersucht:

Lehrertraining/Gatekeepertraining Als Gatekeeper werden Personen bezeichnet, die Schlüsselfunktionen einnehmen und im Kontakt mit vielen Mitgliedern einer Gemeinde stehen. Im Rahmen dieses Projekts handelt es sich hierbei um das Lehr- und Schulpersonal, das durch sachkundige Studienmitarbeitende einem Training unterzogen wurde. Ziel dieser Schulung war die Vermittlung von Kenntnissen und Fertigkeiten, die die Gatekeeper befähigen, gefährdete Schülerinnen und Schüler zu identifizieren und an professionell Helfende weiter zu verweisen.

Schülertraining zur Stärkung der Selbstachtsamkeit (engl. »awareness«) In drei aufeinanderfolgenden Sitzungen wurden Schülerinnen und Schüler von erfahrenen Psychologinnen oder Pädagoginnen in der Wahrnehmung der eigenen Gefühle geschult. Verwendete Methoden waren Poster, Präsentationen, Broschüren, Fragerunden und Rollenspiele. In den Rollenspielen ging es darum, Emotionen der Beteiligten zu benennen, Entscheidungsmöglichkeiten auszuarbeiten und deren kurz- und langfristigen Konsequenzen auszuarbeiten (Fischer u. a. 2011). Das Ziel des Trainings ist die Sensibilisierung der Schülerinnen und Schüler für die eigenen Emotionen, die Selbstwirksamkeit, die individuellen Problemverhaltensweisen sowie die Probleme der Mitschülerinnen und Mitschüler. Dabei wurden im Klassenverbund folgende Themen eingeführt:

- Bewusstsein für seelische Gesundheit: Dabei geht es um Wissensvermittlung über die Bedeutung von seelischer Gesundheit sowie gesunde bzw. riskante Verhaltensweisen von Jugendlichen. Mögliche Helfersysteme und Anlaufstellen werden benannt.

- Hilfe zur Selbsthilfe: Hinweise für einen angemessenen Umgang mit Emotionen.
- Stress und Krise: Es geht um die Unterscheidung von positivem und negativem Stress und dem Hinweis, dass es hilfreich sein kann, mit anderen darüber zu sprechen, aus einer solchen Erfahrung zu lernen und sich weiterzuentwickeln.
- Depression und Suizidgedanken: Es werden Symptome der Depression vermittelt und Hinweise auf mögliche Hilfen gegeben.
- Freundinnen und Freunden Unterstützung anbieten und professionelle Hilfe aufzeigen; es werden Hinweise auf Anzeichen für riskantes und selbstschädigendes Verhalten gegeben.
- Professionelle Hilfe bekommen – an wen wenden? Hauptbotschaft dabei ist, dass jeder Mensch einmal Hilfe braucht, es Hilfe gibt und jeder es wert ist. Dabei gibt es Hilfe von Freundinnen, Familie und professionelle Hilfe. Dazu werden auch konkrete Kontaktadressen abgegeben.

Professionelles Screening (ProfScreen) Basierend auf dem Antwortverhalten der Eingangserhebung wurden Schülerinnen und Schüler, die klinisch relevante Grenzwerte überschritten, zu einem Gespräch im Studienzentrum eingeladen. Das Gespräch wurde von erfahrenem Klinikpersonal durchgeführt und diente der Abklärung der berichteten Symptome sowie einer eventuellen Einleitung von weiteren Hilfsmaßnahmen.

Minimale Intervention (Kontrollbedingung) Im Anschluss an die Eingangserhebung hing das Studienpersonal Poster im Klassenraum aus, die wichtige Informationen über riskante und selbstschädigende Verhaltensweisen aufzeigten. Weiter wurden Visitenkarten mit Kontaktinformationen von professionellen Ansprechpersonen an alle teilnehmenden Schülerinnen und Schüler ausgeteilt.

Bei der 3-Monatskatamnese zeigten sich keine Unterschiede zwischen den Trainings. Bei der 12-Monatskatamnese, zeigte sich nach der Schulung der Selbstwahrnehmung (Youth Aware of Mental Health Programme; YAM) im Vergleich zur Kontrollbedingung (minimale Intervention) eine signifikante Reduktion von Suizidgedanken und Suizidversuchen (Wasserman u. a. 2015). Die Reduktion der Inzidenzrate von Suizidversuchen von mehr als 50 Prozent aufgrund der kurzen Intervention (fünf Stunden in vier Wochen) ist beachtenswert. Die Autoren gehen davon aus, dass den Schülerinnen und Schülern durch den aktiven Einbezug und die Diskussion über psychische Gesundheit Copingskills vermittelt wurden und negative Wahrnehmung von Stressoren verändert wurden.

Barzilay u. a. (2019) untersuchten anhand des SEYLE-Datensatzes die Modelle der *Interpersonalen Theorie* (IPTS; Joiner 2005; van Orden u. a. 2010) und des *2-Pfade Modells* (Apter u. a. 1995) für Suizidversuche im Längsschnitt über zwölf Monate sowie den Einfluss der Präventionsprogramme auf die Prädiktoren. In Übereinstimmung mit der IPTS (siehe Kapitel »Psychologische Erklärungsmodelle suizidalen Erlebens und Verhaltens«, S. 69) prognostizierte eine fehlende Zugehörigkeit zu den Eltern erhöhte Suizidgedanken nach zwölf Monaten. Dies verweist auf die schützende Rolle von elterlicher Unterstützung. Auch die Rolle der erworbenen Fähigkeit, sich etwas anzutun, konnte bestätigt werden, indem sich zeigte, dass Suizidgedanken bei wiederholtem selbstverletzendem Verhalten zunahmen und einen robusten Prädiktor für Suizidversuche darstellten. Da es keinen Unterschied zwischen remittiertem und wiederholtem Suizidversuch gab, stellten Suizidversuche einen Langzeitrisikofaktor dar.

Jede der SEYLE-Interventionen hatte einen Effekt auf die Interaktion zwischen selbstverletzendem Verhalten und Suizidgedanken als Prädiktor für Suizidversuche während der zwölf Monate. Insbesondere die Intervention zur Selbstwahrnehmung (YAM) reduzierte den Zusammenhang zwischen Risikoverhalten und wiederholten Suizidversuchen.

Bezüglich der Wirksamkeit von Suizidpräventionsstrategien untersuchten Zalsman und Kollegen (2016) in einem systematischen Review auch andere schulbasierte Präventionsprogramme. Dabei konnte gezeigt werden, dass drei randomisierte kontrollierte Studien (RCT) von schulbasierten Präventionsprogramme, die für das Thema Suizidalität sensibilisieren, darüber aufklären und Skills vermittelten, suizidale Gedanken sowie Suizidversuche wirksam reduzieren konnten (Aseltine u. a. 2007; Wasserman u. a. 2015; Wilcox u. a. 2008). Weitere Effekte von Suizidpräventionsprogrammen zeigten sich in Reviews bezüglich Wissenszuwachs und einer Verbesserung der Einstellung zu Suizidalität (Robinson u. a. 2013). Jedoch sind die Ergebnisse bei prospektiven Kohortenstudien inkonsistent (Hooven u. a. 2010; Ciffone 2007; King u. a. 2011). Es bedarf daher weiterer Forschung, insbesondere in randomisiert-kontrollierten Studien.

Beim Zusammenkommen von Jugendlichen zu Gruppen sind auch im Schulkontext weitere Risiko- und Schutzfaktoren zu beachten. Hier ist vor allem die soziale Unterstützung als Schutzfaktor aufzuführen. Die Verbesserung sozialer Netzwerke durch die Stärkung sozialer Integration ist als ein weiterer Präventionsansatz zu sehen, da sich gezeigt hat, dass positive soziale Beziehungen bei Jugendlichen (King, Merchant 2008) und Erwachsenen (Tsai u. a. 2015) suizidales Verhalten reduzieren.

Wyman und Kollegen (2019) konnten in einer sozialen Netzwerkanalyse zeigen, dass Jugendliche mit suizidalem Verhalten am geringsten mit Peers verbunden waren und mehr Bezug zu anderen Jugendlichen hatten, die auch suizidales Verhalten zeigten. Das Risiko für Suizidversuche stieg weiter an, wenn diese Jugendlichen mit suizidalem Erleben und Verhalten in der Peer-Gruppe beliebt waren, das suizidale Verhalten dadurch bagatellisiert wurde und der anfällige Jugendliche wenig Kontakt zu erwachsenen Vertrauenspersonen hatte. Umgekehrt ist auch bekannt, dass erwachsene Vertrauenspersonen in Schulen bei Jugendlichen zu einer erhöhten Inanspruchnahme von Hilfe führen (Pisani u.a. 2012).

Es ist daher wesentlich, nicht nur die Beziehungen und sozialen Kompetenzen unter den Jugendlichen selbst zu fördern, sondern auch erwachsene Vertrauenspersonen in Schulen einzuführen. Diese Ergebnisse gehen auch damit einher, dass Mobbing sowie eine Identifikation mit Suizidenten (siehe auch Werther-Effekt im Kapitel »Medieneinflüsse auf suizidales Erleben und Verhalten«, S. 273) Risikofaktoren darstellen und frühzeitig angegangen werden sollten (z.B. Olweus-Programm, Olweus 2002; Ttofi, Farrington 2011). Nach einem Suizid ist somit die Identifikation möglicher gefährdeter Personen im Umfeld ein weiterer präventiver Ansatz. Eine Studie zur TV-Serie beziehungsweise dem gleichnamigen Buch »Tote Mädchen lügen nicht« (engl. »Thirteen Reasons Why« von Jay Asher) zeigte, dass erhöhte Identifikationswerte mit der Protagonistin, die durch einen Suizid stirbt, mit erhöhter Suizidalität einherging (Schultz 2018). Dies ist in Übereinstimmung mit weiteren Studien, die zeigten, dass der Werther-Effekt nur dann zum Tragen kommt, wenn eine Identifikation mit der suizidalen Modellperson stattfindet (Stack 2005; Till u.a. 2013).

Im Schulkontext ist es wichtig, sich im Vorfeld schulintern mit dem Thema Suizidalität zu beschäftigen und einen strukturierten Handlungsplan zu erstellen. Hierbei sollten folgende Fragen geklärt werden:

- Wer ist Anlaufstelle, Ansprechperson für Jugendliche in Not?
- Wie sind die Kommunikationswege?
- Wie ist das generelle Prozedere z.B. bzgl. Rückmeldungen und Verfügbarkeit?
- Welche weiteren Schritte sind notwendig?

Hierbei gilt es im Vorfeld zu unterscheiden, wie das Vorgehen lautet, wenn beispielsweise die Jugendlichen von selbst Hilfe suchen, wenn Außenstehende Selbstverletzungen bemerken oder Mitschülerinnen und Mitschüler davon berichten. Wichtig ist, im gesamten Prozess die Dokumentation und die

Schweigepflicht zu beachten. Folgende Punkte sind im Zusammenhang mit einem Suizid zu berücksichtigen (Kreis u.a. 2004; Michel u.a. 2002; Becker u.a. 2017; http://www.jehli.ch/suizid/):

- Es ist sinnvoll, eine außenstehende Fachperson in das schulische Kriseninterventionsteam einzubeziehen.
- Die Eltern sollten schriftlich, die Schülerinnen und Schüler mündlich (möglichst frühzeitig, bevor es über soziale Medien die Runde macht) in der Schule informiert werden.
- Dabei muss berücksichtigt werden, ob jemand unter ihnen ein besonderes Verhältnis zu der verstorbenen Person hatte. Diese Mitschülerin oder dieser Mitschüler sollte separat informiert werden, eventuell gemeinsam mit einer Freundin, einem Freund oder einer anderen Bezugsperson.
- Die Mitteilung über das Geschehene sollte nur die grundlegenden Tatsachen zum Suizid beinhalten und keine Hinweise zur Methode.
- Die Schülerinnen und Schüler sollten darauf hingewiesen werden, dass es verschiedene Gründe dafür geben kann, sich zu suizidieren, und niemand daran die Schuld trägt.
- Den Schülerinnen und Schülern sollte vermittelt werden, dass es immer Lösungsmöglichkeiten für ausweglos erscheinende Situationen gibt, selbst wenn diese manchmal schwierig zu sehen sind.
- Den Schülerinnen und Schülern sollten direkte Fragen zur verstorbenen Person gestellt werden (z.B. »Was möchtest du der Person noch sagen?« oder »Wer von euch kannte die Person gut?«).
- Es sollte thematisiert werden, dass es normal ist, dass verschiedene und intensive Gefühle vorliegen und Hilfe zur deren Bewältigung angeboten werden.
- Die Schülerinnen und Schüler sollten auf Warnsignale und die Nachahmungsgefahr aufmerksam gemacht werden.
- Es sind Möglichkeiten für Einzelgespräche und Beratung anzubieten.
- Fragen zum Besuch der Beerdigung, dem Umgang mit dem leeren Stuhl und eine zeitliche begrenzte sichtbare Anteilnahme sollten diskutiert werden.

Fazit und Ausblick

Grundsätzlich wird die Forschung zur Suizidprävention dadurch erschwert, dass Jugendliche mit einem erhöhten Risiko für Suizidalität eine heterogene Gruppe darstellen. Außerdem stellt die empirische Wirksamkeitsüberprüfung

suizidpräventiver Maßnahmen, wie die Überprüfung der Reduktion von Suiziden, die Erfassung suizidalen Verhaltens sowie der Änderungssensitivität der Risiko- und Schutzfaktoren, eine Herausforderung dar.
Bisherige Untersuchungen konnten zeigen, dass Suizidpräventionsmaßnahmen Suizidalität verringern können. Dabei erwiesen sich vor allem die Vermittlung von adaptiven Copingskills und Diskussionen zu psychischer Gesundheit als wirksame Interventionen. Störungsspezifischen Präventionsprogrammen kann jedoch entgegengehalten werden, dass diese für einige der Schülerinnen und Schüler nicht passend sind, beziehungsweise nicht alle davon profitieren können. Eine dysfunktionale Emotionsregulation bzw. Defizite in der emotionalen Kompetenz haben sich bei einer Vielzahl psychischer Störungen, unter ihnen der Depression als Risikofaktoren herausgestellt (In-Albon 2013). Die Verbesserung der emotionalen Kompetenz bei Kindern und Jugendlichen hat demzufolge einen direkten gesundheitsförderlichen Aspekt. In dem Projekt »Umgang mit Gefühlen« konnte gezeigt werden, dass die Teilnehmerinnen und Teilnehmer dieses Programm gut akzeptieren und insbesondere bezüglich der Emotionsregulation profitieren (Pfeiffer u. a. 2019).
Auch nicht-suizidales selbstverletzendes Verhalten (NSSV) stellt einen Risikofaktor für späteres suizidales Verhalten dar (Amitai u. a. 2019). Wie bei suizidalem Verhalten besteht auch für nicht-suizidales selbstverletzendes Verhalten eine »Ansteckungsgefahr« über persönliche (Heath u. a. 2009) oder mediale Kontakte (Duggan u. a. 2011). Der Ansteckungsgefahr über persönliche Kontakte im Schulkontext kann mit folgenden aktuellen Empfehlungen begegnet werden (Whitlock u. a. 2018):

- dem Vorliegen eines Schulprotokolls (siehe Handlungsplan, S. 263) und
- dem frühzeitigen Einbezug der Bezugspersonen,
- der Unterstützung der Bezugspersonen in ersten Gesprächen mit dem Jugendlichen,
- der Vermittlung von professioneller Hilfe,
- die Besprechung von Sicherheitsbedenken und weiteren Empfehlungen.

Die Autoren empfehlen, das verbale oder schriftliche Einverständnis der Betroffenen einzuholen, ihre Eltern kontaktieren zu dürfen.
Im Hinblick auf eine mögliche »Ansteckungsgefahr« sollten Betroffene mit NSSV darauf hingewiesen werden, nicht mit anderen über das nicht-suizidale selbstverletzende Verhalten zu kommunizieren, und gebeten werden, aktuelle Selbstverletzungen zu bedecken (In-Albon u. a. 2015; siehe dazu auch das 4S-Projekt www.projekt-4s.de).

Weiterführende Literatur

Wasserman, D.; Hoven, C.W.; Wall, M.; Eisenberg, R.; Hadlaczky, G. u.a. (2015): School-based suicide prevention programmes. The SEYLE cluster-randomised, controlled trial. In: The Lancet, 385 (9977), S. 1536–1544. doi:10.1016/S0140-6736(14)61213-7.

Whitlock, J.; Baetens, I.; Lloyd-Richardson, E.; Hasking, P.; Hamza, C. u.a. (2018): Helping schools support caregivers of youth who self-injure. Considerations and recommendations. In: School Psychology International, 39 (3), S. 312–328. doi:10.1177/0143034318771415.

Zalsman, G.; Hawton, K.; Wasserman, D.; van Heeringen, K.; Arensman, E. u.a. (2016): Suicide prevention strategies revisited. 10-year systematic review. In: The Lancet Psychiatry, 3 (7), S. 646–659. doi:10.1016/S2215-0366(16)30030-X.

Literatur

Amitai, M.; Ben Baruch, R.; Ben-Dor, D.H.; Ben-Ami, D.; Katz, M. u.a. (2019): Predictors of suicidal behaviors during hospitalization among adolescents admitted due to suicidal behaviors. In: Archives of Suicide Research. S. 1–15. doi:10.1080/13811118.2019.1586610.

Andrade, L.H.; Alonso, J.; Mneimneh, Z.; Wells, J.E.; Al-Hamzawi, A. u.a. (2014): Barriers to mental health treatment. Results from the WHO World Mental Health (WMH) Surveys. In: Psychological Medicine, 44 (6), S. 1303–1317. doi:10.1017/S0033291713001943.

Apter, S.; Gothelf, D.; Orbach, I.; Weizman, R.; Ratzoni, G. u.a. (1995): Correlation of suicidal and violent behavior in different diagnostic categories in hospitalized adolescent patients. In: Journal of the American Academy of Child and Adolescent Psychiatry, 34 (7), S. 912–918. doi:10.1097/00004583-199507000-00015.

Aseltine, R.H.; DeMartino, R. (2004): An outcome evaluation of the SOS suicide prevention program. In: American Journal of Public Health, 94 (3), S. 446–451. doi:10.2105/ajph.94.3.446.

Aseltine, R.H.; James, A.; Schilling E.A.; Glanovsky, J. (2007): Evaluating the SOS suicide prevention program. A replication and extension. In: BMC Public Health, 7 (161), S. 1–7. doi:10.1186/1471-2458-7-161.

Barzilay, S.; Apter, A.; Snir, A.; Carli, V.; Hoven, C.W. u.a. (2019): A longitudinal examination of the interpersonal theory of suicide and effects of school based suicide prevention interventions in a multinational study of adolescents. In: Journal of Child Psychology and Psychiatry, 6 0(10), S. 1104–1111. doi:10.1111/jcpp.13119.

Beautrais, A.; Fergusson, D.; Coggan, C.; Collings, C.; Doughty, C. u.a. (2007): Effective strategies for suicide prevention in New Zealand. A review of the evidence. In: New Zealand Medical Journal 120 (1251), S. 1–13.

Becker, K.; Manthey, T.; Kaess, M.; Brockmann, E.; Zimmermann, F. u.a. (2017): Postvention bei Suizid. Was man als Kinder- und Jugendpsychiater und -therapeut wissen sollte. In: Zeitschrift für Kinder- und Jugendpsychiatrie und Psychotherapie, 45 (6), S. 475–482. doi:10.1024/1422-4917/a000512.

Brent, D.A.; Melham, N.M.; Masten, A.S.; Porta, G.; Walker Payne M. (2012): Longitudinal effects of parental bereavement on adolescent developmental competence. In: Journal of Clinical Child and Adolescent Psychology, 41 (6), S. 778–791. doi:10.1080/15374416.2012.717871.

Burke, T.A.; Hamilton, J.L.; Cohen, J.N.; Stange, J.P. (2016): Identifying a physical indicator of suicide risk. Non-suicidal self-injury scars predict suicidal ideation and suicide attempts. In: Comprehensive Psychiatry, 65, S. 79–87. doi:10.1016/j.comppsych.2015.10.008.

Castellví, P.; Lucas-Romero, E.; Miranda-Mendizábal, A.; Parés-Badell, O.; Almenara, J. u.a. (2017): Longitudinal association between self-injurious thoughts and behaviors and suicidal behavior in adolescents and young adults: A systematic review with meta-analysis. In: Journal of Affective Disorders, 215, S. 37–48. doi:10.1016/j.jad.2017.03.035.

Ciffone, J. (2007): Suicide prevention. An analysis and replication of a curriculum-based high school program. In: Social Work, 52 (1), S. 41–49. doi:10.1093/sw/52.1.41.

Curtin. S.C.; Heron, M. (2019): Death rates due to suicide and homicide among persons aged 10–24. United States, 2000–2017, NCHS data brief (352).

DGKJP – Deutsche Gesellschaft für Kinder- und Jugendpsychiatrie, Psychosomatik und Psychotherapie u.a. (2016): Leitlinie Suizidalität im Kindes- und Jugendalter, 4. überarb. Version. Online verfügbar unter http://www.awmf.org/leitlinien/detail/ll/028-031.html. (31.05.2016).

Duggan, J.M.; Heath N.L.; Lewis. S.P.; Baxter, A.L. (2011): An examination of the scope and nature of non-suicidal self-Injury online activities.

Implications for school mental health professionals. In: School Mental Health, 4, S. 56–67. doi:10.1007/s12310-011-9065-6.

Feigelman, W.; Gorman, B. S. (2008): Assessing the effects of peer suicide on youth suicide. In: Suicide and Life-Threatening Behavior, 38 (2), S. 181–194. doi:10.1521/suli.2008.38.2.181.

Fischer, G.; Brunner, R.; Parzer, P.; Klug, K.; Durkee, T. u. a. (2012): Depressivität, selbstverletzendes und suizidales Verhalten bei Jugendlichen mit riskanter und pathologischer Internetnutzung. In: Praxis der Kinderpsychologie und Kinderpsychiatrie, 61 (1), S. 16–31. doi:10.13109/prkk.2012.61.1.16.

Fischer, G.; Göbelbeker, L.; Schneider, S. für das Heidelberger Seyle-Team (2011): SEYLE – Gesundheitsförderung durch Prävention von riskanten und selbstschädigenden Verhaltensweisen. Ergebnisbericht. Online verfügbar unter https://www.uni-heidelberg.de/md/journal/2011/07/110401_seyle.pdf (Abruf 19.04.2021).

Franklin, J. C.; Ribeiro, J. D.; Fox, K. R.; Bentley, K. H.; Kleiman, E. M. u. a. (2017): Risk factors for suicidal thoughts and behaviors. A meta-analysis of 50 years of research. In: Psychological Bulletin, 143 (2), S. 187–232. doi:10.1037/bul0000084.

Gould, M. S.; Marrocco, F. A.; Hoagwood, K.; Kleinman, M.; Amakawa, L. u. a. (2009): Service use by at-risk youths after school-based suicide screening. In: Journal of the American Academy of Child & Adolescent Psychiatry, 48 (12), S. 1193–1201. doi:10.1097/CHI.0b013e3181bef6d5.

Gould, M. S.; Marrocco, F. A.; Kleinman, M.; Thomas, J. G.; Mostkoff, K. u. a. (2005): Evaluating iatrogenic risk of youth suicide screening programs. A randomized controlled trial. In: Journal of the American Medical Association, 293 (13), S. 1635–1643. doi:10.1001/jama.293.13.1635.

Gulliver, A.; Griffiths, K. M.; Christensen, H. (2010): Perceived barriers and facilitators to mental health help-seeking in young people. A systematic review. In: BMC Psychiatry, 10 (1). doi:10.1186/1471-244X-10-113.

Hawton, K.; Saunders, K. A. E.; O'Connor, R. C. (2012): Self-harm and suicide in adolescents. In: The Lancet, 379 (9834), S. 2373–2382. doi:10.1016/S0140-6736(12)60322-5.

Heath, N. L.; Ross. S.; Toste, J. R.; Charlebois, A.; Nedecheva, T. (2009): Retrospective analysis of social factors and nonsuicidal self-injury among young adults. In: Canadian Journal of Behavioural Science, 41 (3), S. 180–186. doi:10.1037/a0015732.

Hintzpeter, B.; Metzner, F.; Pawils. S.; Bichmann, H.; Kamtsiuris, P. u. a. (2014): Inanspruchnahme von ärztlichen und psychotherapeutischen

Leistungen durch Kinder und Jugendliche mit psychischen Auffälligkeiten. Ergebnisse der BELLA-Studie. In: Kindheit und Entwicklung, 23 (4), S. 229–238. doi:10.1026/0942-5403/a000148.

Hooven, C.; Herting, J. R.; Snedker, K. A. (2010): Long-term outcomes for the promoting CARE suicide prevention program. In: American Journal of Health Behavior, 34, S. 721–736. doi:10.5993/ajhb.34.6.8.

In-Albon, T. (Hg.). (2013): Emotionsregulation und psychische Störungen im Kindes- und Jugendalter. Grundlagen, Forschung und Behandlungsansätze. Stuttgart: Kohlhammer.

In-Albon, T.; Plener, P. L.; Brunner, R.; Kaess, M. (2015): Selbstverletzendes Verhalten. Leitfaden Kinder- und Jugendpsychotherapie. Göttingen: Hogrefe.

Jantzer, V.; Haffner, J.; Parzer, P.; Resch, F.; Kaess, M. (2015): Does parental monitoring moderate the relationship between bullying and adolescent nonsuicidal self-injury and suicidal behavior? A community-based self-report study of adolescents in Germany. In: BMC Public Health, 15 (1). doi:10.1186/s12889-015-1940-x.

Joiner, T. E. (2005): Why people die by suicide. Cambridge, MA: Harvard University Press.

Joiner, T. E.; Van Orden, K. A.; Witte, T. K.; Rudd, M. D. (2009): The interpersonal theory of suicide. Guidance for working with suicidal clients. Washington: American Psychological Association.

Junge, J.; Neumer. S.; Manz, R.; Margraf, J. (2002): Gesundheit und Optimismus (GO). Ein Trainingsprogramm für Jugendliche. Weinheim: PVU/Beltz.

Kaess, M.; Durkee, T.; Brunner, R.; Carli, V.; Parzer, P. u. a. (2014): Pathological Internet use among European adolescents. Psychopathology and self-destructive behaviours. In: European Child and Adolescent Psychiatry, 23 (11), S. 1093–1102. doi:10.1007/s00787-014-0562-7.

Kasper. S.; Kalousek, M.; Kapfhammer, H. P. u. a. (2011): Suizidalität. Konsensus-Statement – State of the Art 2011. In: ClinCum Neuropsy, S. 1–19.

Katz, C.; Bolton. S.-L.; Katz, L. Y.; Isaak, C.; Tilston-Jones, T. u. a. (2013): A systematic review of school-based suicide prevention programs. In: Depression and Anxiety, 30 (10), S. 1030–1045. doi:10.1002/da.22114.

King, C. A.; Merchant, C. R. (2008): Social and interpersonal factors relating to adolescent suicidality. A review of the literature. In: Archives of Suicide Research, 12 (3), S. 181–196. doi:10.1080/13811110802101203.

King, K. A.; Strunk, C. M.; Sorter, M. T. (2011): Preliminary effectiveness of surviving the teens suicide prevention and depression awareness program on adolescents' suicidality and self-efficacy in performing help-seeking behaviors. In: Journal of School Health, 81 (9), S. 581–590. doi:10.1111/j.1746-1561.2011.00630.x.

Kirkcaldy, B. D.; Siefen, G. R.; Urkin, J.; Merrick, J. (2006): Risk factors for suicidal behavior in adolescents. In: Minerva Pediatrica, 58 (5), S. 443–450.

Kreis, A.; Marti, U.; Schreyer, R. R. (2004): Interventionen in Schulen nach einem Suizidereignis. Bern, Schweiz: Edition Soziothek.

Lereya. S. T.; Copeland W. E.; Castello E. J; Wolke D. (2015): Adult mental health consequences of peer bullying and maltreatment in childhood. Two cohorts in two countries. In: The Lancet Psychiatry, 2 (6), S. 524–531. doi:10.1016/S2215-0366(15)00165-0.

Michel, K.; Vorster, D.; Probst, R. (2002): Notfallszenario nach Suizid. Richtlinien für das Verhalten nach Suizid, Unfall etc. in der Schule. Homepage zu Suizidprävention und Trauerverarbeitung in der Schule. Online verfügbar unter http://www.jehli.ch/suizid/gruen/b31.htm. (Abruf 17.02.2020).

Miranda-Mendizabal, A.; Castellví, P.; Parés-Badell, O.; Alayo, I.; Almenara, J. u. a. (2019): Gender differences in suicidal behavior in adolescents and young adults. Systematic review and meta-analysis of longitudinal studies. In: International Journal of Public Health, 64 (2), S. 265–283. doi:10.1007/s00038-018-1196-1.

Nitkowski, D.; Laakmann, M.; Petersen, R.; Petermann, U.; Petermann, F. (2017): Das Emotionstraining in der Schule. Eine Effektivitätsstudie unter Berücksichtigung der Beziehung zwischen subjektivem Wohlbefinden, Emotionsbewusstsein und Emotionsausdruck. In: Kindheit und Entwicklung, 26 (3), S. 175–183. doi:10.1026/0942-5403/a000229.

Nock, M. K.; Borges, G.; Bromet, E. J.; Cha, C. B.; Kessler, R. C. u. a. (2008): Suicide and suicidal behavior. In: Epidemiologic Reviews, 30 (1), S. 133–154. doi:10.1093/epirev/mxn002.

Olweus, D. (2002): Gewalt in der Schule: Was Lehrer und Eltern wissen sollten – und tun können. Bern: Huber.

Paykel, E. S.; Myers, J. K.; Lindenthal, J. J.; Tanner, J. (1974): Suicidal feelings in the general population. A prevalence study. In: British Journal of Psychiatry, 124 (582), S. 460–469. doi:10.1192/bjp.124.5.460.

Pfeiffer. S.; Gutzweiler, R.; Tschan, T.; In-Albon, T. (2019): Konzeption, Akzeptanz und Durchführbarkeit einer modularisierten universellen Präventionsmaßnahme zur emotionalen Kompetenz für Kinder und

Jugendliche an Schulen im Rahmen eines Service-Learning-Konzepts. In: Verhaltenstherapie, 29 (4), S. 244–253. doi:10.1159/000497250.

Pisani, A.R.; Schmeelk-Cone, K.; Gunzler, D.; Petrova, M.; Goldston, D.B.; Tu, X. u.a. (2012): Associations between suicidal High School students' help-seeking and their attitudes and perceptions of social environment. In: Journal of Youth and Adolescence, 41 (10), S. 1312–1324. doi:10.1007/s10964-012-9766-7.

Plöderl, M.; Fartacek, H.; Fartacek, R. (2010): Lebenswert. Ein schulisches Suizidpräventionsprogramm. In: Suizidprophylaxe: Theorie und Praxis, 37 (4), S. 48–154.

Pössel, P.; Horn, A.B.; Seeman. S.; Hautzinger, M. (2004): Trainingsprogramm zur Prävention von Depressionen bei Jugendlichen. Göttingen: Hogrefe.

Rickwood, D.J.; Deane, F.P.; Wilson, C.J. (2007): When and how do young people seek professional help for mental health problems? In: The Medical Journal of Australia, 187 (7), S. 35. doi:10.5694/j.1326-5377.2007.tb01334.x.

Robinson, J.; Cox, G.; Malone, A.; Williamson, M.; Baldwin, G. u.a. (2013): A systematic review of school-based interventions aimed at preventing, treating, and responding to suicide- related behavior in young people. In: Crisis, 34 (3), S. 164–182. doi:10.1027/0227-5910/a000168.

Robinson, J.; Hetrick, S.E.; Martin, C. (2011): Preventing suicide in young people: Systematic review. In: Australian & New Zealand Journal of Psychiatry, 45 (1), S. 3–26. doi:10.3109/00048674.2010.511147.

Schultz, V. (2018): Wer identifiziert sich mit Hannah? Eine Studie zur Netflix Serie »Thirteen Reasons Why«, unveröffentlichte Abschlussarbeit, Universität Koblenz-Landau.

Shaffer, D.; Scott, M.; Wilcox, H.; Maslow, C.; Hicks, R. u.a. (2004): The Columbia SuicideScreen. Validity and reliability of a screen for youth suicide and depression. In: Journal of the American Academy of Child & Adolescent Psychiatry, 43 (1), S. 71–79. doi:10.1097/00004583-200401000-00016.

Stack. S. (2005): Suicide in the media: A quantitative review of studies based on nonfictional stories. In: Suicide and Life-Threatening Behavior, 35 (2), S. 121–133. doi:10.1521/suli.35.2.121.62877.

Stone, D.M.; Simon, T.R.; Fowler, K.A.; Kegler. S.R.; Yuan, K. u.a. (2018): Vital signs. Trends in state suicide rates – United States, 1999–2016 and circumstances contributing to suicide – 27 states, 2015. In: Morbidity and Mortality Weekly Report, 67 (22), S. 617–624. doi:10.15585/mmwr.mm6722a1.

Till, B.; Vitouch, P.; Herberth, A.; Sonneck, G.; Niederkrotenthaler, T. (2013): Personal suicidality in reception and identification with suicidal film characters. In: Death Studies, 37 (4), S. 383–392. doi:10.1080/07481187.2012.673531.

Tsai, A. C.; Lucas, M.; Kawachi, I. (2015): Association between social integration and suicide among women in the United States. In: JAMA Psychiatry, 72 (10), S. 987. doi:10.1001/jamapsychiatry.2015.1002.

Ttofi, M. M.; Farrington, D. P. (2011): Effectiveness of school-based programs to reduce bullying. A systematic and meta-analytic review. In: Journal of Experimental Criminology, 7 (1), S. 27–56. doi:10.1007/s11292-010-9109-1.

Turecki, G.; Brent, D. A. (2016): Suicide and suicidal behaviour. In: The Lancet, 387 (10024), S. 1227–1239. doi:10.1016/S0140-6736(15)00234-2.

Van Orden, K. A.; Witte, T. K.; Cukrowicz, K. C.; Braithwaite. S. R.; Selby, E. A. u. a. (2010): The interpersonal theory of suicide. In: Psychological Review, 117 (2), S. 575–600. doi:10.1037/a0018697.

Wasserman, D.; Carli, V.; Wasserman, C.; Apter, A.; Balazs, J. u. a. (2010): Saving and Empowering Young Lives in Europe (SEYLE). A randomized controlled trial. In: BMC Public Health, 10 (1), S. 192. doi:10.1186/1471-2458-10-192.

Whitlock, J.; Wyman, P. A.; Moore, S. R. (2014): Connectedness and suicide prevention in adolescents. Pathways and implications. In: Suicide and Life-Threatening Behavior, 44 (3), S. 246–272. doi:10.1111/sltb.12071.

Wilcox, H. C.; Kellam. S. G.; Brown, C. H.; Poduska, J. M.; Ialongo, N. S. u. a. (2008): The impact of two universal randomized first- and second-grade classroom interventions on young adult suicide ideation and attempts. In: Drug and Alcohol Dependence, 95, S. 60–73. doi:10.1016/j.drugalcdep.2008.01.005.

Wyman, P. A.; Pickering, T. A.; Pisani, A. R.; Rulison, K.; Schmeelk-Cone, K. u. a. (2019): Peer adult network structure and suicide attempts in 38 high schools. Implications for network informed suicide prevention. In: Journal of Child Psychology and Psychiatry, 60 (10), S. 1065–1075.doi:doi: 10.1111/jcpp.13102.

Medieneinflüsse auf suizidales Erleben und Verhalten

Benedikt Till und Thomas Niederkrotenthaler

Es sind bis heute mehr als 150 Studien über suizidale Imitationseffekte nach medialer Berichterstattung über Suizid verfügbar. Insbesondere für Berichte über Suizide prominenter Personen in Nachrichtenmedien zeigt sich eine klare metaanalytische Evidenz für diesen sogenannten Werther-Effekt. Auch für andere Medientypen und -formate wie z. B. online- und soziale Medien gibt es Belege dafür, dass sensationsträchtige und auf Suizidmethoden fokussierte Darstellungen von Suiziden einen Werther-Effekt auslösen können. Die bisherige Forschung zeigt jedoch, dass nicht jede Darstellung von Suizidalität in den Medien einen Imitationseffekt hat. Vielmehr belegen mehrere aktuelle randomisiert kontrollierten Studien, dass insbesondere die Darstellungen von persönlicher Bewältigung suizidaler Krisen einen protektiven Effekt auf Suizidalität und Suizidrisikofaktoren haben können, den sogenannte Papageno-Effekt.
Weitere Studien sind notwendig, um mögliche Bezüge zwischen Bevölkerungsgruppen, spezifischen Darstellungen von Bewältigungsstrategien, Medienformaten und zeitlichen Zusammenhängen aufzuzeigen und die daran beteiligten Mechanismen besser zu verstehen.

Suizidalität entwickelt sich stets multikausal und ist niemals auf eine einzige Ursache zurückzuführen. An dieser Entwicklung sind verschiedenste biologische, soziale, psychologische und kulturelle Faktoren beteiligt (Mann u. a. 2005). Die Medien stellen in unserer heutigen Gesellschaft eine der wichtigsten Informationsquellen dar, auch zum Thema Suizid (Sonneck u. a. 2016). Dementsprechend sind Medien aus Public-Health-Perspektive eine wichtige Komponente der Suizidprävention (Niederkrotenthaler u. a. 2014; Sisask, Värnik 2012; WHO 2017). Für die Wirkung eines medialen Beitrags ist dabei allerdings entscheidend, auf welche Art und Weise Suizidalität dargestellt wird und wer die Rezipientinnen und Rezipienten dieser Darstellungen sind (Till, Niederkrotenthaler 2018, 2019).

Der Werther-Effekt

Erstmals konnte der amerikanische Soziologe David Phillips in einer Studie 1974 nachweisen, dass die Suizidrate in den USA unmittelbar nach der Publikation eines Suizides auf der Titelseite der New York Times signifikant anstieg. Phillips wählte für dieses Phänomen den Begriff Werther-Effekt in Anlehnung an das 1774 erschienene Werk »Die Leiden des jungen Werther« von J. W. Goethe, das mit dem Suizid des Protagonisten endet und historischen Quellen zufolge damals zu einigen Imitationssuiziden in Mitteleuropa geführt haben soll (Niederkrotenthaler u. a. 2007). Darüber hinaus konnte Phillips (1974), aber auch andere Autoren in späteren Studien (z. B. Niederkrotenthaler u. a. 2010 a), feststellen, dass der Anstieg der Suizidrate umso höher ausfiel, je mehr die Medien über den jeweiligen Suizid berichteten. Phillips (1974) legte nahe, dass es sich bei diesem Effekt nicht nur um eine Verschiebung der Suizidmethode oder des Zeitpunkts des Suizides handelte, sondern um einen tatsächlichen Anstieg, der über zufällige oder saisonal bedingte Schwankungen der Suizidrate hinausging.

Mittlerweile gibt es mehr als 150 wissenschaftliche Untersuchungen zum Werther-Effekt. In mehreren Metaanalysen und systematischen Reviews konnte gezeigt werden, dass sensationsträchtige Berichterstattung in Printmedien mit einem Anstieg an Suiziden assoziiert ist, insbesondere wenn über den Suizid von Prominenten berichtet wird (Niederkrotenthaler u. a. 2020, 2012; Sisask, Värnik 2012; WHO 2017). So erhöhte sich zum Beispiel 2014 in den USA die Suizidrate in den Monaten nach der sensationsträchtigen Berichterstattung anlässlich des Suizides des Schauspielers und Komikers Robin Williams um 10 Prozent (Fink u. a. 2018).

Der Werther-Effekt ist keineswegs auf Suiziddarstellungen in Printmedien beschränkt, sondern kann auch bei Darstellungen von Suiziden in fiktionalen TV-Serien auftreten, insbesondere dann, wenn der Suizid im Zentrum der Handlung steht. So stiegen Anfang der 1980er-Jahre während und in den zwei Wochen nach Ausstrahlung einer sechsteiligen Fernsehreihe über den Eisenbahnsuizid eines 19-jährigen Schülers mit dem Titel »Tod eine Schülers« Schienensuizide in Deutschland um 167 Prozent bei Mädchen und um 175 Prozent bei Jungen im vergleichbaren Alter (Schmidtke, Häfner 1986).

Auch in anderen Ländern konnte Imitationsverhalten nach der Darstellung von Suiziden in TV-Serien festgestellt werden (z. B. Ellis, Walsh 1986; Sandler u. a.1986). Ein aktuelles Beispiel für einen solchen Effekt war die erste Staffel der Netflix-Serie »Tote Mädchen lügen nicht«. Aufgrund der expliziten Darstellung des Suizids und der starken Aufmerksamkeit, die die Serie erhielt, wurden in mehreren Ländern unmittelbar nach der Veröffentlichung Empfehlungen für Schulen zum Umgang mit der Serie herausgegeben (Arendt u. a. 2017; Till, Niederkrotenthaler 2018, 2019). Die Ergebnisse mehrerer Studien aus unterschiedlichen Ländern lassen darauf schließen, dass die Serie zu einem Anstieg an Suizidversuchen und Suiziden unter Jugendlichen geführt hat (z. B. Niederkrotenthaler u. a. 2019; Bridge u. a. 2020; Cooper u. a. 2018; Sinyor u. a. 2019) und hier insbesondere unter Mädchen (Niederkrotenthaler u. a. 2019).

Auch Suiziddarstellungen in Spielfilmen können einen Werther-Effekt auslösen. So stellten mehrere Autoren zwei Wochen nach der Ausstrahlung des Films »Surviving«, der mit dem Suizid des Protagonistenpaares endet, einen Anstieg an Suizidversuchen und Suiziden in unterschiedlichen Regionen der USA fest (Gould, Shaffer 1986; Gould u. a. 1988; Ostroff u. a. 1985; Ostroff, Boyd 1987). In einer randomisierten, kontrollierten Studie, in der Teilnehmerinnen und Teilnehmer einen Film über den Suizid einer Protagonistin sahen, berichteten Zuschauer, die bereits zu Beginn der Studie einen vergleichsweise höheren Suizidalitätsscore aufwiesen, einen Anstieg an Suizidgedanken nach dem Sehen des Films; insbesondere, wenn sie sich mit der Protagonistin identifizieren konnten (Till u. a. 2015). Insgesamt liegt zum gegenwärtigen Zeitpunkt hinreichende Evidenz für Imitationseffekte für Nachrichtenmedien, insbesondere bei Prominentensuiziden, vor, während Metaanalysen über fiktionale Medien weitgehend ausstehen (Niederkrotenthaler u. a. 2020).

Die psychologischen Mechanismen, die dem Werther-Effekt zugrunde liegen, sind bis heute nicht hinreichend geklärt. Prinzipiell geht man davon aus, dass Menschen in der Zeit vor einem Suizidversuch oder Suizid diesen als eine gedankliche Option in Betracht ziehen und dabei zwischen lebenserhaltenden und selbstzerstörerischen Impulsen schwanken (Till, Niederkrotenthaler 2018, 2019). Diese psychischen Prozesse sind Teil des Phänomens, das bereits Erwin Ringel (1976) unter dem Begriff »Präsuizidales Syndrom« beschrieben hat. In diesem von Ambivalenz und inneren Konflikt geprägten Zustand können Medienbotschaften einen Einfluss auf menschliches Denken, Fühlen und Handeln haben (Till, Niederkrotenthaler 2014 c). Auch Lernprozesse, wie sie Bandura (1977) anhand des Lernens am Modell beschrieben hat oder soziale Identifikationsprozesse könnten hieran beteiligt sein (Arendt u. a. 2016; Blood, Pirkis 2001; Fu, Yip 2009; Stack 1992). Dies geht einher mit der Beobachtung, dass nach Zeitungsartikeln über Suizide ein Imitationseffekt mit höherer Wahrscheinlichkeit auftritt, wenn sich Rezipientinnen und Rezipienten und jene Person, über deren Suizid in der Zeitung berichtet wurde, hinsichtlich soziodemografischer Variablen ähnlich sind (Niederkrotenthaler u.a. 2009). Ebenso konnten in mehreren Studien stärkere negative Effekte von Filmen mit Suiziddarstellungen auf die emotionale Befindlichkeit der Zuseherinnen und Zuseher festgestellt werden, wenn diese sich mit der betroffenen Filmfigur identifizierten (Till u.a. 2010; Till u.a. 2015).

Medienempfehlungen zur Berichterstattung über Suizid

Die Gefahr von Imitationssuiziden nach sensationsträchtiger Medienberichterstattung über Suizid macht deutlich, dass die Zusammenarbeit mit den Medien eine wichtige Komponente der Suizidprävention darstellt (Till, Niederkrotenthaler 2014c, 2018, 2019). Um Imitationssuizide zu verhüten und eine verantwortungsvolle Berichterstattung über Suizid zu fördern, wurden in vielen Ländern (Bohanna, Wang 2012; Pirkis u.a. 2006) und auch von der Weltgesundheitsorganisation (WHO 2017) Medienempfehlungen zur Berichterstattung über Suizid entwickelt und implementiert.

Vorbild für diese Maßnahme waren Erfahrungen, die damit seit den 1980ern in Österreich gemacht wurden. Nach Inbetriebnahme und Ausbau der U-Bahn in Wien Anfang der 1980er-Jahre erfolgten eine jährlich steigende Zahl von U-Bahn-Suiziden und -versuchen, über die in den Medien sensationsträchtig berichtet wurde. Parallel dazu stieg die Zahl der Suizide mit dieser Methode um bis zu 60 Prozent an (Sonneck u.a. 2016). Dies führte zur Bildung einer Arbeitsgruppe, die Medienempfehlungen zur Berichterstattung über Suizid im Sinne einer freiwilligen Selbstkontrolle der Medien entwickelte und diese Journalisten im Rahmen einer Medienkampagne Mitte 1987 vorstellte.

Diese Empfehlungen legten eine zurückhaltende Berichterstattung über Suizide nahe, zum Beispiel keine Nennung von Details über den jeweiligen Suizid, keine sensationsträchtige Sprache oder vereinfachende Erklärungsansätze. Stattdessen sollten Alternativen zu Suizid aufgezeigt und Kontaktadressen von Hilfseinrichtungen genannt werden. Die Einführung der Medienempfehlungen war ein großer Erfolg und führte zu einem Rückgang an unangemessener Berichterstattung über Suizide in Österreich, insbesondere über U-Bahn-Suizide, sowie seitdem zu einem Rückgang von Suiziden und Suizidversuchen in der Wiener U-Bahn um mehr als 70 Prozent (siehe Abbildung 1, S. 277).

ABBILDUNG 1 U-Bahn Suizide und Suizidversuche in Wien, 1979–2019 (NIEDERKROTENTHALER 2020)

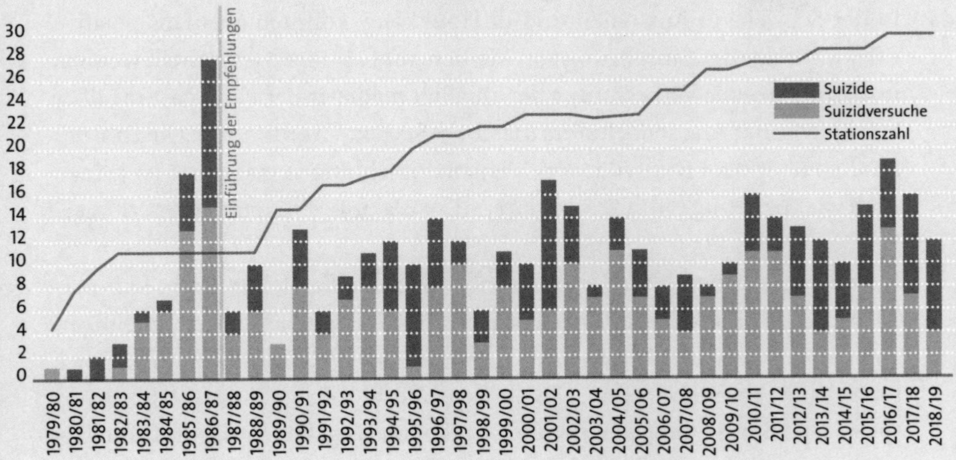

Gleichzeitig kam es auch zu einem Rückgang der Suizidrate in Österreich über alle Suizidmethoden hinweg (ETZERSDORFER, SONNECK 1998; ETZERSDORFER u.a. 1992; NIEDERKROTENTHALER, SONNECK 2007; SONNECK u.a. 2016; TILL, NIEDERKROTENTHALER 2014c, 2018, 2019). Seither wurden in vielen Ländern, auch in Deutschland, Medienempfehlungen zur Berichterstattung über Suizid eingeführt (BOHANNA, WANG 2012; PIRKIS u.a. 2006). In Deutschland, Österreich und der Schweiz wird auf diese im jeweiligen Pressekodex für Journalistinnen und Journalisten hingewiesen.

Der deutsche Pressekodex enthält zum Beispiel unter Ziffer 8.7 (»Selbsttötung«) eine Richtlinie, die besagt, dass die Berichterstattung über Selbsttötung Zurückhaltung gebietet, insbesondere für die Nennung von Namen, die Veröffentlichung von Fotos und die Schilderung näherer Begleitumstände (SCHÄFER, QUIRING 2013).

Auch im Ehrenkodex des Österreichischen Presserats wird zur Zurückhaltung bei der Berichterstattung über Suizide aufgerufen. Zudem wird darauf hingewiesen, dass verantwortungsvoller Journalismus, auch wegen der Gefahr der Nachahmung, abwägt, ob ein überwiegendes öffentliches Interesse besteht, und im Zweifelsfall auf überschießende Berichterstattung verzichtet (Österreichischer Presserat 2019).

Die positiven Erfahrungen aus Österreich zeigen, dass Imitationssuizide durch verantwortungsvolle Medienberichterstattung verhütet werden können (Till, Niederkrotenthaler 2019). In einigen anderen Ländern, wie zum Beispiel in der Schweiz, in Australien und in Hongkong, konnten ebenfalls positive Effekte infolge der Einführung von Medienempfehlungen festgestellt werden, insbesondere eine Verbesserung der Qualität medialer Berichterstattung über Suizid (Michel u.a. 2000; Pirkis u.a. 2009; Sisask, Värnik 2012). Die Zahl der Studien über die Effektivität von Medienempfehlungen insgesamt ist jedoch nach wie vor gering (Niederkrotenthaler u.a. 2014; Niederkrotenthaler, Stack 2017; Pirkis u.a. 2006).

In den vergangenen Jahren wurden auch für Suiziddarstellungen in fiktionalen Medienformaten, wie zum Beispiel in Filmen oder TV-Serien, in einigen angloamerikanischen Ländern (Mindframe 2007; »National Action Alliance for Suicide Prevention« 2019; »Samaritans« 2017) sowie von der WHO (2019) spezifische Empfehlungen entwickelt und herausgegeben. Aufgrund von Evidenz, die auch bei der Berichterstattung über sogenannte »Mass Shootings« (also die Tötung von mehreren Menschen mit einer Schusswaffe in der Öffentlichkeit) einen Imitationseffekt nahelegt (Jetter 2017), gibt es in den USA zudem Medienempfehlungen zur verantwortungsvollen Berichterstattung über derartige Vorfälle (»Suicide Awareness Voices of Education« 2017). Studien zur Wirksamkeit solcher Empfehlungen fehlen bislang noch (Till, Niederkrotenthaler 2019).

Die meisten Medienempfehlungen zur Berichterstattung über Suizid enthalten die Empfehlung, eine neutrale, wertfreie Sprache zu verwenden, wenn über Suizid geschrieben oder gesprochen wird. So wird zum Beispiel empfohlen, Formulierungen, die Suizid billigen (»erfolgreicher«, »nicht erfolgreicher« oder »missglückter Suizid«, »Freitod«) oder kriminalisieren (»begeht Selbstmord«), zu vermeiden und durch neutrale Beschreibungen (»starb durch Suizid« oder »tötete sich«) zu ersetzen (Tomandl u.a. 2019; WHO 2017). Wie eine kürzlich durchgeführte Studie zeigte, kann die Verwendung von scheinbar billigenden Worten wie »Freitod« Einstellungen der Rezipientinnen und Rezipienten zu Suizid beeinflussen (Arendt u.a. 2018 b). In nahezu allen Medienempfehlungen wird zudem angeraten, häufige Fehlannahmen, Missverständnisse und Mythen über Suizid zu vermeiden bzw. richtigzustellen (Pirkis u.a. 2006; Tomandl u.a. 2019; WHO 2017). Medienberichte, die diese Empfehlungen nicht oder kaum umsetzen, können stigmatisierende Einstellungen in der Bevölkerung gegenüber Menschen mit Suizidgedanken verstärken (Till u.a. 2018). Wenngleich Empfehlungen zur medialen Berichterstattung über Suizid in ihrer Gesamtheit einen Beitrag zu deren qualitativen Verbesserung leisten (Michel u. a. 2000; Niederkrotenthaler, Sonneck 2007; Pirkis u. a. 2009; Sisask, Värnik 2012), ist über ihre Wirksamkeit und die Wirksamkeit einzelner Bestandteile dieser Empfehlungen auf Suizidalität und Suizide noch wenig bekannt.

Der Papageno-Effekt

Akkurate Aufklärung sowohl von Betroffenen als auch der allgemeinen Bevölkerung über Suizidalität ist eine wichtige Komponente der Suizidprävention (Niederkrotenthaler u. a. 2014). Der lange Zeit fast ausschließliche Fokus der Suizidforschung auf die Verhütung von Imitationssuiziden unter Ausblendung präventiver Potenziale hat – bei aller Notwendigkeit – zur Aufrechterhaltung der Tabuisierung des Themas im öffentlichen Diskurs beigetragen (Niederkrotenthaler u. a. 2014; Till, Niederkrotenthaler 2014c, 2018, 2019). Um über Suizidalität adäquat aufzuklären und das Thema in der Gesellschaft zu entstigmatisieren, bedarf es einer verantwortungsvollen Behandlung dieses Themas in den Medien, die vulnerable Personen nicht gefährdet und zur Entstigmatisierung beiträgt (Hawton, Williams 2002; Niederkrotenthaler u. a. 2010a, 2014; Niederkrotenthaler u. a. 2014; Till, Niederkrotenthaler 2014c, 2019).

Dass Berichterstattung über Suizid auch eine schützende Wirkung haben kann, wurde bereits lange Zeit in Fachkreisen diskutiert (Hawton, Williams 2002) und letztlich in einer Studie in Österreich 2010 erstmals mit Daten untergelegt (Niederkrotenthaler u. a. 2010a).

Für diese Studie wurden Artikel über Suizid in den elf größten Zeitungen Österreichs von Januar bis Juni 2005 gesammelt und inhaltsanalytisch untersucht. Während ca. 20 Prozent der analysierten Artikel sensationsträchtige Merkmale aufwiesen, war dies bei etwa 72 Prozent nicht der Fall. Circa 8 Prozent der Artikel berichteten hingegen nicht über einen Suizid oder Suizidversuch, sondern handelten primär von der Bewältigung von suizidalen Krisen. Während die sensationsträchtigen Artikel im Sinne des Werther-Effekts mit einem Anstieg an Suiziden in der Bevölkerung assoziiert waren, zeigte sich nach Artikeln über Krisenbewältigung ein Rückgang der Suizide (Niederkrotenthaler u. a. 2010a). Diese Beobachtung führte zur Hypothese, dass Artikel, die auf die Bewältigung von suizidalen Krisen fokussierten, einen aktiven Beitrag zur

Verhütung von Suiziden leisten können. Angelehnt an Mozarts Oper »Die Zauberflöte«, in der die Hauptfigur, Papageno, im Glauben um den Verlust seiner geliebten Papagena Suizidgedanken durchlebt, aber schließlich von »drei Knaben« davon abgebracht wird, wird dieser Effekt in der Forschungsliteratur seither als Papageno-Effekt bezeichnet (Niederkrotenthaler u. a. 2010 a, 2010 b). Eine Limitation von Studien wie dieser ist, dass sich anhand der aggregierten Daten nicht zweifelsfrei feststellen lässt, ob ein beobachteter Effekt tatsächlich auf den jeweiligen Medieneffekt zurückzuführen ist (Blood, Pirkis 2001; Niederkrotenthaler u. a. 2014). Um den präventiven Effekt derartiger Berichte und Darstellungen zu testen, wurden in der Folge mehrere randomisierte, kontrollierte Studien durchgeführt. Wenn auch mit derartigen Studiendesigns nicht das Auftreten von Suizidversuchen beziehungsweise Suiziden als Ergebnisvariablen untersucht werden kann, nicht zuletzt da dafür eine enorme Anzahl an Probanden notwendig wäre, so lassen sich dennoch Effekte auf Risikofaktoren für Suizid, wie Suizidgedanken, die im Gegensatz zu Suizid sehr häufig in der Bevölkerung vorzufinden sind, sowie auf Depressivität oder Hoffnungslosigkeit erforschen (Pirkis, Blood 2001 a, 2001 b; Till, Niederkrotenthaler 2019).

Es konnte gezeigt werden, dass sich bei Leserinnen und Lesern eines Zeitungsartikels, der von der erfolgreichen Bewältigung einer suizidalen Krise berichtet, die Suizidalität signifikant reduzierte (Arendt u. a. 2016; Till u. a. 2019), das Wissen über Suizidprävention erhöhte (Arendt u. a. 2018 a; Till u. a. 2019) und sich die Einstellung zu Hilfsangeboten verbesserte (Arendt u. a. 2018 a). In einer aktuellen Studie zeigte sich, dass dieser suizidprotektive Effekt auch bei Teilnehmerinnen und Teilnehmern auftrat, die innerhalb der letzten zwölf Monate Suizidgedanken hatten oder einen Suizidversuch unternahmen. Der Effekt in dieser Gruppe war insbesondere dann vorhanden, wenn diese einen Artikel lasen, in dem eine betroffene Person von ihrer eigenen Krisenbewältigung nach einem beinahe durchgeführten Suizidversuch erzählte (Niederkrotenthaler, Till 2019).

Der Papageno-Effekt ist aber keinesfalls nur auf Printmedien beschränkt. Till und Kollegen (2015) fanden insbesondere bei den Zuschauerinnen und Zuschauern, die einen überdurchschnittlichen Suizidalitätswert hatten, einen Anstieg an Lebenszufriedenheit bei der Betrachtung eines Spielfilms, der mit der erfolgreichen Bewältigung einer suizidalen Krise und einem Happy End endete.

In Australien wurde auf Basis des Papageno-Effekts eine dreiteilige Dokumentation mit dem Titel »Man Up« produziert und im Fernsehen ausgestrahlt,

die insbesondere Männer mit Suizidgedanken ansprechen sollte. Hierbei konnte eine Verbesserung des Hilfesuchverhaltens in der Zielgruppe infolge der TV-Serie festgestellt werden, allerdings nicht ein direkter Rückgang von Suizidgedanken (King u. a. 2018 a, 2018 b; Schlichthorst u. a. 2018).
In einer Stichprobe bestehend aus jungen Erwachsenen mit akuten Suizidgedanken und Symptomen einer Depression kam es im Vergleich zur Kontrollgruppe zu einem Rückgang der Depressivität nach der Betrachtung eines Videos, in dem eine junge Frau über ihren Kampf mit der Erkrankung und ihre Behandlung erzählte (Niederkrotenthaler, Till 2020). Ähnlich wirksam zeigten sich auch edukative Suizidpräventionswebseiten, die darauf abzielen, die Allgemeinbevölkerung, hier insbesondere Jugendliche und junge Erwachsene, über Suizidalität aufzuklären (Till u. a. 2017).
Diese Studien zeigen insgesamt deutlich, dass Medienberichte über die Bewältigung von Suizidalität eine positive Wirkung haben können und darüber hinaus eine Möglichkeit bieten, Suizidalität in verantwortungsvoller Weise medial zu thematisieren. Weitere Forschungsarbeiten sind notwendig, um die spezifischen Zusammenhänge zwischen den verschiedenen Variablen aufzudecken und die Mechanismen dahinter besser zu verstehen (Niederkrotenthaler u. a. 2014).
Der Papageno-Effekt macht deutlich, dass eine mediale Darstellung von Suizidalität hilfreich ist und einen wichtigen Beitrag zur Entstigmatisierung leisten kann, wenn Suizidalität als eine zeitlich begrenzte Phase der Verzweiflung dargestellt wird, die sich mit konkreter Hilfe bewältigen lässt (Till, Niederkrotenthaler 2014 c, 2019; Tomandl u. a. 2019). Ebenso lässt sich daraus schlussfolgern, dass die Einbeziehung von Menschen mit persönlicher Erfahrung in der Bewältigung von suizidalen Krisen und deren authentischen Schilderung des Erlebten für die Gestaltung von effektiven Aufklärungskampagnen über Suizidalität einen wesentlichen Präventionsbeitrag leistet (National Action Alliance for Suicide Prevention 2014; Niederkrotenthaler u. a. 2014).

Internet und Suizidalität

Seit vielen Jahren wird in der Suizidprävention und -forschung der Einfluss des Internets auf die Userinnen und User kontrovers diskutiert (siehe z. B., Becker u. a. 2004; Eichenberg 2010; Etzersdorfer u. a. 2003; Till, Niederkrotenthaler, 2014 a). Die starke Variabilität der Qualität von Inhalten im

Internet, die auch explizite Anleitungen für Suizidmethoden umfassen und mit Suchmaschinen relativ einfach zu finden sind (Till, Niederkrotenthaler 2014 a), tragen deutlich zur Kontroverse bei. Mehrere Einzelfallstudien zeigen, dass Personen, die durch einen Suizid starben oder einen Suizidversuch unternahmen, Informationen hierzu aus dem Internet bezogen hatten (Alao u. a. 2006; Baume u. a. 1997; Becker, u. a. 2004; Naito 2007). Schmidtke und Kollegen (2008) wiesen zudem auf die Gefahr hin, dass durch den niederschwelligen interaktiven Austausch zwischen den Userinnen und Usern im Internet schnell Partner für Doppel- oder Gruppensuizide gefunden werden können. Auch hier scheint es einen Imitationseffekt zu geben, sodass nach einer entsprechenden Anfrage in einem Online-Forum oft mehrere ähnliche Beiträge anderer Personen im selben Forum erfolgten (Schmidtke u. a. 2008). Auch das Phänomen des Cyberbullyings, ein Risikofaktor für Suizidalität, wird oft als weiterer internetbedingter Risikofaktor angeführt (Hinduja, Patchin 2010).

Demgegenüber dürfen jedoch aus präventiver Sicht keinesfalls die hilfreichen Aspekte außer Acht gelassen werden. Das Internet bietet neue Möglichkeiten, um Menschen in suizidalen Krisen auf Hilfsmöglichkeiten hinzuweisen und ihnen niedrigschwellig Hilfe zukommen zu lassen (Lindauer, 2003; Till, Niederkrotenthaler 2014 a). Studien zeigten, dass insgesamt mit Suchmaschinen mehr hilfreiche als potenziell schädliche Inhalte zu finden sind, wobei dies stark davon abhängt, welche Suchbegriffe verwendet werden. Wurde zum Beispiel nach Begriffen gesucht, die von Suizidmethoden abgeleitet sind (z. B. »Wie erhänge ich mich?«), so war die Zahl der angezeigten Webseiten mit protektiven Inhalten deutlich geringer als bei Begriffen, die sich an Hilfe orientieren (z. B. »Selbstmord-Hilfe«) (Chen u. a. 2017; Till, Niederkrotenthaler 2014 b) – ein Dilemma, da Personen in suizidalen Krisen mit einer höheren Wahrscheinlichkeit nach Suizidmethoden suchen. Es ist daher dringend notwendig, durch ein Portfolio an Strategien, wie z. B. der Suchmaschinenoptimierung, auch protektive Webseiten, insbesondere bei Suchen nach Suizidmethoden, sichtbarer zu machen.

In mehreren Studien konnte gezeigt werden, dass die Kommunikation und der Austausch über Suizidalität von der Mehrheit der Nutzerinnen und Nutzer von Online-Foren als unterstützend und hilfreich erlebt wurde (Till, Niederkrotenthaler 2014 a). Eine Online-Umfrage in verschiedenen Web-Foren zeigte, dass die soziale Unterstützung in diesen Foren, und damit ein möglicher suizidprotektiver Effekt, genauso stark und wichtig erlebt wurde wie der Beistand von Freundinnen und Freunden im realen Leben (Winkel u. a. 2005).

Eine Inhaltsanalyse von sieben nicht-professionellen deutschsprachigen Onlineforen über Suizid (Niederkrotenthaler u.a. 2016) zeigte, dass die Beitragerstellenden in etwa 30 Prozent der Diskussionen berichteten, es ginge ihnen nach der Diskussion besser als zu Beginn. Es ist nicht verwunderlich, dass dieser positive Effekt insbesondere in sogenannten »Anti-Suizid-Foren« auftrat, also in Foren, die auf die Zusammenarbeit mit professionellen Hilfseinrichtungen Wert legen und grundsätzlich keine Diskussionen über Suizidmethoden erlauben. Die geäußerten Verbesserungen der psychischen Befindlichkeit ließ sich insbesondere in Diskussionen nachweisen, in denen andere Teilnehmende konstruktive und hilfreiche Antworten auf das Anliegen der Ratsuchenden gaben. Dabei waren sowohl klassische professionelle Kommunikationsstrategien wie das aktive Zuhören, aber auch laienhafte Strategien, wie Schilderungen vom Umgang mit eigenen Krisen, mit einer Verbesserung der psychischen Befindlichkeit der Ratsuchenden assoziiert. Erstaunlicherweise trat dieser positive Effekt auch in manchen Diskussionen in »Pro-Suizid-Foren« auf, wenn die Antwortenden konstruktiv reagierten (Niederkrotenthaler u.a. 2016).

Diese Einblicke legen nahe, dass es auch in nicht-professionellen Online-Settings, insbesondere in Anti-Suizidforen, ein Potenzial für einen Papageno-Effekt gibt. Dies spielt insbesondere im Hinblick auf aktuelle Forschungsarbeiten, wonach der große Teil suizidaler Kommunikation bereits online stattfindet und insbesondere Internetnutzerinnen und -nutzer mit Suizidalität das Internet für derartige Recherchen nutzen, eine große Rolle (Niederkrotenthaler u.a. 2017). Onlinemedien bieten somit neben Gefahren durchaus auch wichtige Chancen für Suizidprävention, die weiter beforscht und bestmöglich genutzt werden müssen (Till, Niederkrotenthaler 2014c).

Fazit und Ausblick

Sowohl bei den traditionellen als auch bei den neuen Medien birgt die Suizidprävention gleichzeitig Herausforderungen sowie viele Möglichkeiten, die nicht übersehen werden sollten.

Aus Public Health-Perspektive ist es wichtig, suizidpräventive Inhalte in den Medien besser sichtbar zu machen (Till, Niederkrotenthaler 2018). Ebenso ist es wichtig, das Thema »Suizid« nicht zu tabuisieren. Aus Sicht der Suizidprävention wäre eine breite Diskussion dieser Thematik hilfreich und wünschenswert.

Von zentraler Bedeutung ist dabei aber, wie Suizidalität in den Medien thematisiert wird. Medieninhalte, die auf Suizidmethoden oder den suizidalen Akt fokussieren, können zweifelsohne einen Imitationseffekt auslösen. Darstellungen von der Bewältigung suizidaler Krisen und Alternativen zu Suizid können hingegen einen positiven Beitrag zur Suizidprävention leisten, Suizidgedanken bei Rezipientinnen und Rezipienten reduzieren und Suizidalität entstigmatisieren. Das Aufzeigen von Möglichkeiten des Umgangs mit Suizidalität und Suizid hilft, Suizide zu verhüten (Till, Niederkrotenthaler 2018). Wenngleich die Suizidforschung in den letzten zwanzig Jahren große Fortschritte gemacht hat, so sind die Wirkungsmechanismen und die beteiligten Einflussfaktoren von Werther- und Papageno-Effekt dennoch nicht gänzlich erforscht. Weitere Studien sind daher notwendig, um diese Effekte besser zu verstehen (Niederkrotenthaler, Stack 2017).

Weiterführende Literatur

Daine, K.; Hawton, K.; Singaravelu, V.; Stewart, A.; Simkin, S. u. a. (2013): The power of the web. A systematic review of studies of the influence of the Internet on self-harm and suicide in young people. In: PLOS ONE, 8, e77555. doi:10.1371/journal.pone.0077555.

Durkee, T.; Hadlaczky, G.; Westerlund, M.; Carli, V. (2011): Internet pathways in suicidality. A review of the evidence. In: International Journal of Environmental Research and Public Health, 8, S. 3938–3952. doi:10.3390/ijerph8103938.

Marchant, A.; Hawton, K.; Stewart, A.; Montgomery, P.; Singaravelu, V. u. a. (2017): A systematic review of the relationship between internet use, self-harm and suicidal behaviour in young people: The good, the bad and the unknown. In: PLOS ONE, 12, e0181722. doi:10.1371/journal.pone.0181722.

Till, B.; Niederkrotenthaler, T. (2014 a): Positive und negative Aspekte des Internets für die Suizidprävention. In: Suizidprophylaxe, 41, S. 96–106.

Totaro, S.; Toffol, E.; Scocco, P. (2016): Suicide prevention and the Internet, risks and opportunities. A narrative review. In: Suicidology Online, 7, S. 40–50.

Literatur

Alao, A. O.; Soderberg, M.; Pohl, E. L.; Alao, A. L. (2006): Cybersuicide. Review of the role of the internet on suicide. In: Cyberpsychology & Behavior, 9, S. 489–493. doi:10.1089/cpb.2006.9.489.

Arendt, F.; Scherr, S.; Niederkrotenthaler, T.; Krallmann, S.; Till, B. (2018 a): Effects of awareness material on suicide-related knowledge and the intention to provide adequate help to suicidal individuals. In: Crisis, 39, S. 47–54. doi:10.1027/0227-5910/a000474.

Arendt, F.; Scherr, S.; Niederkrotenthaler, T.; Till, B. (2018 b): The role of language in suicide reporting. Investigating the influence of problematic suicide referents. In: Social Science & Medicine, 208, S. 165–171. doi:10.1016/j.socscimed.2018.02.008.

Arendt, F.; Scherr, S.; Till, B.; Prinzellner, Y.; Hines, K. u. a. (2017): Suicide on TV. Minimising the risk to vulnerable viewers. In: British Medical Journal, 358, j3876. doi:10.1136/bmj.j3876.

Arendt, F.; Till, B.; Niederkrotenthaler, T. (2016): Effects of suicide awareness material on implicit suicide cognition. A laboratory experiment. In: Health Communication, 31, S. 718–726. doi:10.1080/10410236.2014.993495.

Bandura, A. (1977): Social learning theory. Englewood Cliffs, NJ: Prentice-Hall.

Baume, P.; Cantor, C. H.; Rolfe, A. (1997): Cybersuicide. The role of interactive suicide notes on the internet. In: Crisis, 18, S. 73–79. doi:10.1027/0227-5910.18.2.73.

Becker, K.; El-Faddagh, M.; Schmidt, M. H. (2004): Cybersuizid oder Werther-Effekt online. Suizidchatrooms und -foren im Internet. In: Kindheit und Entwicklung, 13, S. 14–25. doi:10.1026/0942-5403.13.1.14.

Blood, R. W.; Pirkis, J. (2001): Suicide and the media. Part III: Theoretical issues. In: Crisis, 22, S. 163–169. doi:10.1027/0227-5910.22.4.163.

Bohanna, I.; Wang, X. (2012): Media guidelines for the responsible reporting of suicide. In: Crisis, 33, S. 190–198. doi:10.1027/0227-5910/a000137.

Bridge, J. A.; Greenhouse, J. B.; Ruch, D.; Stevens, J.; Ackerman, J. u. a. (2020): Association between the release of Netflix's 13 Reasons Why and suicide rates in the United States. An interrupted times series analysis. In: Journal of the American Academy of Child & Adolescent Psychiatry, 59, S. 236–243. doi:10.1016/j.jaac.2019.04.020.

Chen, Y.-Y.; Hung, G.-C.-L.; Cheng, Q.; Tsai, C.-W.; Wu, K.-C.-C. (2017): Searching for suicide-related information on Chinese websites. In: Psychiatry Research, 258, S. 506–510. doi:10.1016/j.psychres.2017.08.087.

Cooper, M. T.; Bard, D.; Wallace, R.; Gillapsy, S.; Deleon, S. (2018): Suicide attempt admissions from a single children's hospital before and after the introduction of Netflix series 13 Reasons Why. In: Journal of Adolescent Health, 63, S. 688–693. doi:10.1016/j.jadohealth.2018.08.028.

Eichenberg, C. (2010): Empirische Befunde zu Suizidforen im Internet. In: The Lancet, 327 (8482), S. 686. doi:10.1016/s0140-6736(86)91766-6.

Ellis, S. J.; Walsh, S. (1986): Soap may seriously damage your health. In: Lancet, 8488, 686.

Etzersdorfer, E.; Fiedler, G.; Witte, M. (Hg.) (2003): Neue Medien und Suizidalität. Gefahren und Interventionsmöglichkeiten. Göttingen: Vandenhoeck & Ruprecht.

Etzersdorfer, E.; Sonneck, G. (1998): Preventing suicide by influencing mass-media reporting. The Viennese experience 1980–1996. In: Archives of Suicide Research, 4, S. 67–74. doi:10.1023/A:1009691903261.

Etzersdorfer, E.; Sonneck, G.; Nagel Kuess, S. (1992): Newspaper reports and suicide. New In: England Journal of Medicine, 327, S. 502–503.

Fink, D. S.; Santaella-Tenorio, J.; Keyes, K. M. (2018): Increase in suicides the months after the death of Robin Williams in the US. In: PLOS ONE, 13, e0191405. doi:10.1371/journal.pone.0191405.

Fu, K. W.; Yip, P. S. (2009): Estimating the risk for suicide following the suicide deaths of three Asian entertainment celebrities. A meta-analysis approach. In: Journal of Clinical Psychiatry, 70, S. 869–878. doi:10.4088/jcp.08m04240.

Gould, M. S.; Shaffer, D. (1986): The impact of suicide in television movies. Evidence of imitation. In: New England Journal of Medicine, 315, S. 690–694. doi:10.1056/NEJM198609113151107.

Gould, M. S.; Shaffer, D.; Kleinman, M. (1988): The impact of suicide in television movies. Replication and commentary. In: Suicide and Life-Threatening Behavior, 18, S. 90–99. doi:10.1111/j.1943-278x.1988.tb00144.x.

Hawton, K.; Williams, K. (2002): Influences of the media on suicide. Researchers, policy makers, and media personnel need to collaborate on guidelines. In: British Medical Journal, 325, S. 1374–1375. doi:10.1136/bmj.325.7377.1374.

Hinduja, S.; Patchin, J. W. (2010): Cyberbullying fact sheet. Identification, prevention, and response. Online verfügbar unter: https://cyberbullying.org/Cyberbullying-Identification-Prevention-Response-2021.pdf (Abruf 19.04.2021).

Jetter, M. (2017): The effect of media attention on terrorism. In: Journal of Public Economics, 153, S. 32–48. doi:10.1016/j.jpubeco.2017.07.008.

King, K. E.; Schlichthorst, M.; Reifels, L.; Keogh, L.; Spittal, M. J. u. a. (2018 a): Impacts of a documentary about masculinity and men's health. In: American Journal of Men's Health, 12, S. 1604–1614. doi:10.1177/1557988318777927.

King, K. E.; Schlichthorst, M.; Spittal, M. J.; Phelps, A.; Pirkis, J. (2018 b): Can a documentary increase help-seeking intentions in men? A randomised controlled trial. In:Journal of Epidemiology and Community Health, 72. S. 92–98.

Lindauer, U. (2003): Online-Therapie mit Webcam und MIMMIs. Ergebnisse des Forschungsprojekts www.screentherapy.de. In: Etzersdorfer, E.; Fiedler, G.; Witte, M. (Hg.): Neue Medien und Suizidalität. Gefahren und Interventionsmöglichkeiten, S. 195–211. Göttingen: Vandenhoeck & Ruprecht.

Mann, J. J.; Apter, A.; Bertolote, J.; Beautrais, A.; Currie, D. u. a. (2005): Suicide prevention strategies. A systematic review. In: JAMA, 294, S. 2064–2074. doi:10.1001/jama.294.16.2064.

Mindframe (2007): Mental illness and suicide. A Mindframe resource for stage and screen. Canberra: Commonwealth of Australia.

Michel, K.; Frey, C.; Wyss, K.; Valach, L. (2000): An exercise in improving suicide reporting in print media. In: Crisis, 21, S. 71–79. doi:10.1027//0227-5910.21.2.71.

Naito, A. (2007): Internet suicide in Japan. Implications for child and adolescent mental health. In: Clinical Child Psychology and Psychiatry, 12, S. 583–597. doi:10.1177/1359104507080990.

National Action Alliance for Suicide Prevention (2014): The way forward. Pathways to hope, recovery, and wellness with insights from lived experiences. Washington, DC: National Action Alliance for Suicide Prevention.

National Action Alliance for Suicide Prevention (2019): National recommendations for depicting suicide. Online verfügbar unter: https://theactionalliance.org/messaging/entertainment-messaging/national-recommendations (Abruf 18.03.2021).

Niederkrotenthaler, T.; Braun, M.; Pirkis, J.; Till, B.; Stack, S. u. a. (2020): Association between suicide reporting and suicide. Systematic review and meta-analysis. In. British Medical Journal, 368, m575. doi:10.1136/bmj.m575.

Niederkrotenthaler, T.; Fu, K.; Yip, P. S. F.; Fong, D. Y. T.; Stack, S. u. a. (2012): Changes in suicide rates following media reports on celebrity suicide. A meta-analysis. In: Journal of Epidemiology and Community Health, 66, S. 1037–1042.

Niederkrotenthaler, T.; Gould, M.; Sonneck, G.; Stack, S.; Till, B. (2016): Predictors of psychological improvement on non-professional suicide message boards. Content analysis. In: Psychological Medicine, 46, S. 3429–3442. doi:10.1017/S003329171600221X.

Niederkrotenthaler, T.; Herberth, A.; Sonneck, G. (2007): Der Werther Effekt. Mythos oder Realität? In: Neuropsychiatrie, 21, S. 235–243.

Niederkrotenthaler, T.; Reidenberg, D. J.; Till, B.; Gould, M. (2014): Increasing help-seeking and referrals for individuals at risk for suicide by decreasing stigma. The role of mass media. In: American Journal of Preventive Medicine, 47, S. 235–243. doi:10.1016/j.amepre.2014.06.010.

Niederkrotenthaler, T.; Sonneck, G. (2007): Assessing the impact of media guidelines for reporting on suicides in Austria. Interrupted times series analysis. In: Australian and New Zealand Journal of Psychiatry, 41, S. 419–428. doi:10.1080/00048670701266680.

Niederkrotenthaler, T.; Stack, S. (Hg.) (2017): Media & suicide. International perspectives on research, theory, & policy. Piscataway, NJ: Transaction Books.

Niederkrotenthaler, T.; Haider, A.; Till, B.; Mok, K.; Pirkis, J. (2017): Comparison of suicidal people who use the internet for suicide-related reasons and those who do not. In: Crisis, 38, S. 131–135. doi:10.1027/0227-5910/a000432.

Niederkrotenthaler, T.; Stack, S.; Till, B.; Sinyor, M.; Pirkis, J. u. a. (2019): Suicides in the United States after the release of 13 Reasons Why: Time series analysis. In: JAMA Psychiatry, 76, S. 933–940. doi:10.1001/jamapsychiatry.2019.0922.

Niederkrotenthaler, T.; Till, B. (2019): Effects of suicide awareness materials on individuals with recent suicidal ideation or attempt. Randomized controlled online trial. In: British Journal of Psychiatry. doi:10.1192/bjp.2019.259.

Niederkrotenthaler, T.; Till, B. (2020): Effects of awareness material featuring depressed and suicidal individuals on an audience with depressive symptoms. Randomized controlled trial. In: Journal of Behavior Therapy and Experimental Psychiatry, 66, S. 101515. doi:10.1016/j.jbtep.2019.101515.

Niederkrotenthaler, T.; Till, B.; Kapusta, N. D.; Voracek, M.; Dervic, K. u. a. (2009): Copycat effects after media reports on suicide. A population-based ecologic study. In: Social Science & Medicine, 69, S. 1085–1090. doi:10.1016/j.socscimed.2009.07.041.

Niederkrotenthaler, T.; Voracek, M.; Herberth, A.; Till, B.; Strauss, M. u. a. (2010 a): The role of media reports in completed and prevented suicide. Werther versus Papageno effects. In: British Journal of Psychiatry, 197, S. 234–243. doi:10.1192/bjp.bp.109.074633.

Niederkrotenthaler, T.; Voracek, M.; Herberth, A.; Till, B.; Strauss, M. u. a. (2010 b): Papageno v Werther effect. In: British Medical Journal, 341, 5841. doi:10.1136/bmj.c5841.

Österreichischer Presserat (2019): Grundsätze für die publizistische Arbeit. Online verfügbar unter: https://www.presserat.at/show_content.php?hid=2 (Abruf 18.03.2021).

Ostroff, R. B.; Behrends, R. W.; Lee, K.; Oliphant, J. (1985): Adolescent suicides modelled after television movie. In: American Journal of Psychiatry, 142, 989. doi:10.1176/ajp.142.8.989b.

Ostroff, R. B.; Boyd, J. H. (1987): Television and suicide. In: New England Journal of Medicine, 316, S. 876–877.

Phillips, D. P. (1974): The influence of suggestion on suicide. Substantive and theoretical implications of the Werther effect. In: American Sociological Review, 39, S. 340–354. doi:10.2307/2094294.

Pirkis, J.; Blood, W. (2001 a): Suicide and the media. Part I: Reportage in nonfictional media. In: Crisis, 22, S. 146–154. doi:10.1027/0227-5910.22.4.146.

Pirkis, J.; Blood, W. (2001 b): Suicide and the media. Part II: Portrayal in fictional media. In: Crisis, 22, S. 155–162. doi:10.1027//0227-5910.22.4.155.

Pirkis, J.; Blood, R. W.; Beautrais, A.; Burgess, P.; Skehan, J. (2006): Media guidelines on the reporting of suicide. In: Crisis, 27, S. 82–87. doi:10.1027/0227-5910.27.2.82.

Pirkis, J.; Dare, A. R.; Blood, W.; Rankin, B.; Williamson, M. u. a. (2009): Changes in media reporting of suicide in Australia between 2000/01 and 2006/07. In: Crisis, 30, S. 25–33. doi:10.1027/0227-5910.30.1.25.

Ringel, E. (1976): The presuicidal syndrome. In: Suicide and Life-Threatening Behavior, 6, S. 131–149. doi:10.1111/j.1943-278X.1976.tb00328.x.

Samaritans (2017): Media guidelines. Factsheet drama portrayals. Online verfügbar unter: https://www.samaritans.org/sites/default/files/kcfinder/files/press/Samaritans%20media%20factsheet%20-%20drama%20portrayal.pdf (Abruf 18.03.2021).

Sandler, D. A.; Connell, P. A.; Welsh, K. (1986): Emotional crisis imitating television. In: The Lancet, 8488, 856. doi:10.1027//0227-5910.22.4.163.

Schäfer, M.; Quiring, O. (2013): Gibt es Hinweise auf einen »Enke-Effekt«? Die Presseberichterstattung über den Suizid von Robert Enke und die Entwicklung der Suizidzahlen in Deutschland. In: Publizistik, 58, S. 141–160. doi:10.1007/s11616-013-0172-2.

Schlichthorst, M.; King, K. E.; Spittal, M. J.; Reifels, L.; Phelps, A. u. a. (2018): Using a television documentary to prevent suicide in men and boys. In: Australasian Psychiatry, 26, S. 160–165. doi:10.1177/1039856217749022.

Schmidtke, A.; Häfner, H. (1986): Die Vermittlung von Selbstmordmotivation und Selbstmordhandlung durch fiktive Modelle. Die Folgen der Fernsehserie »Tod eines Schülers«. In: Nervenarzt, 57, S. 502–510.

Schmidtke, A.; Schaller, S.; Takahashi, Y.; Gajewska, A. (2008): Modellverhalten im Internet: Fördert das Internet Doppelsuizide und Suizidcluster? In: Herberth, A.; Niederkrotenthaler, T.; Till, B. (Hg.): Suizidalität in den Medien/Suicidality in the media: Interdisziplinäre Betrachtungen/Interdisciplinary contributions, S. 275–285. Münster: Lit.

Sinyor, M.; Williams, M.; Tran, U. S.; Schaffer, A.; Kurdyak, P. u. a. (2019): Suicides in young people in Ontario following the release of »13 Reasons Why«. In: Canadian Journal of Psychiatry, 64, S. 798–804. doi:10.1177/0706743719870507.

Sisask, M.; Värnik, A. (2012): Media roles in suicides prevention. A systematic review. In: International Journal of Environmental Research and Public Health, 9, S. 123–138. doi:10.3390/ijerph9010123.

Sonneck, G.; Kapusta, N.; Tomandl, G.; Voracek, M. (2016): Krisenintervention und Suizidverhütung. Wien: Facultas.

Stack, S. (1992): Social correlates of suicide by age. Media impacts. In Leenaars, A. A. (Hg.): Life span perspectives of suicide. Time lines in the suicidal process, S. 187–214. New York, NY: Plenum.

Suicide Awareness Voices of Education (2017): Recommendations for reporting on mass shootings. Online verfügbar unter https://www.reportingonmassshootings.org/ (Abruf 18.03.2021).

Till, B.; Arendt, F.; Scherr, S.; Niederkrotenthaler, T. (2019): Effect of educative suicide prevention news articles featuring experts with vs without personal experience of suicidal ideation. A randomized controlled trial of the Papageno effect. In: Journal of Clinical Psychiatry, 80, 17m11975. doi:10.4088/JCP.17m11975.

Till, B.; Niederkrotenthaler, T. (2014 b): Surfing for suicide methods and help: Content analysis of websites retrieved with search engines in Austria and in the United States. In: Journal of Clinical Psychiatry, 75, S. 886–892. doi:10.4088/JCP.13m08861.

Till, B.; Niederkrotenthaler, T. (2014 c): Vom Werther- zum Papageno-Effekt. Die Rollen von Medien in der Suizidprävention. In: JATROS – Neurologie & Psychiatrie, 6, S. 27–30.

Till, B.; Niederkrotenthaler, T. (2018): Werther- und Papageno-Effekt durch Suiziddarstellungen im Internet – Suizidgefahr durch neue Medien? In: Spectrum Psychiatrie, 3, S. 26–29. doi:10.1007/s00729-019-00125-1.

Till, B.; Niederkrotenthaler, T. (2019): Medien und Suizid. Der aktuelle Forschungsstand zum Werther- und Papageno-Effekt – Eine Übersichtsarbeit. In: Psychotherapie Forum, 23, S. 120–128. doi:10.1007/s00729-019-00125-1.

Till, B.; Niederkrotenthaler, T.; Herberth, A.; Vitouch, P.; Sonneck, G. (2010): Suicide in films. The impact of suicide portrayals on non-suicidal viewers' well-being and the effectiveness of censorship. In: Suicide and Life-Threatening Behavior, 40, S. 319–327. doi:10.1521/suli.2010.40.4.319.

Till, B.; Strauss, M.; Sonneck, G.; Niederkrotenthaler, T. (2015): Determining the effects of films with suicidal content. A laboratory experiment. In: British Journal of Psychiatry, 207, S. 72–78. doi:10.1192/bjp.bp.114.152827.

Till, B.; Tran, U. S.; Voracek, M.; Niederkrotenthaler, T. (2017): Papageno vs. Werther effect online. Randomized controlled trial of beneficial and harmful impacts of educative suicide prevention websites. In: British Journal of Psychiatry, 211, S. 109–115. doi:10.1192/bjp.bp.115.177394.

Till, B.; Wild, T. A.; Arendt, F.; Scherr, S.; Niederkrotenthaler, T. (2018): Associations of tabloid newspaper use with endorsement of suicide myths, suicide-related knowledge, and stigmatizing attitudes toward suicidal individuals. In: Crisis, 39, S. 428–437. doi:10.1027/0227-5910/a000516.

Tomandl, G.; Sonneck, G.; Stein, C.; Niederkrotenthaler, T. (2019): Leitfaden zur Berichterstattung über Suizid. Wien: Kriseninterventionszentrum.

Winkel, S.; Groen, G.; Petermann, F. (2005): Soziale Unterstützung in Suizidforen. In: Praxis der Kinderpsychologie und Kinderpsychiatrie, 54, S. 714–727.

WHO – World Health Organization (2017): Preventing suicide. A resource for media professionals – Update 2017. Genf: World Health Organization.

WHO – World Health Organization (2019): Preventing suicide. A resource for filmmakers and others working on stage and screen. Genf: World Health Organization.

Neue Technologien bei der Behandlung von Patientinnen und Patienten mit suizidalem Erleben und Verhalten

Lena Spangenberg

Mit der rasanten technischen Entwicklung, der weiten Verbreitung von Smartphones und der Reichweite sozialer Medien in den letzten Jahren ergeben sich viele neue Ansatzpunkte für die Erforschung von Suizidalität, aber auch für die Prävention suizidaler Erlebens- und Verhaltensweisen bzw. die Behandlung betroffener Patientinnen und Patienten.

Neben den grundsätzlichen Potenzialen digitaler Technologien skizziert dieses Kapitel vor allem die aktuelle Evidenzlage in Bezug auf Apps und Onlineprogramme, die perspektivisch bei der Behandlung von Patientinnen und Patienten mit suizidalem Erleben und Verhalten zum Einsatz kommen können und stellt ausgewählte Beispiele vor. Da sich das Forschungsfeld, die technischen Möglichkeiten, aber auch die gesetzlichen Bestimmungen in rasanter und stetiger Weiterentwicklung befinden, handelt es sich hier um eine Momentaufnahme. Daher stellt der Beitrag auch einige allgemeine Empfehlungen vor, wie klinisch Tätige die Qualität und Anwendbarkeit von entsprechenden Apps und Programmen beurteilen können, um abschließend den aktuellen Stand und klinischen Nutzen kritisch zu diskutieren.

Smartphones eröffnen infolge ihrer technischen Ausstattung und weiten Verbreitung vielfältige Möglichkeiten für die Suizidalitätsforschung und Interventionsansätze in der Suizidprävention: So ermöglichen sie es, ökologisch außerordentlich valide Daten zu erheben und so das Auftreten und Risiko suizidaler Gedanken oder Verhaltensweisen im Alltag unmittelbarer beurteilen zu können.

Zwei kürzlich publizierte Studien haben Suizidgedanken mittels Ecological Momentary Assessments (EMA) in engen Zeitfenstern und in Echtzeit untersucht (Kleiman u. a. 2017; Hallensleben u. a. 2019). Dabei wurde gezeigt, dass Suizidgedanken starken Fluktuationen unterliegen, d. h. im Abstand von wenigen Stunden stark variieren können. Zusätzlich unterstreichen beide Studien durch eine gute bis sehr gute Compliance und das Ausbleiben häufig befürchteter negativer Effekte wie die Intensivierung von Suizidgedanken oder eine hohe Belastung der Teilnehmenden, dass smartphonegestützte EMA-Studien auch in klinischen Stichproben gut durchführbar sind. Im Hinblick auf selbst beurteilte Symptome zeigt sich häufig eine höhere Bereitschaft der Offenlegung (engl. »disclosure«) und retrospektive Verzerrungseffekte werden vermieden. Perspektivisch könnten integrierte Sensoren oder GPS-Daten die Risikobeurteilung durch objektive, passiv erhobene Parameter ergänzen.

Lässt ein Datenprofil beispielsweise eine Verminderung der Aktivität oder eine örtliche Annäherung an einen Ort mit potenziell erhöhter Suizidgefahr erkennen, könnte gezielt interveniert werden. Ähnliches wird im Hinblick auf soziale Medien wie Facebook, Twitter, Instagram, etc. diskutiert. Neben textanalytischen Algorithmen, die potenziell gefährdete Nutzerinnen und Nutzer identifizieren sollen, ist es auch denkbar, Indikatoren zu berücksichtigen, die den Rückzug bzw. die Verminderung der sozialen Aktivität quantifizieren und somit in die Risikobeurteilung einfließen könnten. In einigen Forschungsarbeiten wurden sprachanalytische Methoden diskutiert, die beispielsweise prosodische Veränderungen abbilden und damit Hinweise auf Personen mit einem erhöhten Risiko für selbstgefährdende Verhaltensweisen liefern könnten (Torous u. a. 2018 a; Berman, Carter 2019; Larsen u. a. 2015).

In der Suizidalitätsforschung wird das Erheben relevanter Daten durch Smartphones und andere digitale Technologien wesentlich erleichtert und ist sehr umfassend (z. B. hinsichtlich von Symptomen, Bewegungsdaten, Indikatoren für sozialen Rückzug) und in Echtzeit möglich. Wenngleich diese Potenziale zu einer steigenden Forschungsaktivität hinsichtlich digitaler Technologien in der Suizidalitätsforschung geführt haben, ist die klinische Nutz- und Anwendbarkeit der beschriebenen Ansätze und Ideen aktuell noch sehr begrenzt und zu Recht im Konjunktiv formuliert.

Eine empirisch-wissenschaftliche Herangehensweise im Bereich der neuen Technologien stellt Forschende allerdings vor eine Vielzahl an Herausforderungen. Diese sind partiell deckungsgleich mit den grundlegend problematischen Aspekten der Suizidalitätsforschung. Hierzu zählen unter anderem die niedrige Basisrate an suizidalen Outcomes in verschiedenen Populationen oder die Frage, welche Faktoren einen Übergang von suizidalen Gedanken hin zu Verhaltensweisen mitbestimmen (engl. »ideation-to-action-gap«, siehe Kapitel »Psychologische Erklärungsmodelle suizidalen Erlebens und Verhaltens«, S. 69).

Allerdings stellen sich in diesem Forschungsbereich auch einige spezifische ethische und rechtliche Fragen, wie z. B. die Sorgfalts- und potenzielle Interventionspflicht bei der Erstellung von Risikoprofilen im Sinne der Patientensicherheit oder datenschutzrechtliche Bestimmungen mit Anforderungen bezüglich der Zustimmung der Anwenderinnen und Anwender und den Vorkehrungen zur Gewährleistung der Datensicherheit (Berman, Carter 2019).

In den letzten Jahren wurde auch die Verantwortung sozialer Medien für die geposteten Inhalte oder Funktionen wiederholt diskutiert. Kritisch zu sehen sind in diesem Zusammenhang beispielsweise Suchanfragen, Foren oder Austausch zu speziellen Suizidmethoden, das live-streamen von Suizidversuchen oder Suiziden oder auch der Umgang mit Äußerungen der Nutzerinnen und Nutzer, die auf eine potenzielle Suizidgefahr hinweisen können (Torous u. a. 2018 a).

Verschiedene Anbieter wie Twitter, Google oder Snapchat haben im Rahmen ihrer Firmenpolitik Regelungen und Grundsätze erarbeitet, wann und wie bei suizidalen Äußerungen der Anwenderinnen oder Anwender interveniert wird. Entsprechende Äußerungen sollen mit textanalytischen Algorithmen erkannt werden.

Bei Facebook werden identifizierte Inhalte, die auf eine potenzielle Gefährdung der Nutzerinnen und Nutzer hinweisen, in einem mehrstufigen Prozess u. a. auch von Mitarbeitenden evaluiert.

Wenngleich diese Bestrebungen grundsätzlich lobenswert sind, bleibt unklar, wie sensitiv bzw. spezifisch diese klassifikatorischen Ansätze sind und wie die prädiktive Power im Hinblick auf suizidale Handlungen beurteilt werden kann. Zusätzlich sind die entsprechenden Passagen und Firmengrundsätze häufig wenig transparent oder eindeutig formuliert. Es bleibt zum Beispiel unklar, welche Kriterien einen Fall definieren, der eine sofortige oder verzögerte Intervention erfordert. Insgesamt fehlt eine empirisch-wissenschaftliche Evaluation, wie effektiv die beschriebenen Maßnahmen sind und wie sie im Einklang mit den jeweils gültigen datenschutzrechtlichen Bestimmungen stehen (Berman, Carter 2019).

Auch wenn diese Punkte den ersten Enthusiasmus bezüglich der Anwendungsmöglichkeiten neuer Technologien etwas dämpfen mögen, gibt es weitere Vorteile, die für den Einsatz digitaler Technologien via Apps oder Onlineprogrammen im Rahmen der Behandlung von Patientinnen und Patienten mit suizidalem Erleben und Verhalten sprechen. Hierzu zählt, dass sie personell und finanziell häufig weniger ressourcenintensiv sind und somit eine erhöhte Reichweite mit sich bringen können. Das betrifft sowohl die Zahl der Nutzerinnen und Nutzer als auch die Erreichbarkeit entlegener Regionen, in denen es nur wenig ausgebaute

Versorgungsstrukturen gibt. Zudem ist die Nutzung von digitalen Technologien häufig niederschwelliger als die Inanspruchnahme traditioneller Versorgungsangebote und verringert die Schamgefühle oder erwartete Stigmatisierungsprozesse der Betroffenen. Im Rahmen gestufter Versorgungsansätze (engl. »stepped care«) könnten entsprechende Interventionen einen ersten Schritt der Verbesserung des Selbstmanagements darstellen (Witt u.a. 2017). Insbesondere Apps werden von den Nutzerinnen und Nutzern als günstig, bequem und privat wahrgenommen, sind situativ und zeitlich flexibel, dazu weitverbreitet und könnten bestehende Behandlungsangebote im Sinne einer Kombination von on- und offline Unterstützungen (engl. »blended care«) ergänzen (Larsen u.a. 2016a).

Digitale Technologien in der klinischen Versorgung

Unter dem Oberbegriff der neuen Technologien verbergen sich verschiedene Interventionsansätze und technische Zugangswege, die als Bausteine in der Behandlung von Patientinnen und Patienten mit suizidalem Erleben und Verhalten infrage kommen. Für klinisch Tätige sind vor allem begleitete und unbegleitete Online-Programme oder Apps für Smartphones oder Tablets von Interesse, die als eigenständige Behandlung oder zusätzliche Behandlungsbausteine im Sinne von »blended care« konzipiert sein können. Dies gilt insbesondere vor dem Hintergrund der aktuellen Entwicklungen in der gesetzlichen Krankenversorgung in Deutschland im Rahmen des Gesetzes für eine bessere Versorgung durch Digitalisierung und Innovation (Digitale-Versorgung-Gesetz, DVG) vom Dezember 2019.

Das DVG sieht unter anderem vor, Apps auf Rezept in die Behandlung zu integrieren. Hierzu werden Apps (als »Standalone«-Software, d.h. eigenständige Behandlungsbausteine) als Medizinprodukte klassifiziert. Dafür muss die App über die reine Wissensbereitstellung hinaus für einen spezifischen Zweck eingesetzt werden können. Beispiele hierfür sind das Erheben der Häufigkeit von Symptomen oder das Abfragen von Risikofaktoren zur Unterstützung der Diagnosestellung sowie der Auswahl geeigneter therapeutischer Maßnahmen und der fortlaufenden Überwachung der Patientenparameter durch die behandelnde Person.

In einer gemeinsamen Stellungnahme forderten die Deutsche Gesellschaft für Psychiatrie und Psychotherapie, Psychosomatik und Nervenheilkunde

(DGPPN) und die Deutsche Gesellschaft für Psychologie (DGPs) bereits während des Kabinettsentwurfs des DVG mehrere Nachbesserungen für den Bereich der psychischen Erkrankungen: Neben der differenzierten Betrachtung ergänzender Behandlungsbausteine (Add-on-Apps bei »blended-care« Modellen) im Vergleich mit eigenständigen Anwendungen mit therapeutischem Anspruch (»Standalone Apps«) treten die DGPPN und die DGPs dafür ein, dass nur qualifizierte Behandlerinnen und Behandler entscheiden, welche digitale Anwendung im Rahmen einer Therapie »sinnvoll und risikofrei« eingesetzt werden kann, um die Patientensicherheit zu gewährleisten. Zusätzlich fordern sie einen verbindlichen Wirksamkeitsnachweis für digitale Gesundheitsanwendungen, insbesondere wenn diese als »Standalone«-Therapie angewendet werden sollen (DGPPN, DGPs 26.08.2019).

Suizidspezifische Apps: Qualität, Merkmale und Evidenz der integrierten Inhalte im Überblick

Der Markt kommerziell verfügbarer Apps ist bislang unübersichtlich und im stetigen Wandel. So haben LARSEN und Kollegen (2016) im Rahmen eines systematischen Reviews 123 englischsprachige Apps im iTunes App Store bzw. bei Google Play Store identifiziert, die auf den ersten Blick im Zusammenhang mit dem Thema Suizidalität stehen. Allerdings weisen nur 49 Apps davon interaktive Merkmale auf, die über die reine Wissensvermittlung hinausgehen und sind speziell für die Suizidprävention konzipiert worden. Einige Apps beinhalten sogar potenziell schädigende Inhalte beziehungsweise grobe Fehler.

Dieser Befund unterstreicht, wie wichtig es ist, die grundsätzliche Qualität von Apps und Onlineprogrammen anhand festgelegter Kriterien zu evaluieren und daraufhin zu prüfen, ob die Inhalte im Einklang mit der wissenschaftlichen Evidenzlage sind, um mögliche schädliche Effekte gegenüber dem potenziellen Nutzen sorgsam abzuwägen.

Für ihren Übersichtsartikel haben LARSEN und Kollegen (2016) die in den recherchierten Apps integrierten Suizidpräventionsstrategien nach vier Evidenzstufen sowie weiteren Kriterien (z. B. Inhalt, App-Qualität) beurteilt. Folgende Evidenzstufen wurden dabei unterschieden:

- Stufe 1 – Empfehlungen der World Health Organisation (WHO),
- Stufe 2 – Empfehlung gemäß Reviews,
- Stufe 3 – »Best Practice«-Empfehlungen,
- Stufe 4 – ohne Evidenz.

Von den 49 beurteilten Apps war ca. die Hälfte (n = 24, 49,0 Prozent) suizidspezifisch, während die übrigen einen Fokus auf Depression, selbstschädigendes Verhalten, allgemeine Gesundheitsinformationen oder Unterstützung legten. Die Qualität dieser 24 suizidspezifischen Apps war eher ernüchternd: Nur 29,2 Prozent (n = 7) der Apps enthielten eine Datenschutzinformation und 12,5 Prozent (n = 3) eine Verschlüsselungsmöglichkeit (z. B. Login, Passwort, PIN). Am häufigsten enthielten die Apps Inhalte zu Präventionsstrategien wie der Nutzung von Unterstützungsangeboten (66,7 Prozent Angehörige oder Freunde; je 41,7 Prozent Kontaktinformationen allgemeiner Unterstützungsangebote wie Psychologinnen und Psychologen oder psychiatrischen Ambulanzen bzw. spezifische Angebote für Krisensituationen wie Notfall-Telefonnummern) und Notfallplänen (54,2 Prozent). Nur eine App war als Follow-up-Strategie für Patientinnen und Patienten nach Suizidversuch nutzbar und beinhaltete einen Notfallplan sowie eine Erinnerungsfunktion für Arzt- bzw. Therapeutentermine.

Insgesamt wurden zehn Suizidpräventionsstrategien identifiziert, die in den suizidspezifischen Apps in unterschiedlichem Ausmaß integriert waren: Zehn Apps hatten mindestens eine Strategie der Evidenzstufe 1, zwölf der Evidenzstufe 2 und zwei der Evidenzstufe 3. Im Mittel wurden von den Apps allerdings nur 1,1 Strategien berücksichtigt, mit Ausnahme der Notfallplan-Apps, die im Mittel bei der Planerstellung 3,9 Strategien beinhalteten. Die Autoren resümieren, dass die App-Qualität insgesamt eher mittelmäßig ist und die präventiven Ansätze sehr einseitig ausgestaltet sind. Wenngleich keine der begutachteten Apps Inhalte ohne jegliche Evidenz enthielt, ist die Evidenzlage unbefriedigend – dies steht auch im Zusammenhang mit den zuweilen begrenzten Erkenntnissen zur Evidenz von Suizidpräventionsmaßnahmen. Eine zusätzliche Schwierigkeit ist zudem, dass wissenschaftlich evaluierte Apps meist auf dem freien Markt nicht zugänglich sind, während kommerziell verfügbare Apps üblicherweise nicht auf ihre Wirksamkeit getestet werden. Für klinisch Tätige sowie Nutzerinnen und Nutzer entsprechender Apps bleibt die herausfordernde Aufgabe, App-Qualität und Evidenzbasis in diesem hochgradig dynamischen Markt kritisch zu prüfen.

Empfehlungen zur Bewertung von Apps

Zur Beurteilung der verfügbaren Apps verweisen Torous und Kollegen (2018 a) auf allgemeine Empfehlungen der American Psychiatric Association. So sollen Behandelnde

- Datenschutz und -sicherheit evaluieren,
- Patientinnen und Patienten über die (zumeist dünne) Evidenzlage und den assoziierten Off-Label-Gebrauch, also das Fehlen einer Zulassung durch die zuständigen Gesundheitsbehörden, informieren,
- selbst die Handhabung und Nutzung der App prüfen bzw. ausprobieren und
- sicherstellen, dass die App sinnvoll in einen Gesamtbehandlungsplan integriert ist und die mit einer App erhobenen Informationen und bearbeiteten Inhalten auch für die Behandelnden sichtbar bzw. nutzbar sind.

Deutlich differenzierter formulieren DGPs und DGPPN Qualitätskriterien für den Einsatz internetbasierter Interventionen, die größtenteils auch auf digitale Anwendungen wie Apps übertragbar sind (Klein u.a. 2018). Diese Kriterien betreffen die Bereiche Transparenz der Indikation, genaue Beschreibung der Interventionen, Qualifikation der beteiligten Entwicklerinnen und Entwickler (approbierte Psychologische Psychotherapeutinnen und -therapeuten sowie Fachärztinnen und -ärzte, Betroffene), Wirksamkeitsnachweise (Vorliegen ≥ 1 randomisiert-kontrollierte Studie), Patientinnensicherheit, Datenschutz und Datensicherheit, Kosten und Integrationsmöglichkeiten in die Versorgung.

Wie wirksam sind digitale Anwendungen als Standalone-Intervention?

Die bisher umfangreichste Evidenzprüfung zur Wirksamkeit von digitalen Interventionen in der Suizidalitätsforschung legten Witt und Kollegen (2017) in Form eines systematischen Reviews mit Metaanalyse vor. Nach umfangreicher Literaturrecherche wurden 14 Studien in die Analyse eingeschlossen, die ein Onlineprogramm oder eine App als »Standalone«-Intervention zum Selbstmanagement von Suizidgedanken oder Selbstschädigung hinsichtlich der Wirksamkeit überprüften. Die Studiendesigns reichten von randomisiert-kontrollierten Studien (RCT), über sogenannte Pseudo-RCT (die zwar ein Kontrollgruppendesign, aber keine Randomisierung beinhalteten) bis zu Prä-Post-Beobachtungsstudien. Weiterhin musste mindestens ein suizidaler Outcome berichtet worden sein. Als primärer Outcome für die Metaanalyse dienten Suizidgedanken (kontinuierlich oder prozentual gemessen), als sekundäre Outcomes Suizidversuch oder Suizid (ermittelt durch Selbstbericht oder Krankenakte) beziehungsweise selbstschädigendes Verhalten. Der Großteil der Studien wurde in Australien und den USA durchgeführt, lediglich drei stammten aus deutschsprachigen Ländern (Deutschland, Schweiz). Vorrangig wurden Onlineprogramme untersucht, nur zwei Studien analysierten die Wirksamkeit einer App. Weiterhin wurden nur fünf Programme spezifisch für das Selbstmanagement suizidaler Gedanken entwickelt, die übrigen Interventionen waren für das Selbstmanagement von Depression konzipiert und integrierten einen suizidalen Outcome. Die Programme basierten vorwiegend auf Prinzipien und Techniken der Kognitiven Verhaltenstherapie (KVT), teilweise mit Erweiterungen wie mentalisierungs- oder achtsamkeitsbasierten Interventionen, Elementen aus der Dialektisch-Behavioralen Therapie (DBT), akzeptanz-, problemlöseorientierten und interpersonalen Ansätze, Protokollierung der Stimmung und Notfallplänen. Ein Programm verfolgte einen sog. »Gaming«-Ansatz, bei dem selbstschädigende Gedanken und Verhaltensweisen mit aversiven Reaktionen gekoppelt werden sollten (Franklin u.a. 2016). Insgesamt betrachtet fallen die Ergebnisse im Hinblick auf die Wirksamkeit der betrachteten Interventionen wenig überzeugend aus. Metaanalytisch ergeben sich zwar Hinweise, dass die betrachteten Interventionen zu einer Reduktion von Suizidgedanken führen können, dieser Effekt zeigte sich allerdings vor allem direkt nach Durchführung der Interventionen (nicht in den Follow-ups) und nur in Beobachtungsstudien. Für eine Reduktion suizidaler oder selbstschädigender Verhaltensweisen fand die Metaanalyse keinerlei Belege. Besonders problematisch ist sicher auch die geringe Adhärenz der Anwenderinnen und Anwender: Bis zu 50 Prozent der Studienteilnehmenden haben nicht alle Interventionsmodule bearbeitet. Aus Sicht der Autoren ist weiterhin kritisch, dass potenziell negative Effekte der Interventionen, wie die Verstärkung negativer Affektivität, bislang nicht systematisch untersucht worden sind. Da die meisten Interventionen nicht suizidspezifisch konzipiert worden waren, ist es zudem schwierig, den spezifischen Wirkmechanismus für suizidale Outcomes zu beschreiben. Die Evidenzprüfung, insbesondere hinsichtlich verhaltensbasierter Outcomes, wird zusätzlich verkompliziert da in den meisten Fällen keine Hochrisikopopulationen untersucht wurden, was die statistische Power und damit die Aussagekraft der Studien stark einschränkt.

Ausgewählte Beispiele für suizidspezifische Apps und Programme

»LEVEN UNDER CONTROLE« ist ein unbegleitetes Selbstmanagementprogramm für Erwachsene mit Suizidgedanken (Online-Durchführung). **Ziel:** Reduktion von Suizidgedanken. **Theoretischer Hintergrund:** Kognitive Verhaltenstherapie und Dialektisch-Behaviorale Therapie. **Inhalt:** Sechs Module (jeweils mit Theorieteil, Wochenaufgaben, Übungsteil mit optionalen Zusatzübungen) zu

Merkmalen von Suizidgedanken, Regulation intensiver Emotionen, Identifikation automatischer Gedanken, Gedankenmuster, Kontrolle von Gedanken und Rückfallprävention; Website mit Möglichkeit, Fragen zu stellen und Soforthilfe zu bekommen, »Frequently Asked Questions« »Get Help Now«-Button. **Aufwand:** Ein Modul pro Woche, ca. 30 Minuten pro Tag. **Wirksamkeit:** Evaluation durch drei randomisiert-kontrollierte Studien in Australien (Reduktion von Suizidgedanken in Interventions- und Kontrollgruppe, kein Vorteil für Interventionsgruppe) (van Spijker u. a. 2018), den Niederlanden (Reduktion von Suizidgedanken in Interventionsgruppe, v. a. bei Teilnehmern mit Suizidversuch in der Vorgeschichte) (van Spijker u. a. 2014) und Belgien (Reduktion von Suizidgedanken in der Interventionsgruppe) (Jaegere u. a. 2019).

»iBobbly« ist ein unbegleitetes Selbstmanagementprogramm für junge indigene Erwachsene mit Suizidgedanken (Android App für Tablets). **Ziel:** Reduktion von Suizidgedanken. **Theoretischer Hintergrund:** Akzeptanz- und Commitmenttherapie. **Inhalt:** Drei Module zu Identifikation von (Suizid)Gedanken, Gefühlen und Verhaltensweisen und Abgrenzungstechniken, Emotionsregulation durch Achtsamkeit, Akzeptanz und Selbstberuhigungstechniken (soziale, aktivierende und kulturelle Techniken) sowie Werten und Zielen. Drei Selbsteinschätzungen des Funktionsniveaus und von Suizidgedanken. Hinweis auf jederzeit erreichbare Notfallnummern. **Aufwand:** eigenständige Bearbeitung der Module über sechs Wochen. **Wirksamkeit:** Evaluation durch eine erste Pilotstudie (randomisiert-kontrollierte Studie) in Australien (keine Reduktion der Suizidgedanken im Vergleich von Interventions- und Kontrollgruppe (Tighe u. a. 2017), Auswertung einer größeren Studie läuft aktuell (Shand u. a. 2019).

»SIAM« ist eine smartphonegestützte Intervention zur Suizidprävention bei Erwachsenen nach Entlassung aus kurzer stationärer Behandlung nach Suizidversuch (als Add-on im Rahmen von blended care). **Ziel:** Reduktion von poststationären Suizidversuchen und Suiziden. **Theoretischer Hintergrund:** Kontaktaufnahme zu ambulanter und stationärer Versorgung erleichtern. **Inhalt:** poststationäre Versendung automatischer und personalisierter SMS nach 48 Stunden, Tag 8 und 15 sowie in den Monaten 1–6. Inhalte der SMS sind Validierung des emotionalen Zustandes, Erinnerung an Entlassungsgespräch und laufende Versorgungsangebote (Termin bei Person XY). Hinweis auf Notfallnummer. **Aufwand:** keine speziellen Aufgaben für Patientinnen und Patienten. **Wirksamkeit:** Hinweise auf positive Effekte auf Fallebene. Patientinnen und Patienten nahmen unmittelbar bzw. kurz nach SMS selbstinitiiert Kontakt zu Versorgungsangebot auf (Berrouiguet u. a. 2018), randomisiert-kontrollierte Studie in Frankreich wird aktuell ausgewertet.

Beispiele für Forschungsarbeiten im Bereich sozialer Medien

Die folgenden Projekte illustrieren beispielhaft, welche Ansätze und Ideen aktuell in der Suizidalitätsforschung verfolgt werden. Wenngleich der klinische Nutzen und die Anwendungsmöglichkeiten für den Einzelfall bislang nicht nachgewiesen sind, ist es nichtsdestotrotz spannend zu sehen, wie sich Forschende der sozialen Medien bedienen: So stellen Rice und Kollegen mehrere Ansätze vor, wie soziale Medien genutzt werden können um das Gefühl sozialer Eingebundenheit (engl. »belongingness«) im Rahmen des theoretischen Gerüsts der *Interpersonalen Theorie Suizidalen Verhaltens* von Joiner (siehe Kapitel »Psychologische Erklärungsmodelle suizidalen Erlebens und Verhaltens«, S. 69) zu verstärken (Rice u.a. 2016).
Im Chatsafe-Projekt wurden Empfehlungen erarbeitet, die Jugendlichen helfen sollen, verantwortungsvoll über das Thema Suizid zu kommunizieren und auch Erwachsene (Eltern, Lehrer, etc.) diesbezüglich informieren können (Robinson u.a. 2018).
Eine linguistische Analyse von suizid- und nicht-suizidbezogenen Twitter-Posts zeigte auf, dass Erstere spezielle linguistische Profile aufweisen (z.B. höhere Anzahl von genutzten Worten, häufigere Verwendung der ersten Person) (O'Dea u.a. 2017).
Im Rahmen einer Inhaltsanalyse demonstrierten Schlichthorst und Kollegen (2019) das Potenzial der Facebook-Kampagne »Man Up«, eine öffentliche Diskussion über die Themen Maskulinität und Suizid anzustoßen und zeigen somit die Möglichkeit auf, gezielt Präventions- oder allgemeine Gesundheitsthemen in diesem Kontext zu platzieren.

Fazit und Ausblick

Die enthusiastische Stimmung bezüglich digitaler Anwendungen im Bereich der Suizidprävention führte in den letzten Jahren zu einer wachsenden Zahl wissenschaftlicher Arbeiten, die sich mit den Anwendungsmöglichkeiten, der Entwicklung entsprechender Maßnahmen und Strategien und deren Evaluation auseinandergesetzt haben. Obgleich es Forschenden und Behandelnden meist leichtfällt, die Potenziale von Risiko-Algorithmen, GPS-Tracking und internet- oder smartphonegestützten Interventionen zu sehen, steckt die

Forschung dazu noch in den Kinderschuhen (Torous u.a. 2018b). Während es für Indikationsbereiche wie der Behandlung von Angst oder Depression metaanalytisch gestützte Evidenz für den Nutzen digitaler therapeutischer Maßnahmen gibt, fallen die verfügbaren Evidenzbelege im Bereich der Suizidprävention im Hinblick auf digitale Interventionen als eigenständige Behandlungen (»Standalone«-Interventionen) bislang wenig überzeugend aus.
Es bleibt auch vor dem Hintergrund der beschriebenen allgemeinen methodischen Herausforderungen an die Suizidalitätsforschung abzuwarten, wie sich die Studienlage in diesem Bereich in den nächsten Jahren weiterentwickeln wird. Besonders vielversprechend scheinen in diesem Zusammenhang digitale Interventionen zu sein, die als Add-on eine traditionelle Behandlung ergänzen können wie zum Beispiel die automatisierte Versendung von SMS (engl. »blended care«).
Unabhängig von der Evidenzlage sollten klinische Anwenderinnen und Anwender, gerade im Kontext des neuen DVGs und entsprechend gewünschter Veränderungen im Gesundheitswesen, weitere Aspekte kritisch reflektieren. So werden digitale Gesundheitsanwendungen insgesamt trotz der viel beschriebenen Vorteile und auch stützender Evidenz durch behandelnde und behandelte Personen wenig eingesetzt. Die Adhärenz der Patientinnen und Patienten ist zudem häufig sehr niedrig, wie Torous u.a. (2018b) anhand einer Untersuchung zu Nutzungsraten illustrieren: Demnach brechen 74 Prozent der Nutzerinnen und Nutzer den Gebrauch einer Gesundheits-App nach zehnmaliger Nutzung ab. Dieser Befund deckt sich auch mit den niedrigen Adhärenzraten, die in der Übersichtsarbeit von Witt und Kollegen (2017) berichtet werden. Als Gründe diskutieren Torous und Kollegen (2018b) einerseits eine niedrige Benutzerfreundlichkeit (ungeeignete technische Umsetzung, hoher Benutzungsaufwand), aber auch die fehlende Einbindung der Betroffenen in den Entwicklungsprozess, die sich im Mangel von Alltagsnähe der Inhalte oder emotionaler Unterstützungsinhalte abbildet. Zudem sorgen sich Nutzerinnen und Nutzer, häufig berechtigterweise, über den Datenschutz und die Datensicherheit bzw. vertrauen wenig in die »Heilsversprechen« entsprechender Apps und nehmen damit die dünne oder gänzlich fehlende Evidenzlage frei verfügbare Apps häufig vorweg.
Für klinisch Tätige stehen bisher keine evidenzbasierten, deutschsprachigen digitalen Anwendungen zur Verfügung, die speziell zur Behandlung suizidaler Erlebens- und Verhaltensweisen eingesetzt werden können. Da es Befunde gibt, dass soziale Medien häufig genutzt werden, um suizidale Äußerungen zu kommunizieren, könnten entsprechende Fragen im Rahmen der Risikobeurteilung

integriert werden (»Haben Sie online schon einmal über einen möglichen Suizid gesprochen oder sich diesbezüglich informiert?«). Zusätzlich kann es im Einzelfall sinnvoll sein, verfügbare Apps zur Überwachung der Stimmungslage oder zur Aufrechterhaltung des Kontaktes gezielt einzusetzen.
Unabdingbar ist hierbei, dass Behandelnde die Qualität der App vor dem Einsatz anhand der vorgeschlagenen Empfehlungen beurteilen und über mögliche Risiken aufklären. Zusätzlich empfiehlt es sich aufgrund der rasanten Entwicklungen in diesem Forschungsbereich, die wissenschaftlichen Debatten und Erkenntnisse über Publikationen und Kongresse der Fachgesellschaften zu verfolgen und dabei neben den Potenzialen der digitalen Interventionen auch deren Grenzen stets kritisch zu reflektieren.

Weiterführende Literatur

Berman, A. L.; Carter, G. (2019): Technological advances and the future of suicide prevention. Ethical, legal, and empirical challenges. In: Suicide and Life-Threatening Behavior. doi:10.1111/sltb.12610.

Klein, J. P.; Knaevelsrud, C.; Bohus, M.; Ebert, D. D.; Gerlinger, G. u. a. (2018): Internet-based self-management interventions. Quality criteria for their use in prevention and treatment ofmental disorders. In: Nervenarzt, 89 (11), S. 1277–1286. doi:10.1007/s00115-018-0591-4.

Witt, K.; Spittal, M. J.; Carter, G.; Pirkis, J.; Hetrick, S. u. a. (2017): Effectiveness of online and mobile telephone applications (›apps‹) for the self-management of suicidal ideation and self-harm. A systematic review and meta-analysis. In: BMC Psychiatry, 17. doi:10.1186/s12888-017-1458-0.

Literatur

Berrouiguet, S.; Larsen, M. E.; Mesmeur, C.; Gravey, M.; Billot, R. u. a. (2018): Toward mHealth brief contact interventions in suicide prevention. Case series from the Suicide Intervention Assisted by Messages (SIAM) randomized controlled trial. In: JMIR mHealth and uHealth, 6 (1), e8. doi:10.2196/mhealth.7780.

DGPPN – Deutsche Gesellschaft für für Psychiatrie und Psychotherapie; DGPs – Deutsche Gesellschaft für Psychologie (2019): Stellungnahme von

DGPPN und DGPs zum Kabinettsentwurf des Bundesministeriums für Gesundheit für ein Digititale-Versorgung-Gesetz (DVG). Online verfügbar unter www.dgps.de/uploads/media/2019-08-26_Gemeinsame_STN_DGPs-DGPPN_DVG.pdf (Abruf 19.04.2021).

DVG (2019): Digitale-Versorgung-Gesetz. Bundesgesetzblatt 2019, Teil I, Nr. 49. Online verfügbar unter: https://www.bgbl.de/xaver/bgbl/start.xav?startbk=Bundesanzeiger_BGBl&start=%2F%2F%2A%5B%40attr_id=%27bgbl119s2562.pdf%27%5D, (Abruf 23.04.2021).

Franklin, J.C.; Fox, K.R.; Franklin, C.R.; Kleiman, E.M.; Ribeiro, J.D. u.a. (2016): A brief mobile app reduces nonsuicidal and suicidal self-injury. Evidence from three randomized controlled trials. In: Journal of Consulting and Clinical Psychology, 84 (6), S. 544–557. doi:10.1037/ccp0000093.

Hallensleben, N.; Glaesmer, H.; Forkmann, T.; Rath, D.; Strauss, M. u.a. (2019): Predicting suicidal ideation by interpersonal variables, hopelessness and depression in real-time. An ecological momentary assessment study in psychiatric inpatients with depression. In: European Psychiatry: The Journal of the Association of European Psychiatrists, 56, S. 43–50. doi:10.1016/j.eurpsy.2018.11.003.

Jaegere, E. de; van Landschoot, R.; van Heeringen, K.; van Spijker, B.A. J.; Kerkhof, A.J.F.M. u.a. (2019): The online treatment of suicidal ideation. A randomised controlled trial of an unguided web-based intervention. In: Behaviour Research and Therapy, 119, doi:10.1016/j.brat.2019.05.003.

Kleiman, E.M.; Turner, B.J.; Fedor, S.; Beale, E.E.; Huffman, J.C. u.a. (2017): Examination of real-time fluctuations in suicidal ideation and its risk factors. Results from two ecological momentary assessment studies. In: Journal of Abnormal Psychology, 126 (6), S. 726–738. doi:10.1037/abn0000273.

Larsen, M.E.; Cummins, N.; Boonstra, T.W.; O'Dea, B.; Tighe, J. u.a. (2015): The use of technology in suicide prevention. Conference proceedings:Annual International Conference of the IEEE Engineering in Medicine and Biology Society. IEEE Engineering in Medicine and Biology Society. Annual Conference, 2015, S. 7316–7319. doi:10.1109/EMBC.2015.7320081.

Larsen, M.E.; Nicholas, J.; Christensen, H. (2016): A systematic assessment of smartphone tools for suicide prevention. In: PLOS ONE, 11 (4), e0152285. doi:10.1371/journal.pone.0152285.

O'Dea, B.; Larsen, M.E.; Batterham, P.J.; Calear, A.L.; Christensen, H. (2017): A linguistic analysis of suicide-related Twitter posts. In: Crisis, 38 (5), S. 319–329. doi:10.1027/0227-5910/a000443.

Rice, S.; Robinson, J.; Bendall, S.; Hetrick, S.; Cox, G. u. a. (2016): Online and social media suicide prevention interventions for young people. A focus on implementation and moderation. In: Journal of the Canadian Academy of Child and Adolescent Psychiatry, 25 (2), S. 80–86.

Robinson, J.; Hill, N. T. M.; Thorn, P.; Battersby, R.; Teh, Z. u. a. (2018): The #chatsafe project. Developing guidelines to help young people communicate safely about suicide on social media. A Delphi study. In: PLOS ONE 13 (11), e0206584. doi:10.1371/journal.pone.0206584.

Schlichthorst, M.; King, K.; Reifels, L.; Phelps, A.; Pirkis, J. (2019): Using social media networks to engage men in conversations on masculinity and suicide. Content analysis of man up facebook campaign data. In: Social Media + Society, 5 (4), 205630511988001. doi:10.1177/2056305119880019.

Shand, F.; Mackinnon, A.; O'Moore, K.; Ridani, R.; Reda, B. u. a. (2019): The iBobbly Aboriginal and Torres Strait Islander app project. Study protocol for a randomised controlled trial. In: Trials, 20 (1), 198. doi:10.1186/s13063-019-3262-2.

Tighe, J.; Shand, F. L.; Ridani, R.; Mackinnon, A.; La Mata, N. de u. a. (2017): Ibobbly mobile health intervention for suicide prevention in Australian Indigenous youth. A pilot randomised controlled trial. In: British Medical Journal Open, 7, e013518. doi:10.1136/bmjopen-2016-013518.

Torous, J.; Larsen, M. E.; Depp, C.; Cosco, T. D.; Barnett, I. (2018 a): Smartphones, sensors, and machine learning to advance real-time prediction and interventions for suicide prevention. A review of current progress and next steps. In: Current Psychiatry Reports, 20 (7), 51. doi:10.1007/s11920-018-0914-y.

Torous, J.; Nicholas, J.; Larsen, M. E.; Firth, J.; Christensen, H. (2018 b): Clinical review of user engagement with mental health smartphone apps. Evidence, theory and improvements. In: Evidence-based Mental Health, 21 (3), S. 116–119. doi:10.1136/eb-2018-102891.

van Spijker, B. A. J.; van Straten, A.; Kerkhof, A. J. F. M. (2014): Effectiveness of online self-help for suicidal thoughts. Results of a randomised controlled trial. In: PLOS ONE, 9 (2), e90118. doi:10.1371/journal.pone.0090118.

van Spijker, B. A. J.; Werner-Seidler, A.; Batterham, P. J.; Mackinnon, A.; Calear, A. L. u. a. (2018): Effectiveness of a web-based self-help program for suicidal thinking in an Australian community sample. Randomized controlled trial. In: Journal of Medical Internet Research, 20 (2), e15. doi:10.2196/jmir.8595.

Ausblick: Entwicklungen und Herausforderungen in der Suizidforschung

Tobias Teismann, Thomas Forkmann und Heide Glaesmer

In den vergangenen Jahrzehnten ist es zu einem erheblichen Zuwachs an Forschungsaktivitäten zum Thema suizidales Erleben und Verhalten gekommen. Zentrale Entwicklungen umfassen die Ausarbeitung und empirische Überprüfung theoretischer Modelle sowie die Nutzung neuer Technologien und neuer methodischer Zugänge. Mit Blick auf die klinische Praxis sind insbesondere die Therapieentwicklung und -evaluation hervorzuheben.
Im Rahmen des Kapitels werden diese neuen Entwicklungen skizziert und verbleibende bzw. aufkommende Herausforderungen diskutiert.

Weltweit ist es in den vergangenen Jahrzehnten zu einem Rückgang der Suizidrate gekommen – gleichwohl gehören Suizide weiterhin zu den häufigsten Todesursachen (Naghavi 2019). Analog zu dieser Entwicklung gab es viele erfreuliche empirische, theoretische und therapeutische Entwicklungen hinsichtlich des Verständnisses und der Prävention von Suiziden und Suizidversuchen. Ganz grundsätzlich ist ein erheblicher Zuwachs an Forschungsarbeiten zu diesem Themenbereich zu konstatieren (Franklin u. a. 2017). Trotz dieser positiven Entwicklungen bleiben viele Herausforderungen bestehen. Zentrale Entwicklungen, Herausforderungen und Perspektiven werden in diesem Kapitel – ohne Anspruch auf Vollständigkeit – zusammenfassend dargestellt.

Entwicklungen und Herausforderungen in der Suizidalitätsforschung

Die Ausarbeitung neuer theoretischer Modelle zum Verständnis suizidalen Erlebens und Verhaltens, die Verwendung neuer Technologien und die Nutzung neuer methodischer Zugänge gelten als zentrale Entwicklungen der Suizidalitätsforschung (O'Connor, Portzky 2018).

Mit Blick auf die Theorieentwicklung sind es vor allem die sogenannten *Ideation-to-Action-Modelle* – die im Kapitel »Psychologische Erklärungsmodelle suizidalen Erlebens und Verhaltens« (S. 69) vorgestellt wurden –, die neue Impulse gesetzt haben. *Ideation-to-Action-Modelle* versuchen, Faktoren zu identifizieren, die zwischen Personen, die unter Suizidgedanken leiden, und solchen, die suizidales Verhalten zeigen, differenzieren.

Das prominenteste Beispiel eines *Ideation-to-Action*-Ansatzes ist sicherlich die *Interpersonale Theorie suizidalen Verhaltens* von Joiner (2005). Weitere Beispiele sind das *Integrative Motivational-Volitionale Modell suizidalen Verhaltens* von O'Connor (2011) und die *3-Step-Theory* von Klonsky und May (2015). Alle diese Theorien haben eine große Anzahl an Forschungsarbeiten und die Entwicklung von Interventionsbausteinen stimuliert (Joiner u. a. 2009; O'Connor u. a. 2017); die Bedeutung dieser Modelle für das Verständnis suizidalen Erlebens und Verhaltens ist somit grundsätzlich unbestritten.

Gleichzeitig präsentiert sich die empirische Befundlage zu den verschiedenen Modellen jedoch sehr heterogen und es fehlt vor allem an belastbarer Evidenz aus prospektiven Studien (Chu u. a. 2017). Entsprechend wird der Geltungsanspruch der Theorien zum Teil kritisch gesehen (Hjelmeland, Knizek 2019) und es bedurfte bereits der Revision zentraler Theoriebausteine (z. B. engl. »acquired capability« vs. »capability for suicide«; Bryan u. a. 2016).

Grundsätzlich gibt es bislang noch viel zu wenige prospektive Studien zu den zentralen Theorieannahmen. Theoriegeleitete Untersuchungen, die das prospektive Auftreten von Suiziden als Outcome gewählt haben, fehlen vollständig. Vor diesem Hintergrund lässt sich zur prädiktiven Bedeutung der theoretischen Aussagen – trotz umfassender Forschungsaktivitäten – bislang keine abschließende Aussage treffen. Damit ist auch unklar, inwieweit diese neuen theoretischen Modelle gegenüber älteren theoretischen Modellen einen echten Erkenntniszugewinn mit sich bringen. Es bedarf konzertierter, multinationaler Studien von erheblicher Stichprobengröße, um an dieser Stelle weiterzukommen. Forschungskonsortien, wie sie beispielsweise in der Genforschung üblich sind (Rayner u. a. 2019), stehen hierfür als Pate bereit.

Zudem hat die Verwendung neuer Technologien großes Potenzial, den (theoriegeleiteten) Erkenntnisgewinn rund um suizidales Erleben und Verhalten voranzubringen. Neben den im Kapitel »Neue Technologien zur Behandlung von Patientinnen und Patienten mit suizidalem Erleben und Verhalten« (S. 292) beschriebenen Möglichkeiten, Smartphones, Apps und Onlineprogramme zu Forschungs- und Präventionszwecken zu verwenden, sowie der im Kapitel »Epidemiologie, Risiko- und Protektivfaktoren suizidalen Erlebens und

Verhaltens« (S. 26) beschriebenen Experience-Sampling-Methoden (ESM) zur hochfrequenten Erfassung suizidbezogener Konstrukte, stellen die Auswertung von Social Media-Daten sowie die Verwendung von Smart Home-Geräten und virtueller Realität weitere technologische Neuerungen dar, die in der Suizidforschung genutzt werden können, jedoch auch datenschutzrechtliche Herausforderungen bergen.

In Bezug auf die Analyse von Social Media-Daten geht es beispielsweise um die Identifikation von Sprachmarkern für erhöhte Suizidalität (Cheng u. a. 2017) oder die Verbreitung bzw. Rezeption suizidbezogener Informationen (Niederkrotenthaler u. a. 2019). Mit Blick auf die Verbesserung der kurzfristigen Vorhersage suizidalen Verhaltens schlagen Allen u. a. (2019), ergänzend zur Nutzung von EMA-Methoden, u. a. die Verwendung von Smartwatches, Fitnesstrackern und Smart Home-Geräten (d. h. Kameras, »smarte« Lautsprecher, Internet der Dinge) vor. Ziel des Einsatzes dieser technischen Möglichkeiten ist es, kontinuierlich längsschnittliche und multimodale Daten (z. B. Bewegungsmuster, Schlafzeiten, Gesichtsausdruck, Sprachgebrauch, Tonlage) in Echtzeit zu erheben. Es ist jedoch unbestritten, dass einem entsprechenden Einsatz umfangreiche Erwägungen zur Probandenaufklärung und zum Datenschutz vorangehen müssen. Aus ethischer Perspektive stellt sich zudem die Frage, wie eine gute Balance zwischen dem Schutz der Privatsphäre und dem nötigen Eingreifen bei drohendem suizidalen Verhalten gestaltet werden kann.

Auch den Einsatz von Virtual Reality-Technologien gilt es unter ethischen Gesichtspunkten zu betrachten. In einer aktuellen Untersuchung haben Franklin und Kollegen (2019) erstmalig getestet, inwieweit ein Suizid in virtueller Realität als relevantes Outcomemaß in experimentellen Studien genutzt werden kann. Im Rahmen ihrer Studienreihe standen Probandinnen und Probanden vor der Aufgabe, einen Sprung- oder einen Schusssuizid zu vollziehen. Es zeigte sich, dass das Vorgehen zum einen sicher zu sein scheint – d. h. es wurde keine Suizidalität bei den Teilnehmenden verursacht – und es zum anderen ein gutes Proxymaß für tatsächliches suizidales Verhalten zu sein scheint. Weitere Studien hierzu bleiben abzuwarten. Im besten Fall eröffnet sich eine Möglichkeit, Prozesse suizidalen Erlebens und Verhaltens in verstärktem Maß auch experimentell untersuchen zu können und damit die Fremdeinschätzung durch die behandelnde Person und die Selbstauskunft der Betroffenen durch andere Informationen zu ergänzen. Gleichzeitig müssen sicherheitsrelevante Aspekte permanent miterwogen und erhoben werden.

Netzwerkanalysen, wie sie im Kapitel »Epidemiologie, Risiko- und Protektivfaktoren suizidalen Erlebens und Verhaltens« (S. 26) beschrieben wurden und maschinelles Lernen (d.h. künstliche Intelligenz), wie es im Kapitel »Risikoabschätzung und Diagnostik« (S. 115) angesprochen wurde, stellen neue methodische Zugänge mit großer Bedeutung für das Verständnis und die Prädiktion suizidalen Erlebens und Verhaltens dar. Grundsätzlich muss man sich jedoch im Klaren darüber sein, dass eine präzise Identifikation einzelner hochgefährdeter Personen – vor dem Hintergrund der geringen Basisrate suizidalen Verhaltens – auch unter Verwendung künstlicher Intelligenz nicht möglich ist (Belsher u.a. 2019). Es handelt sich um einen Annäherungsprozess, der potenziell jedoch bessere Vorhersagen ermöglichen könnte als herkömmliche Formen der Risikoprädiktion (Whiting, Fazel 2019).

In diesem Sinn lässt sich auch die Verwendung impliziter Maße, eines vergleichsweise neuen Vorgehens in der Suizidforschung, diskutieren. Ausgehend von der Tatsache, dass nicht jeder Mensch suizidales Erleben offen zum Ausdruck bringt, wurde von der Arbeitsgruppe um Nock eine Reihe von impliziten Assoziationstests (IAT), d.h. objektiven, reaktionszeitbasierten Tests, zur Vorhersage von suizidalem Verhalten entwickelt (Nock u.a. 2010) – eine Methode, die in der sozialpsychologischen Forschung bereits in den Neunzigerjahren genutzt wurde (Greenwald u.a. 1998). In diesen Tests werden Probandinnen und Probanden zum Beispiel aufgefordert, Stimuli (wie Wörter und Bilder), den Konstrukten »Leben« oder »Tod« zuzuordnen. In einer parallelen Aufgabe sollen sie die gezeigten Stimuli den Kategorien »ich« und »nicht ich« zuordnen. Die Zuordnung der Stimuli soll so schnell wie möglich durch die Betätigung einer von zwei Tasten (links und rechts) erfolgen. Es wird nun erwartet, dass Personen, die schneller reagieren, wenn die Konstrukte »Tod« und »ich« mit der gleichen Taste belegt sind, als wenn »Leben« und »ich« mit der gleichen Taste belegt sind, ein höheres Risiko für suizidales Verhalten in sich tragen. Tatsächlich finden sich in diversen Untersuchungen Hinweise auf die Validität und die prädiktive Bedeutung entsprechender IAT für zukünftiges suizidales Verhalten (Barnes u.a. 2017; Nock u.a. 2010; Tello u.a. 2020). Insgesamt ist die Gesamtbefundlage aber noch heterogen (Chiurliza u.a. 2018; Rath u.a. 2021) und vielfältige methodische Kritik wurde am IAT generell laut (z.B. Schimmack 2019; Fiedler u.a. 2006), sodass der tatsächliche Nutzen dieser Tests für die Identifikation von Hochrisikopersonen noch nicht sicher bewertet werden kann.

Jenseits spezifischer Herausforderungen, die mit neuen Methoden und Möglichkeiten einhergehen, sieht sich die Suizidalitätsforschung nach wie vor auch mit sehr basalen Fragen konfrontiert: Wie lässt sich suizidales Erleben und Verhalten einheitlich definieren und klassifizieren (siehe Kapitel »Definition und Klassifikation suizidalen Erlebens und Verhaltens« (S. 9)? Wie lässt sich suizidales Erleben und Verhalten reliabel erfassen (siehe hierzu Hom u.a. 2019)? Wie lässt sich damit umgehen, dass in Studien in der Regel Suizidgedanken und Suizidversuche – statt Suizide – als Surrogat-Outcome verwendet werden? Insbesondere der letzte Aspekt stellt für die Präventionsforschung ein beträchtliches Problem dar.

Entwicklungen und Herausforderungen in Prävention und Therapie

Positive Entwicklungen in Prävention und Behandlung von Patientinnen und Patienten mit suizidalem Erleben und Verhalten finden sich – wie auf den Seiten 90 bis 303 beschrieben – sowohl hinsichtlich der Entwicklung von Interventionen als auch hinsichtlich der Evaluation entsprechender Ansätze. Die Effektivität der Kognitiven Verhaltenstherapie und der Dialektisch-Behavioralen Therapie (Hawton u.a. 2016) konnte vor allem bei erwachsenen Menschen und in ersten Studien auch bei Kindern und Jugendlichen gut nachgewiesen werden (Esposito-Smythers u.a. 2011; McCauley u.a. 2018). Allerdings finden sich präventive Effekte nur mit Blick auf die Prävention von (erneuten) Suizidversuchen, nicht aber mit Blick auf Suizide (Riblet u.a. 2017) und vielfach auch nicht mit Blick auf Suizidgedanken (DeCou u.a. 2019). Ein Powerproblem dürfte den fehlenden Effekt auf Suizide begründen. Der geringe Effekt auf Suizidgedanken verweist hingegen darauf, dass bisherige Behandlungsprogramme möglicherweise nicht zu einer ausreichenden Zunahme des Wohlbefindens führen. Nichtsdestotrotz finden sich sehr positive Effekte auf die Suizidversuchsrate bereits bei vergleichsweise kurzen Interventionen, wie z.B. der Erstellung von Notfallplänen (Bryan u.a. 2017; Stanley u.a. 2018). Studien zu Onlinebehandlungsprogrammen mit spezifischem Fokus auf suizidales Erleben und Verhalten sind bislang noch selten, erste Befunde sind jedoch positiv (Torok u.a. 2020).

Trotz dieser ermutigenden Befundlage können zum gegenwärtigen Zeitpunkt keine spezifischen Behandlungsempfehlungen für Patientinnen und Patienten in oder nach suizidalen Krisen gegeben werden. So fehlt es aktuell nahezu vollständig sowohl an vergleichender Therapieforschung als auch an Replikationsstudien (Calati, Courtet 2016; Glenn u.a. 2015). Entsprechend ist unklar, inwieweit Behandlungseffekte überschätzt werden, da die verschiedenen

Interventionen nahezu ausschließlich von den Begründern der Methode überprüft wurden (»Allegiance-Effekt«). In verfügbaren Replikationsstudien zeigte sich zudem, dass sich die positiven Effekte aus ersten Untersuchungen oft nicht replizieren ließen (siehe z. B. O'CONNOR u. a. 2017; TYRER u. a. 2003). Die genannten Aspekte verweisen auf den dringenden Bedarf der wiederholten Effektivitätsprüfung spezifischer Interventionen – bestenfalls durch unabhängige Gruppen von Forschenden an ausreichend großen Stichproben, sodass auch differenzielle Therapieeffekte untersucht werden können.

Bei der Implementierung von Behandlungen in die Regelversorgung ist darüber hinaus zu beachten, dass ein größerer Teil der Personen mit suizidalem Erleben und Verhalten eine geringe Behandlungsnachfrage aufweist (siehe Kapitel »Evidenzbasierte Psychotherapie im Erwachsenenalter«, S. 136): Gerade einmal 29,5 Prozent derjenigen, die Suizidgedanken, Suizidpläne und/oder Suizidversuche erleben, scheinen professionelle Hilfe aufzusuchen (HOM u. a. 2015). Und selbst diejenigen, die sich zunächst in Behandlung begeben, nehmen oft nur wenige Sitzungen in Anspruch: In Therapiestudien ist es nicht unüblich, dass nur 50 Prozent der Teilnehmenden an allen vorgesehenen Therapiesitzungen anwesend sind (HAWTON u. a. 2016).

Offensichtlich bedarf es einer veränderten Ansprache von Betroffenen, um diese zu einer Behandlung zu motivieren. BAUER und CAPRON (2020) werfen die Frage auf, ob hierfür – wie auch grundsätzlich für den Bereich der Suizidprävention – sogenannte Nudges (engl. für »Stups« oder »Schubs«) Verwendung finden können: Unter einem Nudge wird eine Methode verstanden, das Verhalten von Menschen zu beeinflussen, ohne dabei auf Verbote und Gebote zurückgreifen oder ökonomische Anreize verändern zu müssen. Es handelt sich um eine Methode, die bislang v. a. in der Verhaltensökonomie Verwendung findet. Im Kontext der Suizidalitätsforschung ließ sich in einer ersten Studienreihe zeigen, dass sich durch die (implizite) Vermittlung sozialer Normen (»In einer vorangegangenen Studie haben 97 Prozent der Befragten angegeben, dass sich Personen mit Suizidgedanken Hilfe suchen sollten«), oder durch einen veränderten Fragefokus (»Wären Sie interessiert zu lernen, wie sie anderen, die unter Suizidgedanken leiden, helfen können?« statt »Wären Sie interessiert zu lernen, wie Sie mit Suizidgedanken umgehen können?«) die Teilnahme an antisuizidalen Behandlungen steigern ließ (BAUER u. a. 2019). Die Forschung hierzu steckt zwar noch in den Kinderschuhen, besitzt aber das Potenzial, auf ökonomische Weise positive Impulse zu setzen.

Fazit

Die vorangegangenen Ausführungen haben deutlich gemacht, dass bei allen positiven und vielversprechenden Entwicklungen im Bereich der Suizidalitätsforschung noch sehr viele – und auch basale – Fragen offen sind. Die rasante Entwicklung der vergangenen Jahre erlaubt jedoch einen optimistischen Blick: Es steht insbesondere zu erwarten, dass sich durch eine weitergehende Entstigmatisierung, Vernetzung von Behandlungsmaßnahmen (siehe www.zerosuicide.org) sowie die fortgesetzte Evaluation und Verbreitung therapeutischer Ansätze das Behandlungsangebot für Menschen mit suizidalem Erleben und Verhalten zunehmend verbessern und erweitern wird.

Weiterführende Literatur

Allen, N.B.; Nelson, B.W.; Brent, D.; Auerbach, R.P. (2019): Short-term prediction of suicidal thoughts and behaviors in adolescents. Can recent developments in technology and computational science provide a breakthrough? In: Journal of Affective Disorders, 250, S. 163–169. doi:10.1016/j.jad.2019.03.044.

Bauer, B.W.; Capron, D.W. (2020): How behavioral economics and nudges could help diminish irrationality in suicide-related decisions. In: Perspectives on Psychological Science, 15, S. 44–61. doi:10.1177/1745691619866463.

Franklin, J.C.; Huang, X.; Bastidas, D. (2019): Virtual reality suicide. Development of a translational approach for studying suicide causes. In: Behaviour Research and Therapy, 120, 103360. doi:10.1016/j.brat.2018.12.013.

O'Connor, R.C.; Portzky, G. (2018): Looking to the future. A synthesis of new developments and challenges in suicide research and prevention. In: Frontiers in Psychology, 9, 2139. doi:10.3389/fpsyg.2018.02139.

Literatur

Barnes, S.M.; Bahraini, N.H.; Forster, J.E.; Stearns-Yoder, K.A.; Hostetter, T.A. u.a. (2017): Moving beyond self-report. Implicit associations about death/life prospectively predict suicidal behavior among veterans. In: Suicide and Life-Threatening Behavior, 47, S. 67–77. doi:/10.1111/sltb.12265.

Bauer, B.W.; Tucker, R.P.; Capron, D.W. (2019): A Nudge in a new direction. Integrating behavioral economic strategies into suicide prevention work. In: Clinical Psychological Science, 7, S. 612–620. doi:10.1177/2167702618809367.

Belsher, B.E.; Smolenski, D.J.; Prutt, L.D.; Bush, N.E.; Beech, E.H. u.a. (2019): Prediction models for suicide attempts and deaths. A systematic review and simulation. In: JAMA Psychiatry, 76, S. 642–651. doi:10.1001/jamapsychiatry.2019.0174.

Bryan, C.J.; Mintz, J.; Clemans, T.A.; Leeson, B.; Burch, T.S. u.a. (2017): Effect of crisis response planning vs. contract for safety on suicide risk in U.S. army soldiers. In: Journal of Affective Disorders, 212, S. 64–72. doi:10.1016/j.jad.2017.01.028.

Calati, R.; Courtet, P. (2016): Is psychotherapy effective for reducing suicide attempt and nonsuicidal self-injury rates? Meta-analysis and meta-regression of literature data. In: Journal of Psychiatric Research, 79, S. 8–20. doi:10.1016/j.jpsychires.2016.04.003.

Cheng, Q.; Li, T.M.; Kwok, C.L.; Zhu, T.; Yip, P.S. (2017): Assessing suicide risk and emotional distress in Chinese social media: A text mining and machine learning study. In: Journal of Medical Internet Research, 19, e243. doi:10.2196/jmir.7276.

Chiurliza, B.; Hagan, C.R.; Rogers, M.L.; Podlogar, M.C.; Hom, M.A. u.a. (2018): Implicit measures of suicide risk in a military sample. In: Assessment, 25, S. 667–676. doi:10.1177/1073191116676363.

Chu, C.; Buchman-Schmitt, J.M.; Stanley, I.C.H.; Hom, M.A.; Tucker, R.P. u.a. (2017): The interpersonal theory of suicide. A systematic review and meta-analysis of a decade of cross-national research. In: Psychological Bulletin, 143, S. 1313–1345. doi:10.1037/bul0000123.

DeCou, C.R.; Comtois, K.A.; Landes, S.J. (2019): Dialectical behavior therapy is effective for the treatment of suicidal behavior. A meta-analysis. In: Behavior Therapy, 50, S. 60–72. doi:10.1016/j.beth.2018.03.009.

Esposito-Smythers, C.; Spirito, A.; Kahler, C.W.; Hunt, J.; Monti, P. (2011): Treatment of co-occurring substance abuse and suicidality among adolescents. A randomized trial. In: Journal of Consulting and Clinical Psychology, 79, S. 728-739. doi:10.1037/a0026074.

FIEDLER, K.; MESSNER, C.; BLUEMKE, M. (2006): Unresolved problems with the »I«, the »A«, and the »T«. A logical and psychometric critique of the implicit association test (IAT). In: European Review of Social Psychology, 17, S. 74–147. doi:10.1080/10463280600681248.

FRANKLIN, J.C.; RIBEIRO, J.D.; FOX, K.R.; BENTLEY, K.H.; KLEIMAN, E.M. u.a. (2017): Risk factors for suicidal thoughts and behaviors. In: Psychology Bulletin, 143, S. 187–232. doi:10.1037/bul0000084.

GLENN, C.R.; FRANKLIN, J.C.; NOCK, M.K. (2015): Evidence-based psychosocial treatments for self-injurious thoughts and behaviors in youth. In: Journal of Clinical Child & Adolescent Psychology, 44, S. 1–29. doi:10.1080/15374416.2014.945211.

GREENWALD, A.G.; MCGHEE, D.E.; SCHWARTZ, J.L.K. (1998): Measuring individual differences in implicit cognition. The implicit association test. In: Journal of Personality and Social Psychology, 74 (6), S. 1464–1480. doi:10.1037/0022-3514.74.6.1464.

HAWTON, K.; WITT, K.G.; TAYLOR SALISBURY, T.L.; ARENSMAN, E.; GUNNELL, D. u.a. (2016): Psychosocial interventions for self-harm in adults. In: Cochrane Database of Systematic Reviews, 5, CD012189. doi:10.1002/14651858.CD012189.

HJELMLEAND, H.; KNIZEK, B.L. (2019): The emperor's new clothes? A critical look at the interpersonal theory of suicide. In: Death Studies, 44, S. 1–11. doi:10.1080/07481187.2018.1527796.

HOM, M.; STANLEY, I.H.; JOINER, T.E. (2015): Evaluating factors and interventions that influence help seeking and mental health service utilization among suicidal individuals. In: Clinical Psychology Review, 40, S. 28–39. doi:10.1016/j.cpr.2015.05.006.

HOM, M.A.; STANLEY, I.H.; DUFFY, M.E.; ROGERS, M.L.; HANSON, J.E. u.a. (2019): Investigating the reliability of suicide attempt history reporting across five measures. A study of US military service menbers at risk of suicide. In: Journal of Clinical Psychology, 75, S. 1332–1349. doi:10.1002/jclp.22776.

JOINER, T.E. (2005): Why people die by suicide. Cambridge, Mass: Harvard University Press.

JOINER, T.E.; VAN ORDEN, K.A.; WITTE, T.K.; RUDD, M.D. (2009): The interpersonal theory of suicide. Guidance for working with suicidal clients. Washington, DC: American Psychological Association.

Klonsky, E. D.; May, A. M. (2015): The three-step theory (3ST). A new theory of suicide rooted in the »ideation-to-action« framework. In: International Journal of Cognitive Therapy, 8, S. 114–129. doi:10.1521/ijct.2015.8.2.114.

McCauley, E.; Berk, M. S.; Asarnow, J. R.; Adrian, M.; Cohen, J. u. a. (2018): Efficacy of Dialectical Behavior Therapy for adolescents at high risk for suicide. A randomized clinical trial. In: JAMA Psychiatry, 75, S. 777–785. doi:10.1001/jamapsychiatry.2018.1109.

Naghavi, M. (2019): Global, regional, and national burden of suicide mortality 1990 to 2016. In: British Medical Journal, 364, S. 194. doi:10.1136/bmj.l94.

Niederkrotenthaler, T.; Till, B.; Garcia, D. (2019): Celebrity suicide on Twitter: Activity, content and network analysis related to the death of Swedish DJ Tim Bergling alias Avicii. In: Journal of Affective Disorders, 245, S. 848–855. doi:10.1016/j.jad.2018.11.071.

Nock, M. K.; Park, J. M.; Finn, C. T.; Deliberto, T. L.; Dour, H. J. u. a. (2010): Measuring the suicidal mind. Implicit cognition predicts suicidal behavior. In: Psychological Science, 21, S. 511–517. doi:10.1177/0956797610364762.

O'Connor, R. (2011): Towards an integrated motivational-volitional model of suicide behavior. In: O'Connor, R. C.; Platt, S.; Gordon, J. (Hg.): International handbook of suicide prevention. Research Policy and Practice, S. 181–198. Oxford, UK: John Wiley & Sons.

O'Connor, R.; Ferguson, E.; Scott, F.; Smyth, R.; McDaid, D. u. a. (2017): A brief psychological intervention to reduce repetition of self-harm in patients admitted to hospital following a suicide attempt. A randomised controlled trial. In: Lancet Psychiatry, 4, S. 451–460. doi:10.1016/S2215-0366(17)30129-3.

Rath, D.; Teismann, T.; Schmitz, F.; Glaesmer, H.; Hallensleben, N. u. a. (2021): Predicting suicidal behavior by implicit associations with death? Examination of the death IAT in two inpatient samples of differing suicide risk. In: Psychological Assessment, doi: 10.1037/pas0000980.

Rayner, C.; Coleman, J. R. I.; Purves, K. L.; Hodsoll, J.; Goldsmith, K. u. a. (2019): A genome-wide association meta-analysis of prognostic outcomes following cognitive behavioural therapy in individuals with anxiety and depressive disorders. In: Translational Psychiatry, 9 (1), S. 150. doi:10.1038/s41398-019-0481-y.

Riblet, N. B. V.; Shiner, B.; Young-Xu, Y.; Watts, B. V. (2017): Strategies to prevent death by suicide. Meta-analysis of randomized controlled trials. In: British Journal of Psychiatry, 210, S. 396–402. doi:10.1192/bjp.bp.116.187799.

SCHIMMACK, U. (2019): The implicit association test. A method in search of a construct. In: Perspectives on Psychological Science, S. 1–19.

STANLEY, B.; BROWN, G. K.; BRENNER, L. A.; GALFALVY, H. C.; CURRIER, G. W. u. a. (2018): Comparison of the safety planning intervention with-follow-up vs. usual care of suicidal patients treated in the emergency department In: JAMA Psychiatry, 75, S. 894–900. doi:10.1001/jamapsychiatry.2018.1776.

TELLO, N.; HARIKA-GERMANEAU, G.; SERRA, W.; JAAFARI, N.; CHATARD, A. (2020): Forecasting a fatal decision. Direct replication of the predictive validity of the suicide-implicit association test. In: Psychological Science, 31, S. 65–74. doi:10.1177/0956797619893062.

TOROK, M.; HAN, J.; BAKER, S.; WERNER-SEIDLER, A.; WONG, I. u. a. (2020): Suicide prevention using self-guided digital interventions. A systematic review and meta-analysis of randomised controlled trials. In: The Lancet Digital Health, 2, S. 25–36. doi:10.1016/S2589-7500(19)30199-2.

TYRER, P.; THOMPSON, S.; SCHMIDT, U.; JONES, V.; KNAPP, M. u. a. (2003): Randomized controlled trial of brief cognitive behavior therapy versus treatment as usual in recurrent deliberate self-harm. In: Psychological Medicine, 33, S. 969–976. In: Psychological Medicine, 33, S. 969 – 976. doi:10.1017/s0033291703008171.

WHITING, D.; FAZEL, S. (2019): How accurate are suicide risk prediction models? Asking the right questions for clinical practice. In: Evidence-Based Mental Health, 22, S. 125–128. doi:10.1136/ebmental-2019-300102.

Autorinnen und Autoren

Prof. Dr. Tom Bschor ist Facharzt für Psychiatrie und Psychotherapie und Mitgestalter der deutschen S3-Leitlinien für Unipolare Depression sowie Bipolare Störungen. Er ist Mitglied in vielen Fachgesellschaften und Gremien. Seine Forschungsschwerpunkte liegen in der Pharmakotherapie der Depression und der Entzugsbehandlung bei Suchterkrankungen.

Dr. med Michael Colla ist Facharzt für Psychiatrie und Psychotherapie. Er leitet derzeit an der Psychiatrischen Universitätsklinik Zürich eine Spezialstation für Patienten mit Traumafolge- und Persönlichkeitsstörungen. In seiner klinischen Tätigkeit liegt sein besonderes Interesse auf neuropsychiatrischen und psychopharmakologischen Fragestellungen.

Sören Friedrich, Studium der Erziehungswissenschaft, Kinder- und Jugendlichen-Psychotherapeut. Geschäftsführender Leiter des Zentrums für Kinder- und Jugendlichenpsychotherapie an der Ruhr-Universität Bochum.

Dr. Nadine Glasow hat 2010 an der TU Dresden zur baulichen Suizidprävention in psychiatrischen Kliniken promoviert. Seit 2017 bearbeitet sie das Thema am Werner-Felber-Institut für Suizidprävention und interdisziplinäre Forschung im Gesundheitswesen. Mit Ihrem Architekturbüro berät sie Kliniken zur präventiven Milieugestaltung und setzt die Forschungsergebnisse praktisch um.

Dr. Anja Gysin-Maillart ist Fachpsychologin für Psychotherapie FSP mit kognitiv-behavioralem Schwerpunkt und leitet die Sprechstunde für Patienten nach Suizidversuch in der Universitätsklinik für Psychiatrie und Psychotherapie, Bern, Schweiz. Ihr Forschungsschwerpunkt liegt in der klinischen Suizidprävention.

Nina Hallensleben, M.Sc. Psychologie, beschäftigt sich im Rahmen ihrer Promotion an der Abteilung für Medizinische Psychologie und Medizinische Soziologie der Universität Leipzig mit der Vorhersage von Suizidgedanken in Echtzeit mittels »ecological momentary assessments« (EMA). Das Thema Suizidalität begleitet sie darüber hinaus bei der Arbeit mit Patientinnen und Patienten als Psychologische Psychotherapeutin in Ausbildung.

Prof. Dr. Tina In-Albon ist Professorin für Klinische Psychologie und Psychotherapie des Kindes- und Jugendalters an der Universität Koblenz-Landau und

Leiterin der Landauer Psychotherapie-Ambulanz für Kinder und Jugendliche. Forschungsschwerpunkte sind selbstverletzendes Verhalten, Angststörungen im Kindes- und Jugendalter und Emotionsregulation.

Prof. Dr. Birgit Kleim, ist Professorin für Experimentelle Psychopathologie und Psychotherapie an der Universität Zürich. Ihre Fachgebiete sind u.a. Traumafolgestörungen, Suizidalität und Resilienz.

Bernd Kozel, M.Sc.Nursing (MScN), Diplom-Pflegewirt (FH); examinierter Krankenpfleger; arbeit als Pflegeexperte (Advanced Practice Nurse) und Pflegewissenschaftler mit Schwerpunkt Suizidalität in der Universitätsklinik für Psychiatrie und Psychotherapie an den Universitären Psychiatrischen Diensten (UPD) Bern AG.

Laura Kraus, M.Sc. Psychologie und angehende Kinder- und Jugendlichenpsychotherapeutin ist wissenschaftliche Mitarbeiterin an der Universität Koblenz-Landau, Campus Landau im Projekt STAR zu selbstverletzendem Verhalten.

Theodor Lorenzen approbierte im Jahr 2019 an der Berliner Charité und begann seine ärztliche Weiterbildung unter Professor Tom Bschor in der psychiatrischen Abteilung der Berliner Schlosspark-Klinik, wo er schwerpunktmäßig akutpsychiatrisch arbeitete. Im Jahr 2021 war er als Rotand in der Abteilung für Neurologie unter Professor Thomas Lempert tätig.

Assoc. Prof. PD Dr. Thomas Niederkrotenthaler ist Forschungsgruppenleiter an der Unit Suizidforschung & Mental Health Promotion am Zentrum für Public Health der Medizinische Universität Wien. Sein Forschungsschwerpunkt ist im Bereich der Suizidprävention.

Prof. Dr. Paul Plener, Master of Health Business Administration (MHBA), ist Facharzt und Leiter der Universitätsklinik für Kinder- und Jugendpsychiatrie an der Medizinischen Universität Wien. Er ist Mitglied diverser Fachgesellschaften und Gremien. Seine Forschungsschwerpunkte liegen in den Bereichen Nicht-suizidales Selbstverletzendes Verhalten (NSSV), Suizidalität und Traumafolgestörungen.

Dr. Dajana Rath, Dipl.-Psychologin, ist Post-Doc in der Abteilung für Klinische Psychologie der Universität Duisburg-Essen und beschäftigt sich seit vielen Jahren mit der Erforschung von Risikofaktoren von Suizidalität. Als Psychotherapeutin in der ambulanten und stationären Versorgung verfügt sie über umfangreiche Erfahrung in der Arbeit mit Patientinnen und Patienten mit ausgeprägter Suizidalität.

Prof. Dr. Dan Rujescu ist Leiter der Klinischen Abteilung für Allgemeine Psychiatrie der Medizinischen Universität Wien. Sein Forschungsschwerpunkt umfasst insbesondere die Genetik und Neurobiologie neuropsychiatrischer Erkrankungen. Sein Fokus liegt auf Suizidalität mit Schwerpunkt Persönlichkeitseigenschaften, Schizophrenie und Psychosen sowie demenziellen Erkrankungen.

Dr. Hanne Scheerer ist Fachärztin für Psychiatrie und Psychotherapie. Sie verfügt über langjährige Erfahrung als Oberärztin an der Psychiatrischen Universitätsklinik Zürich, wo sie eine Spezialstation für die Behandlung komplexer Traumafolgestörungen aufgebaut hat.

Dr. Lena Spangenberg, Dipl. Psychologin, leitet gemeinsam mit Heide Glaesmer die Arbeitsgruppe Suizidalitätsforschung an der Universität Leipzig. Ihre Arbeit fokussiert u.a. darauf, die zeitliche Dynamik von suizidalen Erlebens- und Verhaltensweisen in Echtzeit zu erforschen

Assoc. Prof. PD Mag. Dr. Benedikt Till ist Assoziierter Professor an der Unit Suizidforschung & Mental Health. Promotion in der Abteilung für Sozial- und Präventivmedizin am Zentrum für Public Health der Medizinische Universität Wien. Er arbeitet im Bereich Medienpsychologie, Gesundheitskommunikation, Mental Health Promotion und Suizidforschung.

Prof. Dr. Birgit Wagner ist Professorin für Klinische Psychologie und Verhaltenstherapie an der Medical School Berlin. Ihre Forschungs- und Therapieschwerpunkte sind die anhaltende Trauerstörung und Suizidprävention mit einem Schwerpunkt auf internetbasierte psychotherapeutische Interventionen. Sie ist approbierte psychologische Psychotherapeutin mit dem Schwerpunkt Verhaltenstherapie.